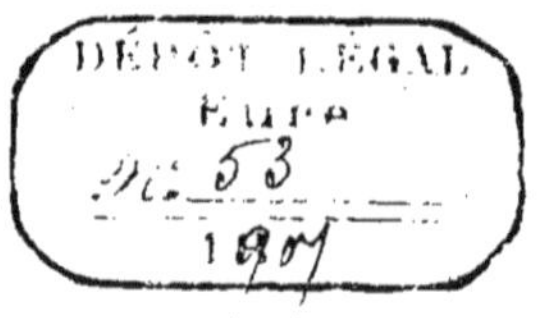

Dr H. S. Frenkel
Directeur de l'Établissement pour la rééducation motrice à Heiden (Suisse)
Lauréat de l'Académie de Médecine

L'Ataxie tabétique

Ses origines
Son traitement par la rééducation des mouvements

Traduit de l'allemand par le Dr van Biervliet (de Bruxelles).

PRÉFACE DE M. LE PROFESSEUR RAYMOND

AVEC 132 FIGURES DANS LE TEXTE

Paris, FÉLIX ALCAN, éditeur, 1907.

L'ATAXIE TABÉTIQUE

SES ORIGINES,

SON TRAITEMENT PAR LA RÉÉDUCATION DES MOUVEMENTS

L'ATAXIE TABÉTIQUE

SES ORIGINES,

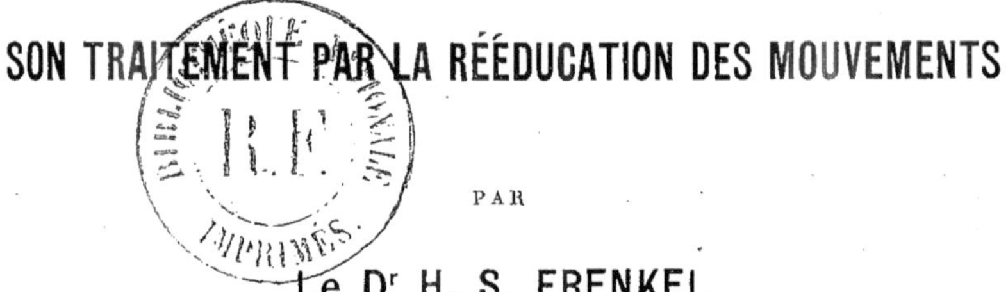

SON TRAITEMENT PAR LA RÉÉDUCATION DES MOUVEMENTS

PAR

Le Dr H. S. FRENKEL

Directeur de l'Etablissement pour la rééducation motrice à Heiden (Suisse).
Lauréat de l'Académie de médecine.

TRADUIT DE L'ALLEMAND

PAR LE Dr VAN BIERVLIET (de Bruxelles).

PRÉFACE DE M. LE PROFESSEUR RAYMOND

AVEC 132 FIGURES DANS LE TEXTE

PARIS

FÉLIX ALCAN, ÉDITEUR

ANCIENNE LIBRAIRIE GERMER BAILLIÈRE ET Cie

108, BOULEVARD SAINT-GERMAIN, 108

1907

TABLE DES MATIÈRES

I

PARTIE GÉNÉRALE

II

PARTIE SPÉCIALE

I. — *Membres inférieurs.*

II. — *Membres supérieurs.*

PRÉFACE

Le livre que M. le Dr H. S. Frenkel publie aujourd'hui sur « l'ataxie tabétique » *est le résultat de longues et patientes études poursuivies pendant des années. Il contient la substance, le résumé des importants travaux, qu'à diverses reprises, l'auteur a consacrés à cette question. Certaines des parties afférentes à son sujet, ont reçu les développements jugés nécessaires pour leur compréhension.*

L'œuvre nouvelle se divise, tout naturellement, en deux grands chapitres. Dans le premier, partie générale, *sont passés en revue, successivement, après l'historique du traitement par l'exercice, les formes de l'ataxie tabétique, la coordination; l'idée d'appropriation dans les mouvements du corps ; la définition de l'ataxie; ses causes, les divers modes d'exploration des sensibilités superficielles et profondes ; la recherche de l'ataxie ; l'hypotonie musculaire dans le tabes ; l'influence de l'hypotonie sur l'attitude ; l'importance diagnostique de l'hypotonie ; le rapport entre les troubles sensitifs et l'ataxie ; la théorie de l'ataxie tabétique. En fait, ce chapitre comporte une série de notions théoriques des plus intéressantes.*

Il m'eût été agréable, dans ce chapitre, de retrouver, citées en bonne place, les remarquables contributions de mes collaborateurs. Coustensoux et Faure, à l'étude de ces diverses questions, d'autant plus que, comme Frenkel le remarque aimablement, j'ai été un « observateur impartial » lorsque j'ai fait connaître sa méthode à la clinique de la Salpêtrière, sous le nom significatif de « Rééducation des mouvements ». *Depuis cette époque, 1894-1895, la question a évolué et je suis, pour ma part, convaincu que les recherches de mes élèves ont aidé à une plus juste compréhension des choses.*

Il me semble, en effet, que lorsqu'on envisage d'un coup d'œil d'ensemble les diverses théories qui ont été proposées sur l'ataxie ; lorsqu'on prend soin d'analyser attentivement à la fois au point de vue clinique, au point de vue physiologique et au point de vue mécanique, les mouvements incoordonnés de l'ataxique, on voit que bien des facteurs différents interviennent dans la genèse de l'incoordination. Ma conviction est faite aujourd'hui : l'ataxie est un syndrome, une résultante complexe de l'action combinée de nombreux facteurs : anesthésie, pertes des actions réflexes, diminution du tonus musculaire, dissociation des associations motrices et, aussi, inhibition psychique. Et, suivant la prédominance d'action des uns ou des autres de ces facteurs, les caractères de l'ataxie changent, sans qu'il soit possible d'établir un parallélisme rigoureux entre l'incoordination et l'intensité d'aucuns des symptômes qui contribuent à la produire. Voilà pourquoi une théorie univoque de l'ataxie tabétique, sensitive, motrice ou autre, ne me satisfait pas. Aujourd'hui, je reconnais très volontiers que, le plus souvent, ce sont surtout les anesthésies, les hypotonies et la dissociation des contractions élémentaires, normalement associées, qui sont les facteurs principaux de l'ataxie tabétique, mais, dans un certain nombre de cas, il faut y joindre l'inhibition d'origine psychique. M. Frenkel a contribué, pour beaucoup, par ses études, à établir l'importance des anesthésies superficielles et profondes. Le lecteur pourra s'en rendre compte en consultant les pages judicieuses consacrées par l'auteur à cette partie de la question.

Le deuxième chapitre est la partie technique *du livre. Il a surtout pour but de fournir au médecin des données pratiques qu'il puisse utiliser lui-même. Tout ce chapitre est à lire avec la plus grande attention. Je ne saurais trop insister sur ce fait d'observation que la série des exercices à prescrire doit être, avant tout, déterminée pour chaque malade, d'après les troubles qui lui sont propres et la pathogénie de ces troubles : anesthésie, hypotonie, stasobasophobie. Il importe, surtout, que les mouvements ne soient pas antiphysiologiques, inutiles ou para-*

doxaux. Or, c'est le tact clinique qui indiquera au médecin les exercices qui seront appropriés à chaque cas particulier. Il ne devra pas non plus oublier l'importance du rétablissement des mouvements du tronc pour la statique, l'équilibre et la marche ; ainsi, il arrivera, avec du temps et une énorme patience, de sa part et de celle de son malade, à obtenir des résultats parfois étonnants.

Frenkel, — quoi qu'on en ait dit, — a été le promoteur de la méthode nouvelle. Ses consciencieuses études, mises au point, dans le livre que j'ai l'honneur de présenter au public français, ont fait faire un progrès notable au traitement du tabes ; il n'est que juste de le dire ; aussi je ne saurais trop engager les médecins, soucieux de se tenir au courant de l'importante question du tabes, à le lire et à le méditer. Cette lecture sera tout profit pour eux.

Professeur RAYMOND.

1er juillet 1906.

INTRODUCTION

Notre dessin primitif était d'écrire simplement un manuel technique du traitement par la rééducation : nous avons dû y renoncer. Les courtes excursions dans le domaine théorique, auxquelles il était impossible de se soustraire, n'eussent pu comporter l'exposition complète du sujet, indispensable pour sa compréhension. Les troubles moteurs du tabes se présentent sous des aspects si variés, qu'il faut nécessairement examiner en détail les causes de telles dissemblances : elles seules permettent d'apprécier l'opportunité d'une intervention thérapeutique. Au surplus, le principe de notre procédé, la possibilité de le perfectionner suivant une méthode établie sur des bases scientifiques, tout cela dérive de notions théoriques touchant la nature et les causes des symptômes complexes, englobés sous le nom d'ataxie tabétique. C'est pourquoi la discussion complète de ces notions théoriques ne pouvait être esquivée, même dans un traité purement technique et pratique.

Ainsi s'est affermie notre résolution de faire précéder d'une partie théorique bien distincte l'exposé de notre technique. Avant tout s'imposait une description détaillée de la méthode propre à l'exploration des différents modes de sensibilité : ne sont-ce pas les données fournies par cette exploration qui étayent ou renversent telle ou telle théorie de l'incoordination? Dans des examens si délicats, sujets à tant de causes d'erreur, les résultats ne sont comparables que si les méthodes employées pour les obtenir ont été rigoureusement identiques. Il va de soi que la nature intime de la coordination normale devait nous préoccuper, sans que d'ailleurs il pût en ressortir autre chose que l'insuffisance de nos notions sur le plus embrouillé des problèmes du mouvement. Peut-être nous sera-t-il permis d'espérer que nos aperçus contribueront à stimuler l'intérêt que méritent cliniquement les détails et les nuances des troubles moteurs.

En rédigeant la partie technique de ce livre nous avons eu pour objectif constant de fournir au médecin des données directement applicables dans la pratique. Il lui doit être possible, après avoir soigneusement examiné son malade, de déterminer les groupes d'exercices spécialement adaptés à son cas particulier : il évitera ainsi des fautes dont le résultat pour le patient serait d'une part l'insuccès de la thérapeutique, d'autre part une aggravation au point de vue de sa motilité. L'infinie diversité des exercices fait un devoir de s'en tenir strictement à ce principe : ne faire faire au malade que des mouvements répondant à des indications précises. A cette condition, tout médecin bien pénétré du principe de la méthode pourra contribuer avec profit à la perfectionner et à la spécialiser. Mais ce n'est qu'à cette condition. Rien n'est plus simple que d'inventer un nouvel exercice de coordination et un *nouvel appareil;* mais il faut encore en montrer l'utilité particulière. Sur la disposition de nos moyens auxiliaires et leur mode d'emploi, la surveillance, le local, etc., nous avons voulu donner des détails suffisants, rendus plus clairs par des figures, de sorte que le médecin pût sans peine se créer une organisation analogue. Nous avons donc indiqué avec précision les mesures et les proportions des schémas et des appareils nécessaires.

Pour les figures, nous nous sommes décidés, après de nombreux tâtonnements, à représenter les mouvements à faire, d'après des instantanés pris sur des sujets *sains*, L'important en effet, c'est d'indiquer comment un exercice doit être exécuté. C'est seulement dans la description des modifications pathologiques de la statique, et en vue de buts tout à fait spéciaux, que des figures ont été faites d'après des photographies d'ataxiques exécutant des mouvements déterminés.

Dr H.-S. Frenkel.

L'ATAXIE TABÉTIQUE

I

PARTIE GÉNÉRALE

Historique du traitement par l'exercice.

Le principe de notre méthode nous a été suggéré par certaines observations que nous nous étions trouvé à même de faire, dans des instituts privés affectés au traitement des maladies nerveuses. Dans ces instituts, naturellement, les cas graves sont comme les autres soumis à un traitement régulier. A priori, nous inclinions vers une opinion que l'on contestait encore : c'est que, non seulement dans les maladies fonctionnelles du système nerveux, mais encore dans ses maladies organiques, il est utile d'exciter l'activité musculaire. Aussi avions-nous abandonné le système qui prescrit, dans tous les cas sans distinction, le repos et le ménagement des organes : nous engagions nos malades à exécuter des mouvements réguliers; nous leur recommandions le massage, la gymnastique active et passive, tant vantés alors par les médecins suédois, même en présence de maladies organiques. Les résultats se montrèrent particulièrement satisfaisants dans les états spasmodiques, dans les contractures et les troubles de la marche consécutifs à l'hémiplégie, dans la parésie spinale spastique, la maladie de Parkinson, etc. Dans le tabes dorsal, le traitement mécanique fut suivi d'effets très particuliers. Visiblement, les malades ne supportaient qu'avec peine les mouvements actifs et passifs exigeant de grands efforts musculaires; souvent même le traitement se montrait manifestement défavorable, au point de vue de l'état général et des forces musculaires. Et pourtant, on ne pouvait méconnaître, chez les patients précédemment soumis au traitement de repos et de ménagement, une amélioration sensible dans la motilité de certains membres.

Parmi les auteurs allemands, c'est surtout Leyden qui avait, depuis longtemps déjà, conseillé avec insistance de faire marcher les ataxiques en traitement : l'ataxie, affirmait-il, peut être en partie compensée par la contraction musculaire. A ce sujet, il s'exprime ainsi dans sa *Clinique des maladies de la moelle épinière* (1876) : « Il ne faut pas oublier que des muscles vigoureux peuvent compenser partiellement l'ataxie : on ne doit donc rien négliger pour fortifier les muscles et leur donner de la vigueur. » Dans son article bien connu sur le tabes, publié dans l'*Encyclopédie d'Eulenberg*, il insiste de nouveau sur la possibilité de compenser les troubles de la coordination. Nous avons vu l'effet curieux du traitement mécanique sur les tabétiques : amélioration fréquente dans le fonctionnement de chaque membre pris en particulier, mais aggravation non moins fréquente dans l'état général, avec diminution des forces musculaires et de l'aptitude de la marche. Ce fut là le point de départ de recherches systématiques, appliquées tout d'abord aux membres supérieurs.

Nous cherchâmes donc, chez des malades atteints d'incoordination des membres supérieurs, quels effets avaient sur l'ataxie des mouvements actifs, simples et exigeant peu d'effort. De pareilles recherches se font dans des conditions bien plus favorables à l'analyse que celles qui s'appliquent aux membres inférieurs. Les membres supérieurs, en effet, demandent une coordination beaucoup plus précise ; puis les recherches se font sur eux sans danger, l'influence du poids du corps étant éliminée et aussi, croyons-nous, *l'effet nuisible des fortes contractions musculaires ;* ces facteurs sont bien plus à craindre dans les mouvements des membres inférieurs, dont le poids est déjà considérable. Nos recherches nous donnèrent avec évidence un résultat surprenant. Elles établirent notamment que certains mouvements de la main et du bras, répétés souvent par les malades, amenaient une diminution de l'incoordination. La répétition d'un mouvement du bras, plus longtemps continuée et renouvelée pendant quelques semaines, arrivait à faire disparaître complètement l'ataxie pour un acte déterminé. Nous eûmes ainsi la preuve que pour combattre l'ataxie il ne fallait pas compter sur le travail musculaire, mais sur la *répétition* d'un mouvement actif voulu. C'est ainsi que fut trouvée la base de notre méthode, l'*exercice*.

Un tel résultat était particulièrement remarquable, en raison de l'impossibilité, jusqu'alors admise, de faire disparaître un symptôme dépendant d'une lésion anatomique caractérisée. Certes, les auteurs suédois n'ignoraient pas qu'en excitant les contractions musculaires, on peut obtenir une diminution de l'ataxie ; mais, de la façon même dont la démonstration en était faite dans les meilleurs traités suédois de massage et de gymnastique médicale, on pouvait conclure que ce résultat tenait plutôt au renforcement de la musculature et de son endurance qu'à une diminution des troubles de coordination. L'excitation de la motilité musculaire, telle que la recommandait Leyden, visait le même but.

En effet, on n'en pouvait pas attendre une amélioration des mouvements ataxiques dans leurs propriétés caractéristiques ou dans leur développement, mais bien *une suppléance partielle*, une compensation, par le moyen de la force musculaire, des anomalies motrices troublant la vie courante. C'était là une conception rassurante au point de vue du traitement général des tabétiques, mais sur laquelle on ne pouvait baser aucune méthode scientifique de traitement de l'ataxie.

L'efficacité des exercices employés contre les anomalies de la coordination, trouva plus tard une heureuse confirmation : on observa que les patients, examinés souvent et régulièrement au point de vue de leurs troubles moteurs, présentaient bientôt une diminution évidente de ces troubles. Les premiers résultats favorables obtenus chez trois malades, en transformant, par nos exercices, des mouvements incoordonnés en mouvements coordonnés, furent communiqués à la section neurologique du Congrès des Naturalistes, à Brême, en 1889. Nous avons publié le fait, sous le titre de *Die Therapie atactischer Bewegungstörungen*, dans le n° 52 des *Münch. med. Wochenschr.*, 1890. On trouvera dans ce travail un certain nombre de prescriptions concernant l'application de la méthode aux membres supérieurs, ainsi que des appareils simples et des modèles à dessiner. Nous y disions encore ceci :

« Pour les membres inférieurs, il faut choisir, à côté des exercices généraux, ceux dont on se sert ordinairement pour déceler l'ataxie ; en outre, il est très important de faire des exercices de station debout et de marche : station debout les jambes rapprochées et serrées, avec et sans soutien, les yeux ouverts et fermés, etc. Pour les exercices de marche, on trace dans la salle de gymnastique de longues bandes foncées (de la largeur d'une semelle) et des cercles. Les malades doivent marcher sur ces bandes, de façon que le talon d'un pied touche bien exactement la pointe du pied placé derrière. Au commencement, il est nécessaire que quelqu'un marche à côté du malade qui s'exerce, afin de le soutenir s'il risquait de tomber..... il est évident que tous les exercices peuvent être modifiés et compliqués. Nos prochaines expériences nous donneront certainement de nouveaux aperçus. »

Malgré l'intérêt que présentaient ces données théoriques et pratiques, notre communication resta ignorée jusqu'en 1892. Ce fut alors que Leyden, dans un discours prononcé à la « *Hufeland'schen Gesellschaft* » à Berlin, attira l'attention des médecins sur notre manière de procéder et la sauva de l'oubli grâce à l'appui de son autorité. Il fit connaître les résultats auxquels nous étions arrivé dans notre institut, avec ce nouveau traitement, chez un malade qu'une ataxie fort grave retenait depuis nombre d'années dans un fauteuil roulant. *C'était le premier malade gravement atteint auquel nous avions appliqué le traitement par l'exercice et l'effet obtenu pouvait être considéré comme étonnamment favorable, étant donné l'état de la technique à cette époque.*

Erb avait envoyé ce tabétique à notre institut, dans le but nettement exprimé de tenter un essai de notre méthode. Leyden, alors qu'il était à Strasbourg, avait connu le malade, domicilié à Manheim ; il avait été appelé en consultation, et avait exprimé un avis favorable à notre cure. Ne connaissant pas encore notre procédé, il pensait que le changement d'air et l'espoir de guérison pourraient en tout cas être utiles. Dès qu'un patient si gravement atteint eut recouvré, au moins pour quelque temps, l'usage de ses jambes, et que nous pûmes personnellement exposer à M. le professeur V. Leyden les moyens employés et lui en démontrer graphiquement les résultats, son intérêt fut acquis à notre méthode : il n'a cessé depuis de nous le témoigner d'une manière active.

Dans le discours déjà cité, où se trouve une appréciation critique des diverses méthodes de traitement du tabes, nous trouvons clairement exposées les vues du célèbre clinicien sur la possibilité de compenser l'ataxie. L'auteur y rappelle que déjà dans sa « Klinik der Rückenmarkskrankheiten » de l'année 1876 (vol. II, p. 761) il avait dit : « Il ne faut pas oublier que des muscles forts peuvent compenser en partie l'ataxie. On remarquera que les femmes tombent plus facilement dans l'état paraplégique que les hommes énergiques et bien musclés. On ne doit donc rien négliger pour fortifier les muscles et leur donner de la vigueur. Il est absolument contre-indiqué de laisser ces malades au lit. » Leyden attire encore l'attention sur la conclusion de son Introduction bien connue de l' « Eulenbergschen Encyclopädie » : « Une compensation des troubles dus à l'anesthésie est possible, avec disparition proportionnelle des symptômes. Je considère comme absolument justifiée l'idée que l'on peut compenser l'ataxie ». A quoi il ajoute, au sujet de notre méthode, qu'elle vient s'adjoindre au traitement compensateur et « qu'elle y apporte *un élément nouveau, l'Exercice.* » Il était naturel que Leyden partît du point de vue qu'il admettait jusque-là, et voulût ranger des moyens basés sur un principe nouveau à côté de ceux employés pour fortifier la musculature ; c'est ainsi qu'il y voyait une sorte de complément à ses prescriptions hygiéniques, et cela surtout à l'époque du discours cité plus haut, alors que venaient seulement d'être entreprises les premières recherches dans le sens du traitement par l'exercice. Il ne pouvait cependant venir à l'esprit d'un savant aussi éminent, comme Goldscheider essaya de le faire croire plus tard, d'identifier l'*exercice des mouvements* avec le *renforcement des organes du mouvement, des muscles*. Ces deux principes peuvent avoir peut-être les mêmes conséquences thérapeutiques — hypothèse dont il faudrait encore prouver le bien fondé — mais ils ont un point de départ absolument différent et même opposé. Leyden *cherche à augmenter la force musculaire mesurable au dynamomètre; le traitement par l'exercice cherche à éliminer le travail musculaire exagéré, qui est un facteur essentiel du mouvement ataxique*. En outre, l'expérience clinique a permis de reconnaître, conformément à nos premières constatations, que tous les mouvements qui *impliquent de fortes contractions musculaires offrent de grands dangers;* cela tient d'abord à ce que les tabétiques, privés du contrôle de la sensibilité musculaire, déploient un travail musculaire bien plus considérable que les hommes sains; ensuite à ce que le signe qui indique normalement un travail exagéré, c'est-à-dire la sensation de fatigue, leur fait défaut. Si l'on songe que Goldscheider a brillamment étudié les troubles de la sensibilité motrice dans le tabes, et qu'il a confirmé l'*absence* de la sensation de fatigue, symptôme que nous avions le premier signalé au membre supérieur, on s'étonne qu'il ne tire de là aucune conclusion relative aux dangers de la méthode recommandée par Leyden, et qui consiste à fortifier les muscles.

Étant donnés les dangers inhérents au principe même préconisé par Leyden, à la compensation de l'ataxie par le travail musculaire, il est étonnant qu'on n'en connaisse pas dans la littérature de résultats défavorables. Nous supposons qu'une application clinique systématique de ce principe n'a jamais été tentée, avant la découverte de notre méthode. En tout cas, avant l'apparition de nos travaux, personne n'avait la *moindre notion* d'une *méthode* quelconque *de traitement* de l'ataxie tabétique par renforcement des muscles, de sa technique, de ses indications, de ses résultats.

Si nous nous sommes un peu longuement étendus sur la mise au point de ces faits, peu nouveaux pour quiconque est au courant de la littérature, nous avons une excuse : c'est que, depuis quelques années, s'est répandue de divers côtés une opinion, d'après laquelle la méthode inventée par nous ne serait que l'extension et en quelque sorte la systématisation des idées de Leyden. Cette erreur parut pour la première fois dans un compte rendu de Goldscheider, publié dans les *Schmidtschen Jahrbücher* de 1893. Depuis lors elle a été consciencieusement entretenue dans divers milieux et c'est ainsi qu'au mépris manifeste de tout droit, on a soigneusement omis la mention de notre nom dans l'exposé de la méthode de traitement par l'exercice. Il y a là une injustice évidente. Nous nous en consolons en constatant qu'une paternité si vivement disputée constitue la meilleure preuve de la valeur de l'enfant. A cette occasion, qu'il nous soit permis de faire remarquer à Jakob que le nom même de « traitement compensateur par l'exercice » qui d'ailleurs ne paraît plus approprié aujourd'hui, a été proposé par nous et non, comme il le dit, par Leyden [1].

C'est à Paris, en 1893, que R. Hirschberg apporta la première contribution fournie par la pratique hospitalière. Il fit connaître un certain nombre d'améliorations manifestes obtenues à l'hôpital Cochin. Nous le remercions encore de son travail si étendu, accompagné d'observations si détaillées. C'est ainsi que la méthode s'introduisit en France. Elle y trouva plus tard un observateur impartial en la personne de Raymond, le successeur

1. *Zeitschrift für klin. Medicin.* 1895, vol. I et II.

de Charcot. Celui-ci exposa devant ses élèves de la Salpêtrière, en des leçons détaillées, les indications et les résultats de notre manière de faire, et nous permit de démontrer en public la technique de la méthode. La clinique de Raymond fut la première où le traitement par l'exercice — désigné par le maître sous le nom significatif de « Rééducation des mouvements » — fut introduit définitivement dans l'arsenal thérapeutique; depuis lors il y est régulièrement appliqué. Entre temps paraissait un travail d'Ostankoff, de la Clinique de Bechterew à Saint-Pétersbourg, où étaient indiqués des résultats favorables, et un autre travail dans le même sens dû à Bechterew lui-même. Dans une publication consacrée spécialement au traitement de l'ataxie des membres supérieurs (1895), nous cherchâmes à établir les différences essentielles entre ce traitement et celui de l'ataxie des membres inférieurs; nous y indiquions les appareils indispensables au traitement de l'ataxie des membres supérieurs et en rapport avec des fonctions compliquées qui exigent une coordination plus précise. Un nouveau progrès dans la connaissance de notre méthode par les médecins est marqué par le travail bien connu de Erb *Die Behandlung der Tabes* (1896) : cet observateur sérieux reconnaît que notre manière de procéder a enrichi le traitement symptomatique du tabes.

Dans l'ordre chronologique vient ensuite le travail de Maurice Faure. Cet auteur publie les résultats obtenus dans le service neurologique de la Salpêtrière. Au Congrès international de Médecine réuni à Moscou en 1897, le traitement par l'exercice a été l'objet d'une discussion animée dans la section de Neurologie, où la pathologie et la thérapeutique du tabes constituaient le sujet le plus important et le plus amplement traité par tout le monde. Les rapporteurs officiels, Erb et Grasset, se déclarèrent franchement en faveur de notre méthode; Goldscheider et Jakob firent de même. Ce dernier exposa même ses propres appareils. Il n'y avait donc aucun doute : tous ceux qui avaient sérieusement essayé notre méthode en reconnaissaient l'efficacité. Il ne faut donc pas taire ici que dans la discussion,

M. Zabludowsky contesta la nouveauté de la méthode et affirma qu'il traitait depuis longtemps ses tabétiques par l'exercice, sous forme de massage et de gymnastique suédoise. S'il est permis de mettre cette critique sur le compte d'un malentendu, on n'en peut dire autant de celle que formule le compte rendu du Congrès publié par M. Raichline dans la *Revue neurologique*[1], concernant la question du traitement du tabes. Ici tout repose clairement sur une *interprétation faussée à dessein*. Le cours des débats est dénaturé et les remarques faites pendant la discussion et qui ne conviennent pas au rapporteur, sont simplement supprimées. Nous déplorons le choix d'un tel rapporteur, dans l'intérêt des lecteurs de la *Revue neurologique* ; mais nous avons d'autant moins envie de nous livrer à la critique d'une pareille élucubration, que justement un travail de Hirschberg[2] vient d'indiquer une collection « d'inexactitudes » de M. Raichline, qui nous dispense d'insister davantage. Un mot seulement sur une des assertions de M. Raichline : il prétend que la « méthode dite à tort de Frenkel », dérive du traitement d'un auteur anglais, Mortimer Granville. Cette assertion ne tient plus debout, depuis la publication d'un travail récent. Ce qu'il en est, nous allons le dire d'après Hirschberg (*loc. cit.*) : « Voici maintenant la méthode qu'il (Granville, *The Practitioner*, 1881, t. XXVII) préconise chez des tabétiques atteints du signe de Romberg, méthode dans laquelle M. Raichline découvre le principe de la rééducation des mouvements. Le malade est debout dans une baignoire, on lui verse de l'eau froide le long de la colonne vertébrale. Ensuite le malade ferme les yeux et reste dans cette attitude d'abord un quart d'heure, puis une demi-heure. » Nous avons nous-même, au congrès de Moscou, exposé particulièrement trois points concernant notre traitement : D'abord la possibilité, dans des conditions favorables, de faire recouvrer complètement le mouvement à des malades des plus gravement atteints, confinés au lit

1. *Revue neurologique*, 1897. N° 18.
2. Le *Progrès médical*, 1897. N° 52.

depuis des années : en d'autres termes, d'*annuler tout à fait* l'ataxie. Cette possibilité était démontrée par toute une série d'observations cliniques. En second lieu, nous insistions sur l'importance pronostique de l'hypotonie qui complique le tabes. Nous montrions que les degrés extrêmes d'hypotonie musculaire peuvent provoquer des troubles graves dans la motilité, même en faisant complètement abstraction de l'ataxie. Ces troubles moteurs ne doivent pas être imputés à l'incoordination, et, des mauvais résultats obtenus en pareil cas, on ne peut non plus déduire l'inefficacité du traitement par l'exercice. Enfin nous émettions l'idée de mettre les tabétiques, dès le stade pré-ataxique, à même de combattre l'ataxie menaçante, en leur apprenant systématiquement des exercices compliqués. Ces malades pourraient ainsi, dès que surviendrait le plus petit trouble de coordination, le combattre par des mouvements appropriés, appris d'avance.

Les formes de l'ataxie tabétique.

Avant toute tentative pour saisir le trouble de la coordination au milieu de tous les symptômes moteurs, il convient de rechercher dans les observations cliniques les éléments nécessaires. Les troubles qui affectent les mouvements des tabétiques se présentent de différentes manières, dont l'une possède des caractères et des propriétés spéciales, encore qu'elle appartienne au groupe général des altérations de la coordination. On peut trouver étrange que ces particularités n'aient pas jusqu'ici notablement excité l'intérêt des savants ; ce fait s'explique par l'idée très répandue que la connaissance d'une altération du système nerveux central constitue une explication suffisante de tous les phénomènes qui en découlent. On croyait ainsi posséder de l'incoordination une compréhension suffisante. La même illusion est fréquente dans l'histoire de la science : on la retrouve chaque fois que l'on découvre ou que l'on admet un centre nerveux présidant à un acte quelconque de la vie. Le fait de ramener les faits physiologiques ou psychologiques à un substratum anatomique, a régulièrement marqué, pour un certain temps, un arrêt dans la science.

Il convient de signaler tout d'abord un fait qui existe dans l'ataxie, car il montre la différence essentielle existant entre l'incoordination et toutes les autres anomalies du mouvement volontaire. C'est l'intégrité de tout le système des neurones moteurs : les cellules de l'écorce cérébrale conservent leurs connexions avec les cellules des cornes antérieures, les cellules des cornes antérieures gardent leurs connexions avec l'élément musculaire, et cet élément musculaire lui-même ne présente aucune altération. Physiologiquement, cette intégrité se traduit par la conservation du maximum normal de contraction, ce qui veut dire, en langage ordinaire, conservation de la force brute.

Cette proposition préalable admise comme toujours vraie, on peut classer ainsi les aspects cliniques du tabes, au point de vue de la faculté de locomotion :

I. Le malade se meut seul, sans aucun aide, avec ou sans l'emploi occasionnel d'une canne ; mais il y a des modifications dans la démarche.

II. Le malade se sert du bras d'un compagnon, avec ou sans l'aide supplémentaire d'une canne ; la station debout est possible sans aide.

III. La marche est tout à fait impossible ; la station debout est possible avec le secours de la vue.

IV. La marche et la station verticale sont impossibles.

Aux deux extrémités de ce tableau existent en outre, d'un côté le stade dit pré-ataxique, de l'autre la paralysie des membres : Nous ne nous occuperons pas de ces formes pour le moment.

Bien que ces groupes soient manifestement rangés d'après la gravité du tableau morbide, ce serait une faute que d'identifier cette gravité avec celle du trouble de coordination des jambes. En d'autres termes, l'inaptitude d'un tabétique à marcher tout seul *n'est pas, toutes choses égales d'ailleurs, proportionnelle au degré d'incoordination.* Les causes de cette inaptitude peuvent être fort différentes ; il faut les bien connaître, car c'est d'elles que dépendent non seulement le pronostic, mais encore le plan et la technique du traitement. Nous aurons encore à parler en détail de chacune de ces questions. Disons seulement ici que l'altération motrice peut être produite : *a*) par la forme et l'intensité différentes du trouble fonctionnel dans les deux jambes ; *b*) par le changement que déterminent dans l'équilibre du corps les excursions anormales des articulations ; *c*) par l'impossibilité de régir avec sûreté les mouvements du tronc, impossibilité qui peut elle-même tenir à diverses causes ; *d*) par des troubles de la main qui peuvent l'empêcher de tenir une canne, etc.

En résumé, au lieu de la notion stérile d'une altération dans le centre de coordination, nous nous trouvons devant une série de problèmes qui réclament une solution. Cette solution ne peut être fournie que par la connaissance des moyens dont dispose l'organisme pour maintenir ses membres en équilibre et pour s'avancer dans l'espace. Croire que des formes pathologiques de mouvement puissent être comprises sans connaître les lois de la locomotion normale, c'est là une erreur aussi répandue que néfaste.

De tout ce qui vient d'être dit, il résulte que la faculté de se mouvoir est une fonction complexe et que l'étude de ses altérations ne devient utile pour la connaissance des anomalies de coordination, que si l'on examine à part chaque groupe de muscles en éliminant le poids du tronc, c'est-à-dire dans le décubitus. Ces recherches seront exposées dans un chapitre spécial. En règle générale, la gravité de l'ataxie dans la position couchée paraît proportionnelle à la gravité du trouble de la locomotion, *mais cette proportionnalité n'est pas constante.* Si l'on prend plusieurs malades qui présentent au lit la même ataxie des jambes, on verra, par exemple, que l'un marche encore bien, tandis qu'un autre ne peut marcher que s'il est soutenu, qu'un troisième enfin ne peut absolument plus bouger.

Dans la discussion scientifique de la « Théorie sensorielle » de l'ataxie, cette disproportion a joué un rôle important : le désaccord qu'on remarque souvent entre l'altération de la sensibilité et l'aptitude à la marche, a fourni un argument aux adversaires de cette théorie : il n'y a là qu'une nouvelle expression du désaccord dont nous avons déjà parlé. Nous en concluons d'abord que le fonctionnement des jambes n'est pas le seul facteur à considérer dans la marche.

Devant les troubles moteurs si variés qui affectent les tabétiques, et que nous analyserons séparément plus loin, il faut se demander si tous ces malades ne présentent pas cependant des signes caractéristiques communs, signes à mentionner dans la définition de l'ataxie. Nous connaissons déjà un tel signe : c'est l'intégrité de la force musculaire. Un autre consiste dans l'attention soutenue avec laquelle les yeux du malade suivent chacun de ses mouvements, aussi bien lorsqu'il marche que lorsqu'il essaye d'en exécuter dans la position couchée. Un troisième caractère extrêmement important réside dans le fait que *tout mouvement ataxique présente une plus grande altération quand il se fait les yeux fermés. C'est là une loi qui ne souffre aucune exception.* Le degré seul de l'aggravation varie. Cette loi est aussi vraie pour la station verticale que pour la position horizontale et l'on peut s'en servir pour découvrir des troubles de coordination chez la *plupart* des malades classés dans le « Stade pré-ataxique ». Ces propriétés, bien que constantes dans tous les mouvements ataxiques, ne nous renseignent évidemment en rien sur les caractères intrinsèques de ces mouvements : on décrit ceux-ci, chacun le sait, comme brusques, désordonnés et dépassant leur but. Mais nous possédons maintenant assez de données certaines, pour qu'aucune théorie des troubles de coordination ne puisse être considérée comme acceptable, si elle ne fournit une explication suffisante des propriétés constantes dont nous venons de parler. Pour arriver à comprendre les manifestations motrices anormales qui surviennent comme suite de l' « incoordination », nous prendrons pour guide l'étude de la coordination elle-même.

La coordination.

Le tissu musculaire, par qui s'accomplissent tous les mouvements du corps entier comme de chacune de ses parties, est tendu entre deux ou plusieurs segments, de telle façon qu'en se contractant il les rapproche ou les éloigne l'un de l'autre. Les points d'attache des muscles sont, pour l'immense majorité, des pièces du squelette, réunies entre elles par des articulations mobiles. Deux pièces osseuses voisines ainsi réunies, forment entre elles un angle dont l'articulation représente le sommet et dont la musculature, tendue entre les extrémités osseuses, fait varier la grandeur, suivant son degré de contraction. Ainsi le rapprochement ou l'éloignement de deux parties du corps, aussi bien que le changement de position d'un membre ou du corps entier, se traduisent par une variation dans la grandeur de cet angle.

Supposant connue la répartition de la musculature dans ses détails souvent si curieux, nous nous bornerons à rappeler brièvement que les muscles ne sont pas nécessairement tendus entre deux os juxtaposés, mais qu'ils peuvent sauter la pièce osseuse voisine pour se fixer sur un des os suivants. Un muscle disposé de cette façon mettra en mouvement, comme il est facile de voir, non pas *une*, mais plusieurs articulations. Par contre, en pareil cas, le degré de contraction (raccourcissement) ne déterminera plus l'angle d'ouverture de chaque articulation comme lorsqu'un muscle est tendu entre *deux* segments voisins.

Tandis que l'anatomie distingue et dénomme chaque muscle considéré isolément, la physiologie des mouvements étudie des groupes de muscles, qu'elle classe d'après la différence de leurs fonctions. La contraction d'un muscle anatomique tout seul ne se produit probablement jamais. Il semble que la volonté n'agisse pas sur un muscle isolé, mais seulement sur un groupe de muscles agissant tous dans un même but physiologique. En tout cas, il faut une étude particulière et un dressage spécial, pour que la volonté puisse acquérir le pouvoir de commander à un muscle isolé. Soit dit en passant, c'est sur cette *Dissociation de l'innervation*, apprise par le moyen de l'exercice, que reposent la dextérité manuelle pour les membres supérieurs, l'exécution des exercices sportifs ou acrobatiques pour les membres inférieurs.

Étant donné que les muscles dont la réunion forme un groupe physiologique, sont de grandeurs différentes et s'attachent aux pièces du squelette en des points différents — ce qui est du ressort de la nomenclature anatomique, — il faut, pour obtenir tel ou tel mouvement volontaire, que chacun d'eux se contracte à un degré différent et déterminé.

Par coordination, nous entendons le travail d'ensemble des muscles concertés en vue d'exécuter un mouvement voulu ; la contraction, graduée à propos, de chacun des muscles composant un groupe musculaire, peut donc être considérée comme représentant la coordination de la contraction musculaire.

Le rôle de la musculature ne consiste pas seulement à *mouvoir* les diverses parties du corps, mais encore à les *fixer* dans une position donnée, c'est-à-dire à contrebalancer le poids naturel d'une partie du corps par la contraction musculaire. Ainsi, dans la plupart des mouvements de la main, l'épaule et le coude doivent être maintenus dans une position déterminée. Dans les mouvements des jambes, dans la position debout ou assise, c'est le tronc qui doit être fixé; dans les mouvements des yeux, c'est la musculature de la tête, du cou, etc. Ainsi voyons-nous que, même pour un mouvement dont l'exécution n'intéresse en apparence qu'un seul groupe de muscles, il faut qu'un grand nombre de masses musculaires éloignées soient mises en action. Contrairement à ce qui se produit par exemple lorsqu'un muscle isolé se contracte sous l'influence du courant électrique, l'*exécution d'un mouvement entrepris dans un but déterminé* — et l'organisme normal ne connaît pas d'autres mouvements — exige la coordination des groupes musculaires les plus variés : en d'autres termes l'*organisme normal ne connaît que des mouvements coordonnés*. Pour prendre un exemple, la station verticale est l'effet de la coordination de contractions musculaires multiples.

Les facteurs qui déterminent la coordination des mouvements sont la composition du groupe musculaire, la force de contraction mesurable au dynamomètre, et la rapidité du mouvement angulaire, dépendant elle-même de la rapidité avec laquelle s'exécute la contraction. *Ce n'est que par le concours régulier de ces trois facteurs que peuvent se produire les mouvements coordonnés* : que l'un d'eux cesse d'être normal, il en résulte nécessairement un trouble de la motilité. Quel critérium avons-nous à notre disposition pour apprécier le fonctionnement convenable de ces trois facteurs? La réponse saute aux yeux : c'est l'étude de l'homme adulte, sain. Nous ne connaissons pas d'autre critérium : l'action simultanée des facteurs de l'activité musculaire est bien réglée, dès que le résultat est un mouvement identique à celui qu'exécute l'homme sain. Dans la comparaison entre deux mouvements volontaires du corps, le troisième terme ne peut être que le but en vue duquel le mouvement a été entrepris. Nous admettons donc qu'un mouvement exécuté par un organisme *sain* dans un but voulu, est adéquat, adapté à ce dernier, c'est-à-dire qu'il est bien approprié. Cela signifie qu'il est accompli avec la plus faible dépense de force et la plus grande rapidité compatibles avec le cas. Quant à en donner une preuve convaincante, nous ne sommes pas en état de le faire, par la raison qu'il n'y a pas de méthodes scientifiques capables de prouver objectivement l'utilité d'un mouvement et qu'il n'est probablement pas possible d'en concevoir une. Cependant il est facile de reconnaître les mouvements qui ne répondent pas à leur but; mais ceux que nous observons chez l'homme sain sont-ils les plus appropriés parmi tous ceux que peut effectuer notre organisme? C'est ce qu'on ne saurait établir. Nous aurons à revenir plus loin sur ce point, lorsque nous décrirons l'incoordination; et nous verrons que d'autre part il n'est pas permis de considérer « l'appropriation » comme un concept « subjectif », ainsi que le voudrait Héring.

Arrivés à cette notion, que des mouvements appropriés ne sont pas autre chose que des mouvements coordonnés, nous ne devons pourtant pas oublier que pour juger de l'appropriation d'un mouvement du corps, il ne suffit pas de connaître le but de ce mouvement : il faut encore se rendre compte des conditions dans lesquelles il s'effectue. Des exemples éclaireront notre pensée : supposons connu le but d'un déplacement du corps : celui-ci doit, par exemple, aller d'un point A vers un point B. Si le chemin est bien éclairé, uni et sans obstacles, le pas ordinaire sera le mode de locomotion le plus avantageux. S'il fait noir, ou si le chemin est dangereux, coupé d'ornières, etc., ce sera un pas petit, lent, avec tension des muscles, qui conviendra le mieux. Si la route est une planche posée sur un sol uni, il y aura lieu d'avancer tout autrement que si la planche est jetée sur un fossé. Des souliers démesurément grands changent la démarche. Lorsque l'on ne connaît pas toutes les conditions dans lesquelles s'accomplit un mouvement, ce mouvement peut paraître anormal, incoordonné et mal approprié. Les conditions déterminantes peuvent d'ailleurs également siéger dans l'organisme lui-même : un cor, un lumbago modifient la marche, qui n'en est pas moins adaptée à ces conditions données.

Les mouvements appropriés de tous les hommes sains ne sont pas absolument identiques : ils présentent des différences qui, sans sortir des limites de la normale, n'en sont pas moins perceptibles. C'est ainsi que nous connaissons les variétés de la démarche, la façon de s'asseoir et de se lever, les mouvements de la danse, la position à cheval, la manière de se tenir en société, etc., en un mot tout ce qui fait le cachet particulier de la personnalité physique.

Passons maintenant à l'analyse des lois qui régissent l'activité musculaire, source des mouvements coordonnés ; nous admettons d'emblée que cette étude mettra en évidence, jusque dans les détails de l'action musculaire, la souveraineté du principe de « l'appropriation ». On sait que les muscles sont disposés de telle sorte, qu'à chaque groupe en est opposé un autre, de fonction inverse. Les muscles à fonctions opposées se nomment antagonistes. Supposons qu'un groupe musculaire ferme, en se contractant, l'angle formé par deux pièces du squelette : c'est le groupe antagoniste qui déterminera l'ouverture de cet angle. Si un groupe de muscles fait tourner une pièce du squelette autour de son axe, le groupe antagoniste la fera tourner en sens contraire, etc.

La force motrice des membres n'étant autre que la contraction de la substance musculaire, il paraîtrait évident *a priori* que toute manifestation motrice du corps dût se ramener à l'action réciproque de muscles et de leurs antagonistes. Les lois de la coordination devraient donc se déduire de l'analyse de semblables rapports. Or, l'expérience montre que l'organisme utilise encore une autre force dans la production des mouvements, à savoir la *pesanteur* du membre lui-même et nous verrons avec quelle fréquence il est fait appel à cette pesanteur. L'utilité d'un tel emploi est évidente. Certes tous les mouvements pourraient être produits par l'action combinée des muscles et de leurs antagonistes; mais il est bien plus avantageux d'épargner de la force et, lorsqu'une partie du corps a été amenée à une certaine position par un travail musculaire actif, de la laisser retomber par son propre poids à la position opposée. *La force musculaire et la pesanteur,* dans leurs combinaisons variées, commandent donc les mouvements du corps humain. C'est là une notion d'une telle importance, soit pour la compréhension de chaque mouvement dans son détail, soit pour la théorie de la coordination, qu'il convient de serrer de plus près cette action combinée et de la préciser par des exemples.

Un homme qui se tient debout, les bras pendants, fléchit l'avant-bras autour de l'articulation du coude : cette flexion est produite par la force musculaire du biceps, etc. Admettons que le bras doive revenir à la position pendante ; au point de vue théorique, cet effet peut être obtenu de diverses manières : d'abord par l'action des extenseurs (triceps), combinée à un certain relâchement des fléchisseurs ; puis par le poids naturel de l'avant-bras, les fléchisseurs étant complètement relâchés. En réalité, il dépend entièrement du but du mouvement, que l'une ou l'autre de ces deux forces isolément, ou que toutes les deux ensemble soient employées : ce qu'on peut exprimer par le schéma suivant : 1° Le bras doit être ramené rapidement à la position pendante. Moyen : Poids naturel, les fléchisseurs étant dans le relâchement (extension sans action des extenseurs) ; 2° le bras doit être reporté lentement dans la position pendante. Moyen : Poids naturel et diminution progressive de la contraction des fléchisseurs (extension lente par la pesanteur et l'action des fléchisseurs) ; 3° si le mouvement d'exécution doit être exécuté rapidement et avec force, fléchisseurs, extenseurs et poids naturel sont mis en jeu simultanément (l'action des fléchisseurs s'exerçant comme moyen de défense contre les luxations), etc.

La position initiale est-elle l'élévation du bras au-dessus de la tête : la flexion, comme l'extension dans l'exemple précédent, sera alors produite par la pesanteur et l'action des extenseurs. Par contre, si le bras est soutenu, s'il repose par exemple sur une table, le poids brut n'a plus d'action et la flexion est naturellement produite par les fléchisseurs et l'extension par les extenseurs. Il y a dans les mouvements de la marche, comme nous le verrons en décrivant la marche normale, une phase où la pesanteur détermine un déplacement du tronc. L'examen des actes humains décèle une habileté extraordinaire mise en œuvre pour faire servir les forces physiques à épargner ses propres forces et à régulariser les mouvements. Sous ce rapport, rien n'est instructif comme l'emploi de la pesanteur et de la force centrifuge pour suppléer la force musculaire perdue ; on l'observe d'une manière particulièrement remarquable dans l'atrophie musculaire progressive, comme résultat d'un exercice et d'une adaptation de ce qui reste de la musculature, parallèles à la perte de la force musculaire. Comme exemple simple et instructif à la fois, citons le cas, récemment observé par nous, d'un malade atteint d'atrophie totale du triceps brachial avec conservation des fléchisseurs. Dans la station verticale, il se servait, pour produire l'extension, du poids naturel du bras avec relâchement des fléchisseurs ; couché, il mettait d'abord l'avant-bras en forte supination, puis le fléchissait de façon que la main fût soulevée des couvertures et portée à la hauteur du visage ; il imprimait ensuite au bras un mouvement de rotation externe, et enfin le laissait retomber sur le lit grâce à son poids. L'effet final était celui produit normalement par les extenseurs.

Sherrington, dès 1893, a fait remarquer que dans les contractions des muscles oculaires produites par des excitations corticales, les antagonistes se mettaient en état de relâchement. Contrairement à d'autres auteurs, nous ne pouvons attribuer à ce phénomène, intéressant pour le physiologiste, une signification en rapport avec la coordination ; mais il nous semble indiquer que les principes phylogénétiques d'appropriation doivent régir le système musculaire et son fonctionnement, même dans la simple contraction. Pour les mouvements volontaires de l'homme, il est bien établi que la contraction du muscle et de son antagoniste sont indépendantes l'une de l'autre, et que leur action commune est réglée, non par une loi innée, mais par les circonstances et le but de chaque mouvement.

La prodigieuse diversité des mouvements coordonnés, leur exacte adaptation aux exigences du moment, la variété dans la combinaison des forces motrices suivant la position des objets extérieurs, rendent inadmissible l'existence de mécanismes, situés dans le système nerveux central, et réglant automatiquement la coordination des mouvements. Une théorie basée principalement sur le fonctionnement d'organes nerveux centraux de coordination pour expliquer les manifestations motrices, n'a pu avoir de succès que faute de considérer la prodigieuse variété de détails que comporte l'exécution de chaque mouvement coordonné. Il n'aurait jamais été possible de rattacher les symptômes de l'ataxie à des lésions de centres ou de voies de coordination, si l'on avait analysé en particulier chaque mouvement incoordonné.

Donc chaque mouvement coordonné nous apparaît comme différent, non seulement suivant son but particulier, mais encore suivant les conditions extérieures : forme des objets avec lesquels les membres viennent en contact, résistance et poids de ces objets, état variable du terrain, qui peut par exemple être glissant, etc. ; mais la conclusion est toujours identique : c'est que la coordination des contractions musculaires, destinées à l'exécution d'un mouvement volontaire, nécessite absolument l'intervention des excitations centripètes partant de ces objets; en d'autres termes, de la sensibilité. La délicatesse dans l'adaptation de la force musculaire et dans le choix des muscles est en corrélation avec la délicatesse de la sensibilité, grâce à laquelle est perçu le plus petit changement dans n'importe quelle qualité de l'objet extérieur. La faculté de percevoir le monde extérieur n'assurerait pourtant guère la sûreté des mouvements du corps, si l'on ne se rendait compte en même temps de l'état de ce corps lui-même et de ses membres, ou, pour parler avec plus de précision, si l'on ne percevait pas avec une sûreté et une rapidité extraordinaires la position de chaque membre à un moment quelconque, et la plus petite variation de cette position. Or, nous avons vu que dans l'exécution des mouvements, ce n'est pas la contraction musculaire seule, mais encore le poids des membres qui entre en ligne de compte ; nous en pouvons tirer cette conclusion : *entre les lois qui régissent la manière dont nos membres se comportent vis-à-vis des objets extérieurs, et celles qui règlent la position de chaque membre par rapport au corps tout entier ou celle de chaque segment de membre par rapport aux autres, il n'existe aucune différence essentielle.* Combien est délicat ce sens de la position des parties du corps ou de leurs changements de position, c'est ce que l'expérience démontre facilement. Nous aurons, à propos de la technique de la recherche des troubles sensitifs, à revenir plus longuement sur ce point. Pour le moment, contentons-nous d'indiquer que la sensibilité cutanée, dont le rôle est si capital dans les fonctions de la main au contact des objets extérieurs, n'a plus, lorsqu'il s'agit de percevoir les changements de position des membres, qu'une importance relativement secondaire. La sensibilité qui entre alors en jeu, et cela d'une manière si délicate, c'est celle des muscles, c'est-à-dire des organes qui produisent la force : disposition dont l'utilité est évidente.

Cette notion de la nécessité d'impressions sensitives pour la réalisation de mouvements coordonnés, plaide évidemment contre l'existence, voire contre l'utilité, d'organes centraux en relation avec la coordination motrice. Ce que nous soutenons revient à dire que l'hypothèse de centres de coordination ne peut donner une explication suffisante des manifestations motrices.

De cette influence des excitations centripètes sur la coordination motrice, il résulte nécessairement que tous les mouvements coordonnés, ou, ce qui est la même chose, tous les mouvements appropriés à un but, doivent être des *mouvements volontaires*. La volonté seule, en effet, explique le choix du groupe musculaire et celui de la contraction répondant en intensité et en rapidité aux impressions sensitives, parmi la multitude d'innervations possibles. Le choix suppose la volonté. Une objection est pourtant à réfuter : elle est tirée de l'analogie avec certains mouvements réflexes coordonnés bien connus, comme par exemple ceux de fuite et de défense qu'exécute une grenouille décapitée dont on irrite la peau. L'uniformité, l'immutabilité de ces mouvements de défense ne permettent pas de les comparer aux actes humains. Leur utilité même n'est pas aussi évidente qu'il paraît. Cependant, si l'on réunit tous les faits connus en physiologie, il n'y a pour ces réflexes coordonnés de la grenouille qu'*une seule* explication satisfaisante, c'est que ces mouvements de défense de l'animal décapité s'exécutent ainsi, uniquement parce qu'ils ont existé sous l'influence de la volonté et du choix conscient (Wundt). Parmi les mouvements que nous considérons comme réflexes chez les animaux supérieurs, c'est-à-dire dans la production desquels la volonté n'intervient certainement pas, aucun ne peut être comparé aux mouvements coordonnés. Que l'on retienne bien ceci : l'idée de mouvement réflexe, implique nécessairement qu'à des excitations sensibles égales répondent d'une façon *constante* des contractions musculaires rigoureusement égales. Il y a là une différence essentielle avec ce qui se passe dans un mouvement coordonné : celui-ci, pour réagir à une même irritation sensible, dispose des combinaisons les plus variées de l'action musculaire et les utilise de la façon la plus variée suivant les circonstances du moment, position du corps, commodité, autres exigences des muscles en jeu, etc.

On a encore essayé de ranger parmi les actes automatiques certains mouvements qui frappent par leur répétition uniforme, comme par exemple ceux de la marche. Une telle assimilation est à rejeter pour les mêmes motifs que nous avons fait valoir à propos des réflexes. La marche ne reste uniforme qu'autant que l'état intérieur et les circonstances extérieures restent les mêmes. Tout changement de l'un de ces deux facteurs, comme l'excitation physique ou les modifications du terrain, etc., entraîne des changements dans la combinaison ou la rapidité des contractions musculaires. Nous savons que des mouvements souvent exercés s'exécutent « facilement », c'est-à-dire sans aucune sensation d'effort. Mais de cette absence de sensation pénible, l'absence d'intervention de la volonté ne se peut aucunement déduire. Dans la définition d'un mouvement automatique, le caractère principal est *l'impossibilité* d'être influencé par la volonté : tel est le cas, par exemple, pour les mouvements du cœur. Le sommeil en marchant, qui est certainement possible pendant un temps court, ne prouve rien, non plus d'ailleurs que le fait de donner des réponses justes pendant un sommeil léger. Nous avons déjà dit ce que nous pensons de l'existence possible, dans le système nerveux, de centres présidant à tous les mouvements coordonnés : c'est une idée inadmissible, quand ce ne serait qu'en considération du nombre infini de ces mouvements. En revanche, *l'influence* de l'organe central sur l'exécution des mouvements est un fait démontré. Cette influence résulte d'abord de la faculté que possède la substance nerveuse de pouvoir reproduire avec sûreté et rapidité des mouvements ou des ensembles de mouvements souvent essayés et souvent répétés. D'ailleurs, la pathologie nerveuse nous apprend que cette faculté de reproduction peut être plus ou moins altérée (ataxie centrale). Malgré tout, il ne peut y avoir de centres nerveux de la coordination, comme il y a par exemple, un centre de la respiration : la preuve en est dans le fait que tous les mouvements coordonnés doivent être appris; le nouveau-né n'exécute aucun mouvement qui mérite ce nom. Jamais on n'a vu les mouvements de la marche, pour uniformes qu'ils soient, être transmis par hérédité. En dehors des mouvements automatiques de la respiration, du cœur, on n'observe chez le nouveau-né que les pleurs, la succion et la déglutition, qui constituent déjà une catégorie à part, par ce que chez l'adulte ils ne sont pas non plus soumis à l'empire de la volonté : il faut donc les ranger parmi les réflexes. Puis ce sont, dans les membres, des contractions musculaires où l'on peut remarquer tout au plus une prédilection pour certaines combinaisons, qui seront précisément, dans la vie ultérieure, employées avec fréquence. Cette interprétation n'est cependant pas à l'abri de toute objection. Ainsi, il n'est pas sûr que, dans la flexion de la cuisse et dans celle de la jambe qui l'accompagne le plus souvent, celle-ci ne soit pas due simplement à la pesanteur. Entrer dans plus de détails sur ce point, nous entraînerait à des répétitions. Rappelons seulement que l'enfant ne peut ni saisir un objet pour le fixer, ni se retourner. Quant au mécanisme par lequel s'apprennent les mouvements coordonnés, c'est d'une part dans l'étude de la coordination, d'autre part dans la définition de « l'exercice » que nous y reviendrons. Des expériences physiologiques, que nous ne pouvons qu'effleurer ici, nous ont appris à connaître des troubles de coordination, soit par lésions périphériques, et parmi celles-ci, d'une manière irréfutable, après la section des racines postérieures de la moelle épinière; soit par lésions du cervelet ou de certaines parties en connexion avec lui. L'ataxie, dans ces deux cas, n'a cependant pas des symptômes identiques. Dans les dernières lésions, il semble qu'il s'agisse surtout d'une incapacité de conserver l'équilibre. Comme la sensibilité est alors intacte, on ne peut, après de nombreuses expériences, mettre en doute que le cervelet ne renferme des organes détenteurs d'une influence sur le maintien de l'équilibre; probablement ils sont les intermédiaires entre les impressions sensibles apportées du dehors et les impulsions motrices. Ces résultats acquis expérimentalement sont confirmés par la pathologie humaine : nous faisons moins allusion à la prétendue ataxie héréditaire, où d'après notre expérience personnelle, un trouble constant de la sensibilité vient compliquer le tableau des troubles moteurs, qu'aux observations d'atrophie congénitale ou d'aplasie cérébelleuse chez l'enfant. On trouve constamment dans ces cas une intégrité absolue de la sensibilité, la conservation de la force musculaire et l'impossibilité de se tenir debout : celle-ci provient bien pour une part d'une hypotonie musculaire parfois énorme, mais pour une part aussi d'un trouble de coordination. Entre ces troubles de coordination dans les maladies cérébelleuses et ceux du tabes, on a déjà depuis longtemps établi une différence. Ils se différencient en effet par tous leurs caractères essentiels. On connaît la démarche de ces malades, vacillant en zigzag, cette « démarche cérébelleuse » qui rappelle celle d'un homme ivre : elle est l'opposé complet de l'allure prudente, le tronc raide, du tabétique qui marche seul. Dans les cas les plus graves, les malades en question ne peuvent absolument pas se tenir debout, ils tombent simplement, et d'une manière particulièrement caractéristique : ils ne fléchissent pas sur leurs articulations, sur leurs jambes, mais tombent comme un objet mort, comme un bâton qu'on lâcherait. *L'occlusion des yeux, chez ces malades, n'a aucune influence sur l'intensité du trouble moteur.* L'analyse des mouvements ataxiques du tabétique met en lumière leur adaptation au but et leur variété suivant les circonstances extérieures, si bien qu'il faut les considérer comme des réactions contre la perte de la sensibilité ; au contraire, le trouble moteur du cérébelleux reste toujours identique.

L'idée d'appropriation dans les mouvements du corps.

L'idée d'appropriation, introduite dans la définition du mouvement coordonné, a soulevé des objections : vu l'intérêt général qui s'attache à ce sujet, nous allons mettre au point, en les réunissant, quelques aspects de la question ; ils ne nous semblent pas dénués d'intérêt.

1° Les organes du mouvement, les muscles et leur fonction, la contraction, ne sont pas normalement révélés à l'homme comme tels par son sens intime. La plupart des gens ignorent que la « chair » constitue l'organe du mouvement. Le motif des mouvements du corps est le besoin d'atteindre un but donné. La conscience dit : « Je veux me tenir sur une jambe ; je veux pousser cette bille de billard ; je veux aller à bicyclette, etc. » et non : « Je veux contracter les muscles A et B, mettre le muscle C en pronation, fixer en même temps la colonne vertébrale, etc. » ; ce sont là des détails étrangers à la conscience et incompréhensibles pour elle. Au point de vue de leur aptitude à atteindre le but visé, les mouvements se comportent différemment, ils sont sûrs ou incertains. Parmi les mouvements qui atteignent sûrement leur but, on peut prendre pour exemple les mouvements de la marche ; parmi ceux dont la réussite est incertaine, l'action de pousser une bille de billard dans un trou désigné. L'observation nous apprend que par la répétition fréquente des mêmes essais, les mouvements incertains se transforment en mouvements sûrs, c'est-à-dire que les mouvements se modifient jusqu'à ce que le but visé soit atteint avec sûreté. A partir de ce moment, et toutes choses égales d'ailleurs, ils ne changent plus.

Ces derniers mouvements, déterminables empiriquement, méritent le nom d'appropriés, en égard à leur but défini, déterminé et unique ; ils se différencient ainsi de tous les autres, qui n'atteignent pas leur but ou ne l'atteignent que d'une manière incertaine.

2° Si l'on entend par mouvement le déplacement d'une partie du corps, *un mouvement coordonné est le déplacement, approprié à un but donné, d'une, de deux ou de plusieurs parties du corps.* Les mouvements coordonnés sont, en raison même de leur genèse, des déplacements volontaires des membres en vue d'exécuter un acte voulu : nous entendons par là implicitement qu'ils ont pour but l'exécution, appropriée aux circonstances, d'un acte déterminé. Je descends, par exemple, une pente raide, au moyen de mouvements coordonnés : cela veut dire que je place les pieds d'une certaine manière, que j'incline le haut du corps en arrière, etc. ; si je passe sur une planche étroite jetée sur un fossé profond, je fais de petits pas, lentement, en tendant tous mes muscles, etc. La raison d'être de cette sorte particulière de coordination, comme de toute autre, c'est son appropriation. Si l'on ne se place pas à ce point de vue, tous les actes normaux de coordination deviennent incompréhensibles. Comme chaque mouvement coordonné est le résultat de contractions musculaires d'une certaine intensité, d'une certaine amplitude, d'une certaine rapidité, etc., il est du plus haut intérêt d'analyser le mécanisme de ce travail musculaire et ses rapports avec les autres forces capables de modifier les mouvements, comme la pesanteur, etc. En effet, il va de soi qu'à chaque mouvement utile correspond une combinaison déterminée de forces physiquement analogues.

L'introduction, faite par nous, de l'idée d'appropriation dans la définition de l'ataxie, a soulevé de la part de Héring l'objection suivante : « Combien de fois n'a-t-on pas déjà dit, que l'idée d'appropriation n'est pas un critérium objectif, mais bien subjectif. Certainement, d'une façon générale et surtout vis-à-vis des profanes, il nous sera commode et facile de nous faire comprendre, en nous contentant de dire que tel mouvement est mal approprié ; mais il ne faut pas se suggérer et suggérer aux autres, même involontairement, qu'avec cette explication on ait éclairci quoi que ce soit. »

Cette déduction de Héring repose sur une fausse interprétation fâcheuse qu'il faut éclaircir. Ecartons tout d'abord la définition de cette idée d'appropriation ; nous n'en pouvons pas moins dire que la considération d'un objet ou d'un acte au point de vue spécial de son utilité ne présuppose rien d'autre que la connaissance du but auquel répond cet objet même ou ce mouvement même. Une machine, faite pour transformer l'eau en glace, peut évidemment être analysée, entre autres points de vues, à celui de son appropriation à ce but et du degré de perfection de cette appropriation; si elle n'atteint pas son but, c'est-à-dire si son travail ne fournit point de glace, elle est absolument mal appropriée; si elle produit de la glace, mais que le produit soit inutilisable pour n'importe quel motif, ou bien que la somme de travail dépensée soit hors de proportion avec le résultat, elle est relativement mal appropriée. De criterium subjectif, il n'est pas du tout question, parce que évidemment l'appropriation d'une machine a une valeur générale et qu'elle peut être établie mathématiquement. Notre explication éclaircit donc bien « quelque chose ». Seulement l'appropriation est seulement *un* des points de vue sous lesquels un objet peut être examiné. Dans notre exemple de la machine à glace, l'analyse de l'appropriation au but, loin d'être un obstacle à l'étude des propriétés physiques de la machine, ainsi que Héring semble le craindre pour l'ataxie, peut au contraire servir tout juste à y amener! Maintenant, de deux machines fournissant un travail identique, l'une peut être appropriée au but et l'autre ne pas l'être, si l'une par exemple doit fournir de la glace et l'autre de la vapeur, car ce n'est pas dans les forces physiques elles-mêmes que pourrait résider le critérium de l'appropriation. De deux mouvements identiques, l'un peut être coordonné et l'autre ataxique, suivant que le but recherché par le sujet est atteint ou non. Mais si le concept d'appropriation consiste dans la *relation* de moyen à effet, il est bien concept psychologique, mais en tant que concept il n'a aucun caractère subjectif.

Si la *compréhension* d'une machine présuppose la connaissance de son but, il en est de même des actes et des mouvements humains. Tout mouvement volontaire de l'homme a un but, est fait pour arriver à quelque chose, que ce soit à déplacer la jambe ou le bras, à porter un aliment à la bouche, à rouler à bicyclette ou à marcher sur une corde. Le moyen d'arriver à ce but est donné par les forces physiques, muscles et pesanteur; mais le motif de leur mise en action est le but choisi et voulu. Sans cette idée du but à atteindre, les mouvements volontaires sont impossibles, pour la raison que les organes du mouvement sont en dehors de la conscience.

Pour juger la combinaison des contractions musculaires, quel autre moyen avons-nous donc à notre disposition que la connaissance de leur appropriation, connaissance acquise empiriquement par notre expérience antérieure touchant la possibilité de mouvements intentionnels? Comment Héring peut-il vouloir exclure l'idée d'appropriation de l'étude des mouvements incoordonnés, alors que la démonstration physique d'une combinaison déterminée de contractions musculaires, ne peut jamais nous permettre de dire si un mouvement est pathologique ou physiologique. C'est justement là que réside la différence entre la contraction d'un muscle, dont l'état plus ou moins normal peut être apprécié suivant des principes physico-physiologiques, et cette combinaison particulière de contractions musculaires où, bien que chaque élément travaille normalement au point de vue physico-psychologique, le résultat est anormal et constitue l'ataxie. L'intervention du concept psychologique de l'appropriation dans l'acte physiologique de la coordination du mouvement trouve encore une dernière justification : ce concept est intimement lié à toutes nos volontés et nos actions délibérées; c'est le ressort de tout acte volontaire, et au fond, il n'y faut voir qu'un côté particulier de l'instinct de conservation, dominant le champ de l'activité musculaire : tout mouvement s'exécute avec la moindre dépense possible de force, autrement dit avec la moindre sensation pénible. De plusieurs mouvements, le plus approprié est celui qui arrive au même but avec le plus grand bénéfice pour l'organisme. L'étude des mouvements coordonnés montre que la loi immanente de l'appropriation trouve dans chaque détail de ces mouvements une application nouvelle.

Définition de l'ataxie.

La définition de l'ataxie, que nous allons aborder à présent, s'appliquera uniquement aux troubles de coordination des tabétiques. Nous laissons de côté les ataxies d'autre origine, parce qu'elles diffèrent de celle qui nous intéresse ici, non seulement dans leurs causes, mais encore dans leur symptomatologie : « L'influence la plus fâcheuse pour les progrès dans la question qui nous occupe, a été exercée par l'habitude d'accepter une théorie toute faite de la coordination, et par la confusion constante entre l'ataxie tabétique et les ataxies symptomatiques d'autres maladies : il en est résulté que non seulement l'étude de l'ataxie tabétique restait stationnaire, mais encore que les différences cliniques entre les diverses ataxies passaient inaperçues. Aussi les théories mises en avant laissent généralement de côté des faits qui n'auraient pu échapper à un examen clinique, et cherchent d'autre part à expliquer d'une même façon des symptômes sans aucun lien entre eux (anesthésies organiques et fonctionnelles) [1] ».

La forme la plus simple et la moins compliquée sous laquelle se présente le trouble de coordination, dans la position couchée ou assise, c'est lorsque le mouvement se passe dans une seule articulation, comme la flexion de la jambe dans le décubitus ventral, l'extension de la jambe dans la position assise, etc. (avec fixation de la cuisse dans les deux cas). L'articulation du genou permet naturellement les mouvements autour d'un axe horizontal (frontal) — nous faisons abstraction des mouvements de

1. Frenkel. *Neurolog. Centralblatt*, 1897, p. 689.

latéralité, accessoires et très faibles —. Les mouvements résultent de l'action combinée de la contraction musculaire et de la pesanteur. Ils consistent normalement en un mouvement circulaire continu, de cette rapidité moyenne que l'expérience nous a appris à considérer comme normale. L'ataxie, dans ces mouvements relativement simples qui se passent dans une articulation mobile sur un seul axe, se manifeste dans les cas graves : *a*) par une exécution anormalement rapide ; *b*) par une tension considérable, autrement dit par une dépense de forces exagérées des muscles en jeu et ainsi que des voisins ; *c*) par la prolongation de l'état de contraction pendant un certain temps après l'accomplissement de l'excursion maxima : ce symptôme, comme nous allons le montrer, ne dépend pas d'une crampe musculaire, mais d'une durée exagérée de l'innervation volontaire ; *d*) par l'apparition de secousses de fréquence et de grandeur variables, en opposition avec la continuité normale du mouvement. Suivant la gravité du trouble, on peut observer une, ou plusieurs, ou la totalité de ces anomalies du mouvement. Ce schéma s'applique aussi aux mouvements qui intéressent plus d'une articulation, comme c'est le cas pour la plupart de ceux de la vie courante. Les anomalies qui viennent d'être mentionnées peuvent, cela va de soi, les affecter en se combinant de diverses manières.

Les troubles moteurs en question apparaissent seulement lorsque le malade déplace *volontairement* ses membres dans un but déterminé : s'il veut par exemple plier la jambe, toucher un de ses genoux avec le talon du côté opposé, etc. Ou bien le but n'est pas atteint du tout, et le malade ne peut arriver à toucher son pied un endroit déterminé ; ou bien il l'est, mais par un des procédés anormaux mentionnés ci-dessus.

Le trouble de la coordination peut également se manifester par l'impossibilité de maintenir un membre au repos dans une position voulue. Ici encore les degrés diffèrent : ou bien la jambe, fléchie au genou, ne peut être maintenue immobile que pour un temps plus ou moins court ; ou bien il y a incapacité absolue à la tenir immobile.

Nous savons déjà par tout ce qui précède que l'intensité du trouble augmente, lorsque le mouvement doit s'exécuter les yeux fermés : il est du plus haut intérêt de voir les particularités ci-dessus décrites, absentes lorsque un mouvement s'exécute les yeux ouverts, apparaître dès que le sujet ferme les yeux : c'est ainsi qu'un mouvement simplement saccadé sous le contrôle des yeux, peut devenir, les yeux fermés, tout à fait précipité et exagéré.

C'est avec une fréquence extraordinaire, voire d'une façon presque constante, qu'on trouve, à l'examen, des différences dans le fonctionnement des deux jambes. La différence peut être aussi grande qu'on voudra. Nous aurons à revenir plus loin sur l'importance de ces différences, au point de vue des résultats de notre traitement, comme à celui de la théorie de l'incoordination.

Non moins constante est la possibilité d'imprimer à divers segments de membre, des mouvements actifs et passifs plus étendus qu'à l'état normal. Elle résulte de la perte de la tonicité musculaire qui restreint les mouvements. Nous réunirons et étudierons à part tout ce qui a trait à ce symptôme, dans le chapitre de l'hypotonie.

Pour ce qui est de l'examen dans la station debout, nous savons, d'après ce qui a été dit plus haut, que l'aptitude à la marche ne dépend pas uniquement du fonctionnement des jambes. Abstraction faite de certaines complications, de la connaissance desquelles dépendent toutefois le plan et le pronostic du traitement, nous retrouvons dans les mouvements du tabétique examiné debout, les mêmes anomalies que lorsqu'il les exécute couché. Le malade — en supposant qu'il se soit mis à l'abri de tout accident — ne s'assied pas sur une chaise, il s'y laisse tomber; il ne se lève pas, il s'élance en l'air; il ne pose pas les pieds doucement sur le sol, il le frappe avec violence. Dans la marche, ses jambes ne prennent pas le plus court chemin, elles l'allongent par des excursions de côté, des mouvements en zigzag. Cette façon anormale de marcher traduit les contractions de groupes musculaires qui chez l'homme sain ne prendraient pas part au mouvement, tout au moins avec cette intensité; en somme, elle représente un excès de travail musculaire, par rapport à la normale.

L'observation d'un tabétique qui présente de l'incoordination, mais peut encore suffisamment se mouvoir pour exécuter les mille mouvements de la vie courante, fût-ce seulement aidé et soutenu, met en évidence un fait dont l'importance théorique est capitale pour la compréhension de l'ataxie. C'est la *variabilité de l'ataxie*, en forme et en intensité, chez le même malade et à la même période de la maladie. L'incoordination chez le tabétique ne constitue pas du tout une anomalie constante, restant dans toutes les circonstances la même chez un malade donné : elle varie au contraire suivant les circonstances dans lesquelles le mouvement s'exécute. Voici un malade qui, appuyé sur une canne et sur le bras d'un serviteur, lance ses jambes et les pose en frappant la terre selon la façon bien connue : il ne va pas garder cette démarche dans toutes les conditions; ainsi, privé du secours d'une canne ou d'un bras, ou bien il sera tout à fait incapable de marcher, ou bien il ne se servira de ses jambes qu'en se contractant pour faire des petits pas. En tous cas les mouvements désordonnés auront subitement disparu et ne reparaîtront qu'avec le retour des anciennes conditions. Si nous donnons à ce même malade une canne ou deux domestiques pour le soutenir, nous changerons entièrement sa façon de marcher. Les modifications du terrain sur lequel le malade se meut, la pose d'un tapis sur le parquet, d'un parquet sur le gravier du jardin, changent inévitablement la démarche. On arrive facilement, en se livrant à des recherches systématiques dans ce sens, à provoquer chez le même malade les différentes formes d'incoordination. Nous avons vu qu'en modifiant les conditions extérieures, on transforme par exemple la démarche dite « de coq » en une « démarche spasmodique », la démarche spasmodique avec rotation externe de la cuisse en une démarche lancée et brusque. Un moyen éminemment propre à changer la forme de l'ataxie chez un même malade est fourni par l'influence de la vue sur les mouvements de l'ataxique. Suivant qu'il peut suivre ses mouvements du regard fixé directement sur eux, ou qu'il regarde quelque peu en avant ou bien en l'air, ou encore qu'il ferme tout à fait les yeux, sa démarche est profondément modifiée. A l'extrême limite de ces modifications, on arrive au point où un malade qui se meut passablement les yeux ouverts, ne peut plus, dès qu'il les ferme, faire le moindre pas et tombe à la renverse. Aussi l'impression que nous fait, au point de vue de son ataxie, un malade que nous voyons entrer dans notre salle de consultation, — c'est là un point dont il importe de se bien pénétrer, — ne dépend pas seulement du degré de la lésion causale, mais encore d'une foule de circonstances concomitantes : elle varie suivant qu'il se meut seul ou avec un soutien, suivant l'état de ses yeux ou de l'éclairage de la chambre, suivant que le sol est glissant ou recouvert de tapis; elle se modifie si le patient marchant seul sent à proximité de lui une personne ou un meuble. Il en résulte qu'un jugement sur les diverses formes et les divers degrés de l'ataxie, n'a de valeur que si les malades ont été examinés dans des conditions rigoureusement identiques.

Au sujet d'une manière de marcher, qui a la valeur d'une manifestation typique de l'incoordination tabétique, la « démarche de coq », quelques remarques sont encore nécessaires. Cette démarche consiste en ce que, à chaque pas, le malade soulève la cuisse d'une manière désordonnée et repose violemment le pied à terre. Contrairement à l'opinion commune, elle est très rare et n'appartient qu'à une proportion insignifiante des tabétiques atteints de troubles de locomotion. Mais là où elle existe, elle se manifeste exclusivement dans la marche *avec soutien*, surtout si ce soutien est constitué par un bras et une canne ; en d'autres termes, dans une façon de marcher où le soin de tenir le tronc en équilibre et de le mouvoir est épargné au malade, et où celui-ci n'a par conséquent à s'occuper que de faire avancer ses jambes. Jamais un tabétique privé de ce soutien ou d'un équivalent, ne prend la « démarche de coq ». Le malade qui, s'il est soutenu, marche de cette manière, s'avancera au contraire, comme nous l'avons dit, les membres raides et à petits pas, dès qu'on lui aura enlevé ses cannes : *nous supposons naturellement qu'il est capable d'avancer.*

Nous nous souvenons que d'après les explications données plus haut, tout mouvement volontaire est un mouvement intentionnel, c'est-à-dire fait en vue d'un but précis déterminé à l'avance. Nous savons de plus que chez un adulte sain, chacun de ces buts, autant qu'il se rapporte aux actes courants de la vie, est atteint par le moyen de mouvements bien déterminés en vue de leur coopération, mouvements qu'on désigne sous le nom de coordonnés. En poussant plus avant l'étude des lois qui régissent les mouvements coordonnés, nous avons appris que les forces qui les produisent — force musculaire, pesanteur, force centrifuge, etc., — travaillent suivant le principe de l'appropriation ou du moindre effort : ainsi *les mouvements coordonnés sont les mouvements du corps par lesquels on atteint un but voulu d'une manière appropriée.* Conséquemment, si des mouvements tendant vers un but, n'arrivent à ce but que d'une manière inappropriée ou à fortiori n'y arrivent pas, ils doivent, même chez les gens sains, être appelés mouvements incoordonnés. Il en est ainsi des mouvements de l'enfant qui s'essaye à marcher où à se tenir debout, qui veut porter sa cuiller à sa bouche ou saisir un objet, et personne ne fera d'objection à ce qu'on les considère comme *ataxiques.*

Ce qu'on observe chez l'enfant, par rapport aux actes moteurs ordinaires et journaliers, se présente de la même façon chez l'homme déjà maître de la coordination nécessaire pour commander à son corps, lorsqu'il essaye d'exécuter un mouvement nouveau dont il n'a pas l'habitude, comme de monter à cheval, d'aller à bicyclette, d'écrire, de jouer du piano, de faire des tours d'adresse manuelle. Les mouvements exécutés au début pour arriver à ces résultats, sont inappropriés, en comparaison de ceux qu'exécute un individu rendu expert par l'exercice : ou bien ils n'atteignent pas du tout le but — c'est ce qui arrive au début de tout exercice, — ou bien ils ne l'atteignent qu'au prix d'une dépense exagérée de forces — ce qui se traduit par une fatigue rapide, — ou bien ils ne l'atteignent pas dans le temps voulu, etc., etc.

En analysant les éléments des mouvements inappropriés, ou, comme on dit, des mouvements maladroits de l'homme sain débutant dans un nouvel exercice, on met en évidence leur identité avec ceux des mouvements ataxiques du tabétique. Dans les deux cas, la force musculaire mesurable au dynamomètre est manifestement conservée et, la défectuosité de la coordination résulte d'un travail musculaire démesuré, venant d'une tendance à l'effort excessif et aux mouvements d'une amplitude exagérée, fonction de cet effort ; de la hâte et de la suppression des temps de repos ; de la raideur spasmodique des articulations dans certains exercices ; enfin de l'*exécution défectueuse dès que le contrôle des yeux fait défaut*. Tous ces symptômes apparaissent, chez l'homme sain comme chez le tabétique, uniquement quand ils essayent d'exécuter un mouvement volontaire, jamais ils n'accompagnent les mouvements involontaires. La comparaison pourrait être poursuivie point par point. En résumé, la proposition suivante est bien établie : un mouvement maladroit de l'homme sain et un mouvement ataxique du tabétique sont essentiellement identiques dans leur manière d'être. Si le premier est regardé comme normal et le second comme pathologique, c'est que l'incoordination du tabétique apparaît dans l'exécution des actes de la vie courante, particulièrement dans la locomotion du corps et le placement des membres, tandis que celle de l'homme sain ne se décèle que dans l'exécution de mouvements difficiles auxquels il n'est point exercé. Un mouvement volontaire ne peut donc être sûrement jugé pathologique et anormal, que s'il s'agit d'actes quotidiens, soumis à un exercice et à une observation constants : tels ceux que l'on fait pour marcher, s'asseoir, se lever, s'habiller, se déshabiller, manger, écrire, etc. Est-ce par manque d'exercice ou parce qu'il est atteint d'ataxie, qu'un sujet joue mal du piano, qu'un mauvais joueur manie « maladroitement » ou « ataxiquement » sa queue de billard ? Nul ne le pourrait dire sur le simple vu du mouvement. Dire si quelqu'un essaye de patiner, rencontre des difficultés par suite d'incoordination tabétique ou de maladresse, est impossible *a priori* ; si nous voyons dans la rue quelqu'un placer ses pieds d'une manière extraordinaire, il nous faut encore, avant de dire s'il est ataxique ou non, bien connaître l'état de la rue en question : par un fort verglas, un homme normal placera ses jambes comme le fait maint tabétique sur un sol uni. Le mouvement, considéré en lui-même, ne nous fournit donc pas plus le critérium de l'ataxie, que celui de l'appropriation ou de la coordination. Un tel jugement implique d'abord la connaissance du but du mouvement en question ; ensuite celle des circonstances externes et internes (corporelles) dans lesquelles il s'exécute ; enfin la notion, acquise empiriquement, du fait qu'il appartient à notre collection normale de mouvements. C'est pourquoi l'épreuve ne se peut faire que pour les mouvements connus de tous et possible à tous.

Tenons-nous-en donc au résultat de ces considérations, à savoir que le « mouvement ataxique » est un mouvement inapproprié, parce qu'il s'exécute d'une manière *autre* que la *normale* pour obtenir le même but. Ce critérium suppose nécessairement non seulement l'identité du but, mais encore l'identité des circonstances internes. Par la connaissance de ces circonstances internes, un mouvement inapproprié peut se transformer dans notre esprit en mouvement approprié, cela, bien entendu, sans qu'il y ait rien de changé dans ses apparences. Nous avons vu comment l'ataxique modifie les mouvements de ses jambes suivant les circonstances, prenant la « démarche de coq » seulement lorsque la sécurité de sa marche est assurée par une aide étrangère, avançant à petits pas dans les moments périlleux : tout ceci nous montre que le tabétique, dans ses mouvements, n'a aucunement perdu le critérium de l'appropriation. De l'étude des causes de l'ataxie, une conclusion ressortira : c'est que, étant données les conditions internes dans lesquelles le tabétique doit exécuter ses mouvements, ceux-ci sont les plus appropriés à sa situation : en d'autres termes, le « mouvement incoordonné » du tabétique doit être considéré comme la *réaction la mieux appropriée* à son état interne, et non pas du tout comme une infraction à la loi du moindre effort, qui régit universellement tous les hommes.

Avant d'entreprendre la description des causes de l'ataxie, il est nécessaire de revenir sur certaines critiques élevées contre notre manière de voir. Nous avons signalé plus haut l'objection de Héring, qui ne peut admettre l'idée d'appropriation, invoquée par nous pour expliquer l'ataxie, et nous avons prouvé qu'elle repose sur une interprétation fausse. L'acceptation de notre théorie n'empêche naturellement en rien, nous l'avons déjà dit, de rechercher les propriétés physiques du mouvement ataxique lui-même. Dans cet ordre d'idées, nous disions à propos du travail critiqué par Héring : « L'inappropriation du mouvement ataxique se décèle par une exagération du travail musculaire, en comparaison du travail normal. Le malade exécute trop de contractions; puis il exagère la rapidité des mouvements : il ne s'assied pas, il se laisse tomber sur sa chaise; il ne se lève pas, il se précipite en l'air; il ne pose pas les pieds, il en frappe la terre, etc. De plus, les membres en mouvement ne choisissent pas le plus court trajet, mais l'augmentent par des mouvements de latéralité, des zigzags. Puisque le mouvement ataxique se présente ainsi comme un gaspillage de force musculaire, il ne se différencie pas essentiellement d'un mouvement maladroit d'homme sain ».

Héring s'exprime ainsi, après avoir attaqué le principe de l'appropriation : « Si de mon côté, je dis seulement jusqu'ici qu'un mouvement ataxique se différencie d'un mouvement normal par *sa grandeur, sa direction et sa rapidité, simultanément anormales*, c'est que, abstraction faite de ce qu'il faudrait encore le prouver graphiquement, il est du moins certain que ces propriétés sont d'ordre physique; que le mouvement ataxique se distingue par elles de beaucoup d'autres troubles moteurs; enfin qu'on peut se le représenter en essayant d'imiter en même temps ces trois modalités anormales ».

Nous le voyons, Héring ne fait que reprendre notre propre opinion en ce qui concerne l'aspect extérieur du mouvement ataxique; seulement il ne se pose pas la question suivante : *Pourquoi* un homme sain, dans un cas déterminé, exécute-t-il un mouvement déterminé X, avec une vitesse déterminée Y et avec la participation de groupes musculaires déterminés Z, alors que pour arriver au même but d'autres contractions musculaires et d'autres rythmes semblent possible à priori? Pour nous, ce préliminaire relatif à la coordination normale est indispensable, pour comprendre le trouble de la coordination. Notre réponse à la question qu'esquive Héring, la voici : *Entre plusieurs mouvements possibles pour atteindre un but, il n'y en a qu'un d'approprié et c'est celui dont l'homme se sert*. Héring continue : « On trouvera aussi qu'il suffit qu'un mouvement soit *ou* anormalement étendu, *ou* exécuté dans une direction anormale *ou* avec une vitesse anormale, pour qu'il paraisse maladroit ou inapproprié : il devrait en résulter qu'un mouvement ataxique n'est pas simplement, mais triplement inapproprié ». Si nous disons « peut être » triplement inapproprié, cela est absolument juste. Il faut seulement remarquer que dans les mouvements inappropriés de l'homme sain essayant un acte non habituel, ces trois propriétés peuvent se présenter individuellement d'une manière différente et, suivant le genre d'exercice, avoir une part d'une importance différente. De plus, ici intervient encore une propriété importante, à savoir la tension de la musculature dans des *groupes musculaires inutiles* ou avec une *intensité inutile*. Comme nous l'avons vu, ces quatre propriétés ont, dans l'étude de l'ataxie, une signification considérable, car elles peuvent se retrouver séparément ou en combinaisons diverses. Si donc *tout* mouvement ataxique n'est pas « triplement inapproprié », comme le croit Héring, il peut cependant l'être ; il peut donc y avoir des mouvements « simplement, doublement, triplement et quadruplement » inappropriés. A cela se rattache une question dont la signification est essentielle. Pour qu'un mouvement mérite le nom d' « ataxique » doit-il présenter tous les caractères que Héring introduit dans la définition courante d'un trouble de coordination, lorsqu'il dit : « Les mouvements ataxiques se caractérisent en ce que *leur excursion dépasse la normale, et que leur trajet s'écarte latéralement de façons diverses de la direction normale*; en ce que, de plus, ces mouvements présentent *une accélération anormale*. Ces propriétés sont contenues dans les expressions : sans frein, mal dirigés, exagérés, saccadés, zigzagants, incertains, hésitants ». Il se demande si tous les mouvements du tabétique possèdent toutes ces propriétés, ou si certains sont exempts de l'une ou de l'autre; il rappelle enfin que Rumpf « refuse à l'exagération d'un mouvement le nom d'ataxique, comme à un tel trouble moteur celui d'incoordination ». Cette importante question, Héring la laisse sans réponse. A ce sujet, qu'il nous soit permis d'indiquer que dans le travail cité par Héring, nous avions déjà tenté de ramener tous les mouvements anormaux du tabétique à de simples réactions à des troubles sensitifs. Nous cherchions à rapporter au degré, au siège et à la combinaison des troubles sensitifs, le degré et la combinaison des divers éléments constituant l'ataxie existante : ainsi avec des troubles légers de la sensibilité articulaire, au début du tabes, la marche est seulement raide, les articulations sont fixées; l'élasticité de la marche fait défaut, son caractère rappelle la démarche spastique. Il nous eût été agréable que Héring, dans son travail, nous donnât là-dessus son avis, et aussi qu'il nous dît pourquoi il laisse cette question de côté, en présence des résultats de nos recherches. Nous allons voir qu'un point de vue inattaquable, embrassant tous les troubles moteurs que présente le tabétique dans l'exécution des mouvements volontaires, n'est pas le moins du monde impossible à trouver, dans l'état actuel de nos connaissances.

Les causes de l'ataxie tabétique.

Il est évident que, jusqu'à présent, aucun accord n'a pu s'établir entre les savants sur les causes du trouble moteur ataxique. En dépit de la connaissance, sans cesse en progrès et de plus en plus détaillée, du processus anatomique et de l'aspect clinique du tabes dorsal, les opinions concernant les causes de l'ataxie sont si variées, qu'on doit presque désespérer d'arriver à cette unité de vue si nécessaire.

Si ce désaccord dans les opinions ne reposait que sur des considérations théoriques, il serait d'un intérêt secondaire. Mais les divergences s'appuient sur la constatation ou sur la négation de symptômes cliniques, dont l'absence ou la présence devrait, semble-t-il, être tranchée de façon certaine par l'examen. Aussi, tandis que d'une part éclosent, pour ainsi dire tous les jours, de nouvelles théories, celles-ci sont d'autre part contredites aussitôt par les cliniciens, forts des faits positifs constatés.

Dans cette lutte d'opinions, deux questions jouent un rôle décisif : 1° en quoi consiste la coordination et où a-t-elle son siège? 2° les troubles de la sensibilité sont-ils ou non une manifestation constante de l'ataxie?

Après examen complet des diverses explications, force est de conclure que le trouble singulier connu sous le nom d'ataxie n'a pas été analysé dans ses parties constituantes, et que l'on n'a pour ainsi dire pas étudié les circonstances dans lesquelles certaines de ses particularités prennent naissance. Si l'on peut, chez un malade, établir d'après certains principes connus le diagnostic d'ataxie, on n'en trouve pas moins rarement, dans les auteurs, une analyse de la manière d'être de ce syndrome. Il y a là de quoi nous étonner d'autant plus, qu'il suffit d'examiner sans parti pris un petit nombre d'ataxiques, pour trouver une foule de particularités à élucider au milieu du tableau général de l'ataxie; tellement que l'on est forcé de parler de diverses formes de l'ataxie. Il y a même plus : un malade présente, suivant les différentes circonstances extérieures, de telles variétés dans les troubles de ses mouvements, que chacune de celles-ci doit être étudiée en particulier, si l'on veut arriver à la compréhension de ces troubles.

La réunion de toutes les anomalies motrices qu'on rencontre chez les tabétiques, pour peu qu'elles ne concernent pas des paralysies pures, sous la rubrique générale d'ataxie, sans qu'on tienne compte de leurs formes particulières ou de leur aspect varié, a empêché — nous en sommes persuadé — de tirer un parti utile de ce symptôme pour arriver à une théorie satisfaisante. Si en effet l'on considère l'ataxie, de même par exemple que l'abolition du réflexe rotulien, comme un symptôme simple et invariable de la maladie, tout l'intérêt consiste nécessairement à rechercher le siège de ce trouble dans le système nerveux central.

On demande donc quel est le siège du trouble de coordination? Mais supposons que le réflexe rotulien, chez le même malade, variât de telle sorte, qu'il apparût tantôt faible, tantôt aboli et tantôt exagéré : il est évident que la connaissance même du lieu par où passent en règle générale les fibres destinées au réflexe rotulien, ne donnerait pas encore une explication clinique suffisante. Or l'ataxie, comme nous l'avons fait remarquer, est justement un symptôme qui varie, dans son anomalité, chez le même malade.

Une autre question qui a pris une importance considérable pour l'intelligence théorique de l'ataxie tabétique, c'est celle de la sensibilité. Ici encore, il est regrettable et même incompréhensible qu'avant de discuter l'existence ou l'absence de troubles sensitifs, on n'ait pas établi des règles fixes pour présider aux recherches. Si en effet, de deux cliniciens examinant le même malade, l'un conclut à l'absence de troubles de sensibilité, tandis que l'autre soutient qu'ils existent, cela ne peut évidemment résulter que d'une différence dans la technique d'examen. Il est d'ailleurs prouvé que l'exploration de la sensibilité dans le tabes, en comparaison d'autres maladies, se heurte à des difficultés tout à fait particulières et spéciales : elles proviennent déjà pour une part de ce que, dans les cas ordinaires, il ne s'agit jamais d'une paralysie totale de la sensibilité, d'une anesthésie, mais toujours d'une simple diminution.

Ce serait une entreprise séduisante que de discuter à fond et en détail toutes les théories de l'ataxie : non seulement la somme de sagacité dépensée pour résoudre cette question démontre l'intérêt qui s'est toujours attaché à ce curieux symptôme, mais encore il n'y a guère de partie plus importante de la physiologie du système nerveux, qui n'ait encore pu être tirée au clair.

Malheureusement, cette critique de toutes les théories émises jusqu'à présent serait à elle seule tout un travail : contraints ici à nous limiter, nous nous contenterons de résumer brièvement les explications de l'ataxie qui partent d'hypothèses diamétralement opposées.

Un premier groupe de théories peut être réuni sous le nom de théories motrices ; elles localisent l'altération dans la partie motrice du système nerveux central : l'une d'elles place la lésion dans la moelle épinière ; une autre, plus récente, dans le cerveau. Leur argumentation peut se résumer ainsi :

Ni la force, ni la contractilité musculaires ne sont altérées. Au dynamomètre, les muscles se comportent comme à l'état normal. Il n'y a de troublé que l'harmonie de leur concours : la coordination, c'est-à-dire l'impulsion nerveuse, n'est plus conduite régulièrement par les voies nerveuses motrices qui traversent la moelle épinière. L'ataxie a donc pour substratum une altération pathologique des nerfs spinaux centrifuges. Mais comme les nerfs conducteurs de la simple impulsion nerveuse motrice, s'il est permis de parler ainsi, sont manifestement intacts, il faut bien supposer l'existence de voies spinales spéciales pour la coordination.

Pour mettre une telle théorie d'accord avec les découvertes anatomiques, il faut encore appeler à son secours l'hypothèse d'après laquelle ces fibres de coordination, bien que centrifuges, occuperaient les territoires de la moelle réservés d'ordinaire aux voies centripètes (cordons postérieurs) : il y aurait là une analogie avec d'autres parties de la moelle épinière (cordons latéraux) où l'existence de voies conduisant dans les deux sens est aujourd'hui démontrée.

Cette théorie commence donc par négliger la principale fonction physiologique des cordons postérieurs, qui en tout cas ont surtout des fibres centripètes, pour expliquer l'ataxie. Puis elle admet des fibres de coordination non démontrées, et enfin elle place ces fibres dans une zone qui ne contient pas d'autre sorte de fibres motrices.

Malgré tout, cette hypothèse serait acceptable, si elle nous donnait une explication du trouble moteur ataxique, c'est-à-dire si elle permettait d'esquisser un tableau complet de ce trouble moteur. Ce n'est malheureusement pas le cas, sous aucun rapport. En effet, la théorie spinale — comme nous l'appellerons par abréviation — admet naturellement l'intégrité de toute *impulsion* motrice. D'après elle, les innervations volontaires partent normalement, le trouble ne commence que dans les fibres conductrices. Mais de quel ordre peut être une telle altération des fibres conductrices ? Elle ne peut évidemment reposer que sur une modification de la conductibilité ; en fait, voici comment on doit la comprendre : lorsque par exemple, dans les voies nerveuses destinées à l'innervation d'un groupe musculaire, les fibres prises individuellement sont modifiées dans leur conductibilité, au point de vue de la rapidité et de l'intensité, mais que cette modification diffère pour chacune d'entre les fibres, alors apparaissent dans le groupe musculaire en question les symptômes de l'ataxie.

Mais dans ce cas, force serait d'admettre que cette anomalie de conduction est permanente, qu'elle ne change pas à chaque instant et surtout qu'un ralentissement n'alterne pas sans aucune règle avec une accélération. Or, le mouvement ataxique n'est aucunement ce trouble moteur dont les éléments resteraient constants. Qu'on se rappelle l'exemple déjà cité tant de fois : lorsque le malade marche dans sa chambre en frappant du pied, il suffit de le soutenir d'une autre façon ou de le faire s'étendre, pour que le mouvement, même s'il se passe dans le même groupe musculaire, prenne un caractère complètement différent. C'est là le point capital pour éclairer la question : l'ataxie ne varie pas seulement d'une façon générale, mais chaque mouvement ataxique varie chez le même malade d'un moment à l'autre, c'est-à-dire que les contractions musculaires constituant le mouvement se modifient de la façon la plus diverse suivant les circonstances. On ne saurait assez le répéter, cette variété que présente chaque mouvement ataxique, est un phénomène sans analogie dans la pathologie du mouvement ; elle défie à notre avis toute explication fondée sur une lésion de fibres coordinatrices. Du reste, l'idée même de « fibres de coordination » ne peut être physiologiquement définie : supposons l'impulsion motrice envoyée du centre avec une intensité et une durée normales, dans une fibre motrice choisie : cette fibre ne pourra rien faire d'autre que de la conduire, pour produire les contractions musculaires appropriées, et par suite des mouvements coordonnés. Toute fibre motrice en est capable. Admettre que la volonté utilise, pour les mouvements coordonnés, d'autres voies que pour les autres conductions motrices, c'est une idée indéfendable — même abstraction faite d'autres objections — parce que chaque impulsion motrice envoyée à un faisceau musculaire est déterminée elle-même en intensité et en durée et renferme en soi, par ce fait, l'élément constituant de la coordination motrice.

Ce n'est pas seulement parce que la théorie spinale, au dire de ses auteurs, explique suffisamment les symptômes de l'ataxie, mais sans doute presque autant parce que la théorie sensitive ne leur paraissait pas acceptable, faute de faits positifs à l'appui, que des hommes de l'importance d'Erb et de Charcot se sont ralliés à la première.

On objectait notamment à la théorie sensitive qu'il existe des cas d'ataxie tabétique sans troubles de sensibilité, et que d'autre part on observe des troubles de sensibilité sans ataxie.

Si ces objections contre la théorie sensitive étaient légitimes — et ce serait une lourde tâche que de prouver point par point leur légitimité — il faudrait renoncer d'emblée à se servir des troubles sensitifs des tabétiques, pour expliquer l'ataxie.

Cependant, tous les auteurs qui admettent une théorie *motrice* de l'ataxie ne tombent pas pour cela d'accord sur la *théorie spinale*. Certaines particularités dans la manière d'être du malade, des différences frappantes dans l'aspect et l'étendue des troubles moteurs, ces variations que subit l'ataxie suivant les circonstances extérieures, et dont il a déjà été question à maintes reprises, tout cela devait donner à penser à maint observateur, après des examens répétés des mêmes malades au point de vue du mouvement, que les troubles étaient forcément liés à une lésion centrale.

Ainsi naquit la théorie cérébrale de l'ataxie : dès 1888 Jendrassik, appuyé sur les observations recueillies par lui à la Salpêtrière, la formula comme il suit : seules et exclusivement, les altérations du cerveau, et notamment celles des centres de coordination et des voies d'association, peuvent éclairer dans son ensemble le tableau des troubles ataxiques. Si nous faisons abstraction des données anatomiques apportées par Jendrassik à l'appui de sa manière de voir, données qui du reste n'ont pas tardé à être d'autre part reconnues inconsistantes, cette nouvelle théorie représente certainement un progrès. En effet, pour la première fois, les détails du trouble ataxique ne sont plus souverainement ignorés, et enfin chaque malade est considéré individuellement quant aux particularités propres à son ataxie personnelle, si nous pouvons nous exprimer ainsi.

Tout récemment, Raymond qui avait déjà considéré avec sympathie les idées de Jendrassik, admit la théorie cérébrale de l'ataxie, non pas tout à fait dans la forme que Jendrassik lui avait donnée, mais en la développant surtout du côté psychique.

Pour lui, l'ataxie n'est que la suite directe d'un trouble psychique, et diverses autres manifestations variables du tabes dérivent comme l'ataxie d'une altération de la conscience. Il dit textuellement : « Une notion dont vous ne sauriez trop vous pénétrer est celle-ci : l'évolution de beaucoup de symptômes du tabes dorsalis est dominée par l'élément psychique. J'entends par là que ces symptômes tiennent en grande partie à une perversion de la conscience et de l'imagination. Ainsi, on peut s'expliquer que des symptômes comme l'anesthésie, l'hyperesthésie, les phénomènes de paresthésie, les paralysies des muscles de l'œil, l'incoordination motrice s'établissent et se dissipent du jour au lendemain, reviennent, se déplacent, s'aggravent et s'améliorent pour de nouveau disparaître ; tandis que le processus spinal, qu'on a la prétention de rendre responsable de toutes les manifestations du tabes, suit une marche résolument progressive et gagne sans cesse en étendue. »

Cette explication de Raymond se trouve dans un travail où il traite du traitement de l'ataxie par l'exercice [1]. Les bons résultats fournis par cette méthode sont pour lui une preuve nouvelle et convaincante de l'origine cérébrale de l'ataxie. Ainsi donc, nous assistons à ce phénomène bien particulier et tout à fait intéressant : une explication des troubles moteurs, purement mécanique à l'origine, finit, après une analyse serrée de tous les détails, par se résoudre en la théorie d'une cause purement psychique.

Ici, ce ne sont déjà plus les centres de coordination et les fibres d'association de Jendrassik, mais les centres cérébraux les plus élevés, qui sont rendus responsables de l'ataxie.

Examinons un peu la situation : voici une anomalie motrice, dans une maladie bien caractérisée, à lésions anatomiques constantes de la moelle épinière : on la met sur le compte d'une altération psychique (perversion de la conscience et de l'imagination) qui ne possède ni un substratum anatomique, ni même un autre symptôme psychique quel qu'il soit.

Et quelle est la manifestation qui force l'auteur à admettre une pareille thèse ? D'abord la variabilité curieuse, l'inconstance

1. Raymond. *Clinique des maladies du système nerveux*, 1897.

que présentent les aspects du trouble moteur lui-même ; puis le fait expérimental que des influences psychiques (volonté, exercice) peuvent le diminuer et même le faire disparaître. Il devrait cependant éclater aux yeux qu'avec une pareille théorie, on complique encore le problème et qu'on en retarde la compréhension. En transportant la question dans les sphères psychiques, nous nous sommes tout à fait lié les mains. Nous avons fait de l'ataxie quelque chose de complètement mystérieux.

Comme gain durable apporté par cette modification aux théories précédentes, il nous reste pourtant la connaissance de certaines particularités symptomatiques de l'altération motrice ataxique considérée en elle-même : sa variabilité, ses modifications, c'est-à-dire son adaptation aux circonstances dans lesquelles chaque mouvement s'exécute.

Toute autre est la voie que suit la théorie sensitive de l'ataxie. Pour elle les fonctions motrices des centres, aussi bien que les voies de conduction, sont normales. Elle met le désordre moteur exclusivement sur le compte d'un trouble de la sensibilité. Or un tel trouble est conditionné par des lésions anatomiques constantes dans le tabes, celles des cordons postérieurs : aussi cette explication, contrairement à toutes les théories motrices, rend-elle le processus anatomique seulement et uniquement responsable de l'altération motrice. Il est d'ailleurs naturel que dans une maladie caractérisée par une lésion anatomique constante, on ait *a priori* le devoir de rapporter tous les symptômes à cette lésion, tant que cela ne présente pas de difficultés insurmontables.

Au début, les auteurs de cette théorie prenaient en considération le trouble de la sensibilité cutanée, bien plutôt que celui de la sensibilité musculaire et articulaire. Ils rendaient ainsi eux-mêmes leur victoire plus difficile.

D'une façon générale, cette hypothèse repose sur la considération suivante : pour qu'un mouvement des membres soit normal, il est indispensable que les impressions sensitives le soient également.

Les défenseurs de la théorie motrice reconnaissent eux-mêmes à l'occasion que la théorie sensitive est séduisante ; mais ils la déclarent inacceptable au nom de la clinique. Nous arrivons à la seule objection soulevée contre la théorie sensitive, à celle qui lui a été sans cesse opposée jusqu'à présent. On prétend que l'ataxie et les troubles sensitifs ne peuvent avoir entre eux aucun rapport causal, pour les raisons suivantes :

1° Cliniquement, l'ataxie peut exister en l'*absence absolue* de troubles sensitifs ;

2° Des troubles sensitifs peuvent exister sans ataxie ;

3° Lorsque l'ataxie et les troubles sensitifs se rencontrent chez un même individu, l'ataxie n'est souvent pas proportionné au degré des troubles sensitifs.

Ces trois objections n'ont pas toutes la même importance essentielle. Il est certain que si l'ataxie tabétique se rencontrait en l'absence de troubles sensitifs, c'en serait assez pour enlever toute valeur à la théorie sensitive.

Il n'est pas sans intérêt de faire remarquer que les défenseurs même de la théorie sensorielle de l'ataxie, en face de la dernière objection, à savoir, disproportion entre le trouble moteur et le trouble sensitif, se sont assez mal défendus, et qu'ils n'ont jamais sérieusement cherché à poursuivre pour chaque cas les rapports de degré entre ces deux ordres de troubles.

L'exploration de la sensibilité.

Nous devons supposer connue la littérature de cette question.

L'exploration de la sensibilité, que nous avons pratiquée sur près de 200 malades, comprend plusieurs parties :

1° Sensibilité de la peau ;

2° Sensibilité aux mouvements passifs dans les articulations. } Sensibilité de position des membres.

3° Sensibilité aux contractions actives des muscles. }

1° *Sensibilité de la peau.*

Les renseignements fournis par l'exploration de la sensibilité cutanée sont du plus grand intérêt théorique, même en laissant de côté la question de l'ataxie. Malgré le caractère souvent variable des désordres, les résultats de cette exploration présentent, chez la plupart des malades, des caractères typiques, très propres à jeter une lumière nouvelle sur la manière dont le tabes s'établit et se développe. Nous y sommes revenus plus en détail à un autre endroit [1]. Insistons seulement sur un fait : *à part quelques cas absolument isolés, nous avons toujours trouvé des troubles de la sensibilité cutanée.* Les exceptions concernent d'abord des malades au stade initial de la maladie, sans ataxie, puis des cas d'ataxie légère. Par contre, nous affirmons catégoriquement que les ataxies graves, comme celles qui rendent la locomotion totalement impossible ou possible seulement avec un soutien, sont constamment liées à des troubles de la sensibilité cutanée.

Nous savons parfaitement qu'en parlant ainsi, nous nous mettons en opposition même avec les observateurs qui défendent la théorie sensitive. Les résultats que fournit l'examen de la sensibilité cutanée, dans une affection telle que le tabes, dépendent essentiellement de la technique. Il convient donc de dire quelques mots de celle-ci.

Un premier point ne doit pas être perdu de vue dans cette technique : ce n'est jamais ou presque jamais à une anesthésie totale, mais à une *diminution* plus ou moins considérable de la sensibilité, qu'on a affaire. Ensuite, dans la plupart des cas, la sensibilité tactile est seule altérée, tandis que les autres modes de sensibilité, thermique et douloureuse, sont intacts ou seulement altérés par places. Enfin, une condition défavorable vient encore s'ajouter aux précédentes : les malades sont affectés de paresthésies et, dans une certaine mesure, d'hallucinations de la sensibilité cutanée, de telle sorte que souvent ils accusent un

1. Frenkel et Foerster. *Westphals Archiv. für Psychiatrie*, 1900.

contact, sans cause objective. L'absence d'anesthésie totale oblige naturellement à n'employer pour l'examen que des contacts légers. L'intégrité du sens thermique exige que l'objet servant au contact, soit exactement à la même température que celui qu'on examine, c'est-à-dire à la température du corps.

Du reste, dans cet examen, la distinction entre le sens du tact et celui de la température n'est pas chose facile, même pour un malade intelligent, car notre sens du tact renferme toujours comme éléments la sensibilité thermique.

On ne peut guère douter que beaucoup d'affirmations des auteurs sur la sensibilité ne soient incorrectes, parce qu'ils n'a pas été tenu compte de ces circonstances.

De même que probablement tous ceux qui se sont occupés d'étudier la sensibilité cutanée, nous avons essayé toutes sortes de façons de procéder; finalement, avec Goldscheider, nous en sommes revenus à nous servir pour nos recherches du bout des doigts. Par l'immersion dans l'eau chaude, par des frictions, etc., la main qui doit servir est amenée à une température telle que pendant l'examen le malade n'accuse aucune sensation particulière de température. Du bout du doigt ainsi chauffé (index), on touche la peau aussi légèrement que possible : la sensibilité du sujet fournit ainsi un bon moyen de contrôler la finesse du contact. De la sorte, on évite aussi les inconvénients qu'entraîne l'emploi d'instruments piquants, qui font intervenir la sensibilité douloureuse, ou de pinceaux d'ouate, etc., qui mettent en jeu de façon gênante la sensibilité générale (chatouillement, etc.). De plus, les hallucinations sensitives dont il a été question, apportent dans l'examen une perturbation contre laquelle on se prémunit ainsi : On ne demande pas au malade, à chaque attouchement, s'il sent, mais avant de commencer l'exploration, on convient avec lui qu'on le touchera légèrement du bout du doigt et qu'il fera attention de prévenir chaque fois qu'il sentira l'attouchement. Grâce à ces précautions — une certaine routine est d'ailleurs nécessaire comme pour toute méthode de recherche — les résultats de l'examen sont tout à fait constants chez le même malade. Il arrive souvent qu'un malade ainsi examiné accuse partout avec précision et promptitude le plus léger attouchement et paraisse ainsi présenter une sensibilité cutanée normale. Mais si on lui fait comparer entre elles deux impressions tactiles en deux endroits différents, par exemple aux deux jambes, il indique très nettement et constamment qu'il a mieux senti à une des places qu'à l'autre. Nous avons proposé pour cet état le nom d'hypoesthésie relative.

Celle-ci, nous l'avons dit, est constante. Après des examens répétés, il ne peut subsister aucun doute : nous avons affaire à une altération ou à une diminution de la sensibilité d'un côté ; mais naturellement on ne peut jamais affirmer que l'autre côté présente une sensibilité normale. Évidemment, nos plus légers attouchements ne mettent pas en garde contre les exagérations de la sensibilité. On devait nous objecter — et nous avons pu croire nous-même le reproche justifié — que même chez l'homme sain, la recherche d'aussi délicates nuances de tact donnerait des résultats incertains. Or il n'en est rien. L'homme sain sent promptement et également l'attouchement le plus léger dans tous les points symétriques du corps. Nous nous sommes donc cru autorisé, chez un tabétique qui sent bien de légers attouchements du doigt en des points symétriques du corps, mais qui déclare les sentir mieux d'un côté, à admettre des troubles de la sensibilité cutanée.

Il nous paraît probable aussi que dans ces ataxies légères où l'on ne trouve pas d'altération de la sensibilité cutanée, il doit exister un grand nombre d'anomalies sensitives, exigeant pour être découvertes des méthodes encore plus délicates. Toutefois il est à remarquer que, — bien qu'en très petit nombre — il existe positivement des malades dont l'ataxie n'est pas douteuse, et qui ne présentent cependant pas de troubles perceptibles de la sensibilité cutanée. Quant à un rapport proportionnel entre l'ataxie et l'altération de la sensibilité cutanée, il ne saurait en être question. Il s'ensuit que la sensibilité cutanée *ne peut* servir à établir la théorie de l'ataxie, si ce n'est dans un sens très limité et spécial : nous aurons à revenir sur ce point, notamment pour expliquer la perte d'équilibre que détermine l'occlusion des yeux, par suite de l'anesthésie plantaire.

2° *Sensibilité aux mouvements passifs dans les articulations.*

Le résultat auquel nous sommes arrivés est simple et certain : chez *tout* tabétique dont l'ataxie est visible à première vue ou peut être mise en évidence dans certaines circonstances, on trouve des troubles de la sensibilité aux mouvements passifs des membres. Cette règle ne souffre aucune exception et nous avons eu souvent l'occasion, en examinant des malades qu'on nous avait envoyés et chez lesquels les observateurs précédents n'avaient pu trouver aucun trouble de la sensibilité aux mouvements passifs, de démontrer ces troubles avec certitude. De ce qui vient d'être dit, il résulte déjà que l'exploration de cette sensibilité demande aussi des précautions particulières, qui ne sont pas nécessaires dans les cas graves ou très graves. Dans ceux-ci, trouver des troubles de l'ordre qui nous intéresse, est chose facile.

Par contre, dans des cas plus légers où l'ataxie est manifeste, mais où le trouble de coordination n'est pas lié à une impotence complète, il arrive, mais rarement à la vérité, que la mise en évidence de cette altération présente des difficultés. Pourtant, nous tenons à le répéter, elle est toujours possible. Encore devons-nous nous expliquer sur la technique à employer. En principe, voici comment se pratique l'examen : la partie extérieure d'une articulation est lentement mise en mouvement autour de son axe, tandis que l'autre partie est fixée. Il faut ici tenir compte des règles de prudence suivantes, dont la non observation est capable de fausser le résultat :

a. Le mouvement doit se faire lentement, de manière à peine sensible. S'il se fait trop vite, une altération sensitive qui existe, passera très facilement inaperçue, parce que dans beaucoup de cas des excursions rapides sont encore perçues avec justesse, alors que les excursions très lentes échappent entièrement à la conscience.

Parmi ces altérations, il en est une qui ne manque jamais : c'est celle qu'on observe dans les mouvements passifs des orteils. Chez l'homme sain, l'articulation du gros orteil possède une sensibilité très fine aux mouvements passifs; or nous avons remarqué de nombreux ataxiques chez qui en dépit de l'intégrité apparente de la sensibilité, nous pouvions mettre en évidence des troubles même graves : il suffisait de n'imprimer que lentement le changement de position et d'éviter toute pression capable de suggérer au malade la sensation du mouvement. Nous pouvions alors démontrer qu'un sujet dont la sensibilité paraissait intacte, ne savait pas dans quelle position se trouvait son gros orteil étendu ou fléchi passivement au maximum.

b. En second lieu, il faut éviter la pression unilatérale, de laquelle le sujet conclut à l'exécution et à la direction d'un mouvement, sans d'ailleurs véritablement le sentir. Nos recherches le prouvent jusqu'à l'évidence. Il était facile, chez nos malades gravement atteints, de faire prendre pour un mouvement des pressions diverses exercées sur des membres immobiles, au lieu que l'homme sain sait toujours parfaitement distinguer entre une pression et un mouvement. Si la sensibilité cutanée est moins altérée que la sensibilité articulaire, le malade conclura souvent du changement d'impression cutanée à un changement de position des membres. Ainsi, le changement du point d'appui ou du point de contact de la main de l'observateur, les déplacements de l'objet placé sous le membre, etc., peuvent suppléer la sensibilité articulaire absente ou insuffisante et fausser ainsi le résultat : il en est ainsi d'autant plus facilement que les sensations du sujet ou bien n'arrivent pas à sa conscience, ou bien n'y arrivent que grâce à une attention et à un exercice spéciaux. De ce que nous venons de dire découlent naturellement les règles à observer dans l'examen : pendant l'examen, les mains resteront à la même place, elles exerceront la même pression sur le membre ; pendant le mouvement, elles ne frotteront pas sur la couverture ou sur le drap de lit, mais resteront de préférence en l'air. Pour l'examen de l'articulation du genou, le malade à examiner se mettra dans le décubitus ventral, position qui évite la flexion de la hanche. Si nous prenons pour exemple l'exploration de la sensibilité aux mouvements passifs dans le genou, voici comment nous procéderons. Comme nous l'avons dit, le malade est couché sur le ventre, la cuisse est fixée sur le lit au moyen d'une main (la main gauche pour le genou gauche) qui tient la cuisse au-dessus du genou. Avec l'autre main, on saisit solidement la jambe au-dessus des malléoles et on la fait passer lentement de la position horizontale à la position verticale. Le reste se comprend de soi-même. L'examen de l'articulation de la hanche présente de plus grandes difficultés. La sensation de flexion du membre sur la hanche, le genou en extension, est influencée par les tensions que subissent les muscles fléchisseurs de la jambe à la région postérieure, quand on élève la jambe allongée. Force est par conséquent d'exécuter les mouvements de la hanche en faisant d'abord fléchir la jambe sur la cuisse. Cet inconvénient est compensé jusqu'à un certain point, si pendant l'examen on maintient constant l'angle que la jambe fait sur la cuisse, ce à quoi l'on parvient avec un certain exercice; on peut encore fléchir la cuisse et la jambe au maximum l'une sur l'autre et les fixer au moyen d'un lien, avant d'imprimer les mouvements dans l'articulation de la hanche.

c. *Les contractions musculaires volontaires* méritent une attention particulière lorsqu'on explore les mouvements passifs. Ces contractions se produisent, pendant l'examen, dans les muscles qui entourent ou meuvent l'articulation. Elles constituent manifestement un moyen adjuvant important, *probablement le plus important* que possède la conscience pour se renseigner sur la position des membres.

Si nous examinons par exemple, de la manière indiquée plus haut, la sensibilité aux mouvements du genou (décubitus ventral, etc.), voici ce que nous remarquons : au moment où l'on interroge le malade sur la position du membre ou sur le sens du mouvement, il se produit constamment une contraction des muscles fléchisseurs (biceps, demi-tendineux, etc.). Le patient s'oriente sur la position du membre au moyen de la contraction musculaire. Il tâte avec ses muscles, probablement par la position des tendons ; la conscience prend pour mesure la tension précise, suffisante pour faire équilibre au poids du membre dans une position déterminée. Les contractions musculaires sont manifestement volontaires, et malgré tout l'examiné n'en a conscience que grâce à une attention soutenue et à l'exercice. Pour juger de l'importance de cette contraction musculaire dans l'appréciation de la position du membre, mentionnons brièvement un certain nombre d'expériences pratiquées sur l'homme sain. Nous les avons exécutées sur un étudiant en médecine. Manière de procéder: M. X.... se déshabille et se couche sur le dos, les yeux fermés. Grâce à des expériences préalables souvent répétées, il est capable de laisser imprimer des mouvements passifs à ses membres, sans aucune réaction visible du côté de ses muscles. En prenant les précautions indiquées, on fléchit passivement une jambe au genou et à la hanche et on la fixe dans un certain degré de flexion. On demande alors au sujet de placer dans la même position l'autre membre resté libre. Constamment, on peut ainsi constater une erreur, à savoir que le membre mû activement fait toujours un plus petit angle de flexion au genou et à la hanche, que celui qui a été mû passivement. Il a donc été d'abord fléchi plus fort qu'il n'était nécessaire, en d'autres termes il y a eu des contractions musculaires exagérées. Si l'on embrouille en quelque sorte la sensibilité, en faisant exécuter passivement au membre des mouvements irréguliers de va-et-vient, avant de le fixer dans sa position définitive, les fautes commises par l'autre membre — mû activement — seront d'autant plus grandes. Mais l'erreur est corrigée, pour peu que l'on permette au sujet en expérience d'exécuter quelques petites contractions musculaires de la jambe tenue en flexion passive, sans toutefois changer la position imposée à cette jambe. Si ces contractions musculaires se passent pendant le mouvement passif, on ne peut observer aucune erreur; si on les laisse faire seulement *après* que la jambe a été fixée, l'erreur commise par la jambe mue activement sera immédiatement et promptement corrigée, de telle sorte que les deux membres se trouveront en fin de compte exactement dans la même position. Il en résulte que si, chez un homme sain, un membre est mis *activement* dans une certaine position, l'autre membre peut sans faute prendre la même position. En fait, l'expérience prouve qu'il en est ainsi. Des conclusions importantes en découlent pour la physiologie de la sensibilité aux mouvements. Nous voyons que les sensations produites par les déplacements des extrémités articulaires, la tension de la capsule articulaire, la pression sur les tissus, etc., dans les mouvements des membres, sont suffisantes pour nous orienter quant à l'existence d'un mouvement, et à sa direction, et pour estimer *approximativement* sa grandeur. Pour arriver à se représenter la position avec la précision qu'exige chaque mouvement volontaire, la conscience appelle à son aide les sensations nées des contractions musculaires, qu'elles résultent de la sensibilité musculaire même ou de la tension des tendons. L'appareil moteur travaille, nous le voyons, comme tout appareil de précision, avec deux systèmes de mise au point, l'un grossièrement approximatif, l'autre délicat : le premier est la sensibilité articulaire ; la sensibilité musculaire ou tendineuse représente en quelque sorte la vis micrométrique. Après cette incursion passagère dans le domaine de la physiologie, revenons à notre tabétique et à l'examen de sa sensibilité aux mouvements passifs des membres. Nous avons vu que le sujet examiné exécute des contractions musculaires dès que, soumis à des mouvements passifs, il est interrogé sur ceux-ci : *Ces contractions musculaires masquent les altérations modérées de la sensibilité articulaire :* il en résulte que celle-ci peut sembler normale, et pourtant présenter une diminution manifeste dès que l'observateur connaît et élimine tout procédé de compensation. C'est depuis que l'importance de ce fait nous est apparue dans sa clarté, qu'il nous a été possible de *mettre en évidence des altérations palpables de la sensibilité articulaire, même chez des ataxiques, chez qui les observateurs précédents n'avaient trouvé aucune anomalie*. Nous avons signalé plus haut que, même chez l'homme sain, la représentation de la position des membres n'est pas tout à fait exacte si l'on empêche les contractions musculaires. Mais en pareil cas, ces contractions ne constituent que l'appareil de mise au point. Pour se représenter la direction et la grandeur approximative de l'angle d'extension, les sensations perçues par l'articulation suffisent complètement. Il en est tout autrement chez les ataxiques. Ici, l'altération de la sensibilité articulaire est ordinairement si grande, que si l'on empêche les contractions musculaires, jamais, nous l'avons dit, le malade ne peut indiquer le sens du mouvement (flexion plantaire ou dorsale, flexion ou extension) ; il en est ainsi même dans les cas où, grâce à l'intervention de l'action musculaire, la sensibilité aux mouvements paraît normale.

Les altérations de la sensibilité articulaire sont un symptôme constant, existant sans aucune exception, chez tous les tabétiques qui présentent un degré quelconque d'ataxie. Nous pouvons établir le schéma suivant : 1° Ataxie légère des membres inférieurs (apparaissant seulement dans les exercices d'adresse ou dans les actes de coordination compliquée) : la sensibilité articulaire est diminuée dans les articulations des orteils et dans l'articulation du pied. Elle peut être complètement compensée par des contractions musculaires actives. 2° Ataxie manifeste, mais légère (visible dans tous les mouvements, surtout dans la marche) : la sensibilité articulaire est fort diminuée dans les articulations des orteils et dans l'articulation du pied, et ne peut être complètement compensée par les contractions musculaires. De plus, diminution de la sensibilité aux mouvements dans l'articulation du genou, entièrement ou partiellement compensable par des contractions musculaires. 3° Forte ataxie (marche impossible ou nécessitant une aide) : la sensibilité articulaire est altérée dans toutes les articulations en rapport avec la marche (articulations du pied, du genou, de la hanche.) Les contractions musculaires ne peuvent établir une compensation suffisante, parce que les altérations articulaires sont profondes et parce que *la sensibilité musculaire est elle-même intéressée.*

Ce schéma embrasse tous les symptômes, ceux du moins qui appartiennent à la grande masse des cas ordinaires. Que les limites ne soient pas invariables, cela va de soi. Certaines modifications sont possibles : une articulation plus élevée (proximale) peut être atteinte plus tôt ou plus profondément qu'une articulation plus basse (distale). Dans le tabes cervical avec ataxie des extrémités supérieures, on trouve, toutes choses égales d'ailleurs, les mêmes dispositions.

Du fait que, dans l'incoordination tabétique, les anomalies du sens articulaire sont constantes, et du fait que des contractions musculaires actives compensent ces lésions dans une certaine limite, une conclusion s'ensuit : chez les ataxiques, des tensions musculaires volontaires accompagnent les mouvements actifs et passifs des membres avec une intensité plus grande que la normale. L'observation confirme pleinement cette conclusion. Nous aurons encore à revenir plus loin sur la signification des contractions musculaires, lorsque nous traiterons des causes et des formes de l'ataxie. Mais pour examiner les troubles de la sensibilité articulaire, il est nécessaire d'obtenir des malades un relâchement musculaire complet. Même chez les hommes sains, on n'y arrive pas toujours d'emblée : il faut qu'ils s'exercent. Chez les ataxiques, ces contractions musculaires atteignent une telle intensité, qu'elles rendent l'examen tout à fait impossible : les membres opposent de la résistance aux mouvement passifs ; si pendant l'examen on laisse le membre libre, il ne retombe pas sur le lit, mais reste suspendu en l'air. Nous ne parlons pas naturellement de certaines contractions musculaires de cause pathologique, mais des contractions musculaires volontaires.

3° *Sensibilité aux contractions actives des muscles.*

Un symptôme du tabes, très commun et universellement connu, est la sensation insuffisante ou nulle de la position des membres. Les malades ne savent pas exactement ou pas du tout comment sont placées leurs jambes, si elles sont étendues l'une à côté de l'autre ou si elles sont croisées, si l'une est placée plus haut que l'autre ; ils ne s'aperçoivent pas quand une jambe a glissé du lit et pend librement, et ainsi de suite. Ce symptôme apparaît lorsque les contractions musculaires ne suffisent plus par elles-mêmes pour donner à la conscience une représentation de la situation respective des extrémités articulaires. Il n'est qu'une suite de la diminution qu'a subie la *sensibilité de la musculature même ou celle des tendons ;* cette diminution s'établit avec une intensité variable au cours de la maladie, bien qu'elle ne devienne évidente qu'après les altérations du sens des mouvements passifs. A ce stade, le malade n'est absolument plus en état (les yeux fermés, cela va sans dire), de donner à un membre la position dans laquelle se trouve l'autre. Pour rechercher ce symptôme, on procède de la manière suivante : La jambe A (ou une seule articulation de la jambe A) est placée par l'observateur dans une position donnée et y est maintenue. Le sujet, les yeux fermés, cherche à s'orienter sur cette position à l'aide de ce qui lui reste de sensibilité musculaire et articulaire ; puis il essaye de placer la jambe B dans la même position que la jambe A. Les erreurs commises par la jambe B nous donnent une mesure de l'altération. Cette mesure n'est cependant pas absolue ; en d'autres termes, elle ne peut être rapportée à un membre sain, puisque la jambe A elle-même est presque toujours anormale. L'épreuve permet simplement de conclure à la différence d'altération et renseigne sur la jambe que sent le plus mal. L'examen donne toujours — disons par prudence presque toujours — des résultats positifs, c'est-à-dire qu'il y a toujours des différences, parce que le trouble sensitif n'a presque jamais la même intensité dans les deux jambes. La physiologie nous l'apprend, les sensations d'innervation représentent un facteur important dans l'appréciation du degré de contraction d'un muscle, c'est-à-dire qu'une forte innervation donne la représentation d'une forte contraction musculaire : il en est ainsi même quand le muscle, pour des raisons pathologiques, ne s'est pas contracté ou ne s'est contracté qu'insuffisamment. Ces sensations ont certainement leur origine dans les excitations centripètes venues de la périphérie. Il en résulte que si la sensibilité musculaire est altérée, elles doivent perdre toute valeur en tant que mesure. Du reste, les muscles des tabétiques perdent le sens de la contraction : nous l'avons prouvé par de nombreuses expériences. Dans les cas avancés notamment, si l'on excite faradiquement la musculature tabétique, la contraction ne commencera à être sentie qu'à un faible écartement des bobines, ou ne le sera pas du tout, mais en tous cas elle ne le sera que bien après avoir été constatée par l'observateur.

Le sens de position d'un membre, ou plus exactement l'appréciation de la position d'un membre, résulte donc du concours des sensibilités articulaire et musculaire (tendineuse) ; ainsi, les sensibilités de la peau et de l'innervation ne jouent qu'un rôle accessoire. Si, comme nous l'avons dit plus haut, on ne trouve souvent, dans les formes légères d'ataxie, que des anomalies de la sensibilité articulaire, jamais, dans les stades plus avancés, les altérations de la sensibilité musculaire ne nous ont fait défaut, non plus que celles du sens de position des membres. Dans les cas d'ataxie grave, cette anomalie s'accentue tellement que l'effet de l'innervation n'est plus du tout senti. La volonté, l'innervation fonctionnent sans que le malade puisse savoir si l'appareil moteur a obéi et encore moins comment il a obéi. Nous admettrons, par anticipation, que c'est vraisemblablement de cette perte de tout contrôle sur les effets de l'impulsion nerveuse, que dépend l'état qu'on constate dans les formes les plus graves de l'ataxie, notamment chez les malades alités depuis de longues années. On y observe très fréquemment, dans les mouvements volontaires, des contractions de groupes musculaires qui n'ont aucun rapport avec le mouvement projeté. Les malades ne savent plus innerver convenablement, *ils se trompent pour ainsi dire parmi leurs muscles.* En pareils cas les membres ont perdu tous les modes de la sensibilité au mouvement, la sensibilité articulaire et musculaire fait entièrement défaut.

La façon dont nous nous sommes étendu, dans les pages précédentes, sur la technique de la recherche des troubles sensitifs, s'explique par la conviction où nous sommes que seule, la connaissance de toutes les causes d'erreur et du moyen de s'en préserver permettra d'arriver à des résultats utiles. Si toutes les précautions sont prises, la proposition suivante apparaîtra bien établie : *une ataxie tabétique manifeste est liée le plus souvent à des anomalies de la sensibilité cutanée,* toujours *à des altérations de la sensibilité articulaire ; une ataxie grave présente en outre des altérations de la sensibilité musculaire ou tendineuse. Soutenir que l'ataxie tabétique puisse exister sans la moindre altération de la sensibilité, est une assertion qui n'a pu naître que d'examens mal faits.*

Cette loi prouve-t-elle que les troubles sensitifs observés représentent la cause de l'ataxie ? Certainement non. Jamais un rapport entre ces deux manifestations pathologiques n'a été démontré. Du moins a-t-on réfuté l'objection la plus importante opposée à la théorie sensitive, et acquis la possibilité de s'expliquer sur cette théorie.

Recherche de l'ataxie.

On explore la coordination séparément dans diverses articulations, c'est-à-dire dans l'articulation du pied, dans celle du genou et dans celle de la hanche. Les altérations qui existent dans l'articulation du pied, ne se montrent ordinairement pas clairement, en raison de la mobilité limitée de cette articulation. La recherche de l'ataxie dans l'articulation du genou exige une habileté spéciale, lorsqu'il s'agit de juger de l'action isolée du groupe musculaire correspondant, car sans cela il se produit toujours en même temps des flexions de la hanche. Le mieux est de pratiquer cette recherche dans le décubitus ventral; en même temps on fixe la cuisse sur le lit pour empêcher sa rotation. Dans les cas graves, cette position a l'inconvénient d'éliminer le sens de la vue. Aussi est-on souvent forcé d'avoir recours à la position assise avec fixation de la cuisse. Dans les cas légers, en revanche, l'élimination du sens de la vue a justement l'avantage de permettre de déceler une ataxie très légère. Il s'agit ici seulement, étant données les fonctions de cette articulation, de flexion et d'extension. La recherche se réduira donc notamment à examiner la durée et la régularité de ces mouvements, en faisant la comparaison entre les deux côtés. L'examen de la hanche, vu la complexité de ses fonctions, exige des mouvements dans diverses directions. Il faut examiner la flexion, l'adduction et l'abduction, l'extension dans la rotation, autant que possible isolées et en combinaisons diverses. Décrire en détail ces manipulations nous conduirait trop loin. Un fait est pourtant à signaler, eu égard à son importance pratique : l'adduction et l'abduction de la cuisse, la jambe étendue reposant sur le lit ou tenue libre, conviennent peu pour la recherche de l'ataxie dans la hanche, en raison de la tension musculaire que ces mouvements exigent. Par contre, l'abduction et l'adduction de la cuisse avec flexion du genou sont des plus instructives. Le malade couché sur le dos fléchit le genou, c'est-à-dire le replie sur la cuisse, puis il meut le genou en dehors et en dedans. Il se produit ainsi un mouvement d'adduction ou d'abduction qui est des plus caractéristiques. Dans les cas d'une gravité moyenne ou légère, on constate que ce mouvement ne s'accomplit plus comme à l'état normal, d'une façon continue et régulière, mais avec des saccades et des secousses. Le nombre et l'intensité de ces secousses fournissent un bon point de repère pour apprécier la gravité de l'altération dans le groupe musculaire mis en action. Dans les formes très graves, le mouvement n'est absolument plus possible ; les malades laissent tomber la cuisse en dehors, comme si elle était morte.

En tenant exactement compte de toutes ces données, il est possible d'arriver à une classification générale des divers degrés de l'ataxie. Il arrive néanmoins bien des fois que des malades semblant appartenir à la même catégorie, si l'on s'en rapporte aux examens pratiqués dans le décubitus, présentent un aspect tout différent dès qu'on les examine dans la position debout ou dans la marche. Ce fait si important, dont on ne tient malheureusement presque jamais compte, a déjà été signalé plus haut. Le poids du haut du corps, l'incoordination de la musculature du tronc elle-même, peuvent avoir une influence très variée sur les mouvements d'ensemble du corps. L'état d'esprit du sujet, suivant qu'il possède un tempérament tranquille ou excitable, ou se trouve momentanément dans un état plus ou moins calme ; les circonstances extérieures, poli ou éclairage du sol, proximité de points d'appui, etc. : tout cela peut, à trouble fonctionnel égal dans le décubitus, modifier la station debout de la façon la plus diverse. *Dans la discussion du parallélisme entre les troubles sensitifs et le désordre ataxique, nous tiendrons donc avant tout à ce que les malades soient examinés dans des conditions identiques.*

Examen dans la position debout. — Après s'être fait une opinion sur ce qui se passe en éliminant le poids du haut du corps, il est nécessaire de se rendre compte de l'aptitude que possède le sujet à se tenir en équilibre. On commence par la station dans la position debout, et ici il est nécessaire de bien tenir compte de la largeur de la base, c'est-à-dire de la distance qui sépare les deux pieds. Plus la base est large et plus, naturellement, est facile le maintien de l'équilibre. En second lieu, on étudiera les mouvements du tronc sans changement de place, c'est-à-dire sans locomotion. Parmi les mouvements de cet ordre qu'il faut toujours examiner, se trouvent la flexion du tronc en avant et en arrière, l'action de s'asseoir et de se lever, la flexion des genoux. Dans tous ces mouvements, le sens de la vue joue le rôle principal. Non seulement l'élimination totale de la vue change complètement leur aspect, mais encore le fait de ne plus regarder ses jambes, en regardant droit devant soi ou en l'air, change la manière d'être et le degré de l'incoordination.

Examen de la locomotion. — Il faut tout d'abord établir dans quelle mesure le malade examiné est capable de marcher seul, dans quelle mesure il a besoin d'aide, soit du secours d'une canne, soit de l'appui d'une main humaine. L'appui de la main, même très léger, constitue pour le malade un meilleur soutien qu'une canne. C'est pourquoi le sujet qui ne peut se passer du soutien d'une main, si léger soit-il, est plus gravement atteint que celui qui se sert d'une canne ou même de deux cannes. Cet examen nous donnera en outre des renseignements sur la manière de placer les jambes dans la marche, comme sur l'aptitude à se mouvoir avec rapidité. La marche rapide, pour peu qu'on refuse aux malades tout secours étranger, est pour eux un des actes les plus difficiles. L'aptitude à la course est certainement une des premières facultés qui disparaît. Là encore, il faut tenir grand compte du rôle joué par la vue dans la marche.

L'examen de la motilité, pratiqué d'une manière systématique analogues à celle que nous avons indiquée, met en évidence une série de signes dont nous verrons l'extrême importance, tant au point de vue théorique qu'à celui du traitement de l'ataxie. Par un examen minutieux du malade couché, on peut déceler avec certitude des degrés même minimes d'ataxie. Il faut pour cela faire exécuter des mouvements spéciaux très précis et, s'il est nécessaire, faire fermer les yeux. L'homme sain, couché sur un lit, exécute tous les mouvements des jambes avec la même précision et de la même manière, qu'il ait les yeux ouverts ou fermés. Chez le tabétique, il en est tout autrement. D'où un moyen facile de découvrir des altérations manifestes de la coordination chez la plupart des malades qui semblent encore au stade pré-ataxique et qui permet aussi de comparer les désordres moteurs dans les deux jambes. L'examen suivi et minutieux auquel nous avons soumis chacun de nos malades, nous a permis de constater un fait intéressant : c'est que, à l'exception des cas tout à fait légers d'ataxie au début, *jamais*, chez le même malade, *nous n'avons trouvé les deux jambes également lésées.* Toujours une jambe était plus ataxique que l'autre. Souvent, dans les cas de gravité moyenne, cette circonstance était restée inconnue du malade lui-même. Mais même chez les malades qui savaient avoir une jambe « plus faible » que l'autre, cette sensation de faiblesse ne correspondait pas toujours aux résultats objectifs de la recherche de l'ataxie. Ainsi, tel malade pouvait mieux se tenir debout sur la jambe ataxique que sur l'autre. L'explication de pareils faits est toujours la même : c'est que la jambe la plus ataxique, permettant d'appuyer plus fort sur le genou (hypotonie), est moins exposée que l'autre au danger de la flexion brusque.

L'examen pratiqué régulièrement et uniformément de cette manière chez nos malades, nous a montré une série de symptômes dont on ne saurait méconnaître l'intérêt théorique.

Pour les mouvements dans le décubitus, il est de règle que le malade éprouve d'autant plus de difficulté à maintenir activement dans une position donnée la jambe pliée au genou, que l'angle formé par la jambe et la cuisse est plus grand. Par conséquent, le plus facile pour ce malade sera de tenir la jambe fléchie au maximum, le plus difficile de la tenir à angle le plus obtus possible avec la cuisse. Il en résulte qu'il est plus facile de fixer le talon d'un pied sur le genou de l'autre jambe, que sur le milieu de cette jambe ou sur l'articulation du pied. Si, la jambe étant pliée au genou et tenue droite, le malade essaye de la porter en dehors (de la mettre en abduction) puis de la relever, nous constatons, comme nous l'avons dit, même dans les cas les plus légers d'ataxie, une altération caractéristique de ce mouvement. Il ne se fait pas régulièrement comme chez l'homme sain, mais avec des secousses (par saccades). Ces secousses peuvent atteindre une telle intensité, que la jambe est projetée avec force de-ci de-là. Comme le malade déclare qu'il ne peut empêcher ces mouvements saccadés, qu'ils se font malgré lui, on commet bien vite l'erreur de les considérer comme involontaires. C'est évidemment faux. Un extrême intérêt diagnostique s'attache à un autre trouble moteur, que l'on peut constater le plus souvent dès un stade où les autres désordres ataxiques ne sont pas ou sont à peine indiqués. Voici comme on le recherche : le malade, couché sur le ventre, doit lever la jambe, c'est-à-dire plier le genou. Suivant le degré de la maladie, apparaissent plus ou moins nettes les particularités suivantes : le patient n'est pas en état de plier la jambe lentement et régulièrement; le retour à la position primitive (extension) ne se fait pas lentement, mais la jambe retombe sur la couverture ; dans la flexion, la jambe n'est pas tenue dans un plan vertical, mais elle a tendance à tomber en dedans (et dans les cas graves également en dehors) : cela provient d'une rotation de la cuisse, suite des troubles sensitifs de l'articulation coxofémorale et de la cuisse. Il faut noter que ce mouvement est lié à une contraction spasmodique et exagérée des muscles fléchisseurs et que le malade, le but du mouvement une fois atteint, n'en continue pas moins à faire des efforts spasmodiques pour fléchir davantage la jambe. Nous avons presque toujours trouvé l'une ou l'autre de ces anomalies. Dans la plupart des cas, elles sont au moins ébauchées, et dans les cas graves ou extrêmes, le mouvement ne s'exécute plus du tout ou s'exécute d'une manière vraiment désordonnée. La recherche de l'anomalie motrice que nous venons de décrire, est plus utile que l'expérience usuelle de la station sur une jambe, etc., parce qu'elle est complètement indépendante des conditions individuelles, de l'habitude, de la peur, etc. Il existe des gens sains qui se tiennent mal debout sur une jambe, surtout les yeux fermés, et il y a des tabétiques qui le font encore assez bien. En revanche, chez aucun homme sain, l'épreuve précédente, pratiquée dans le décubitus ventral, ne nous a révélé de troubles moteurs. Toutes les anomalies motrices du tabétique s'exagèrent, dès qu'on lui fait faire les mêmes mouvements des deux jambes en même temps; d'où encore un moyen pour découvrir de petites altérations.

Il va de soi, mais nous tenons à le rappeler une fois de plus, vu l'importance de la chose, que l'occlusion des yeux augmente le désordre dans tous les mouvements dont nous avons parlé et qu'elle le fait apparaître dans ceux qui semblaient normaux sous le contrôle de la vue. Cette circonstance, — que l'élimination de la vue augmente fortement le trouble moteur, — est d'une importance diagnostique considérable : nous ne connaissons pas un seul trouble moteur qui subisse un tel changement suivant que le sujet voit ou ne voit pas. Par cela seul, l'anomalie motrice ataxique se différencie nettement de toutes les autres anomalies de la motilité. Cette façon de se comporter est une des caractéristiques principales de l'ataxie. Par conséquent on ne peut admettre aucune théorie de l'ataxie qui n'explique pas ce phénomène. Ce fait a une grande valeur diagnostique pour distinguer l'ataxie tabétique de l'ataxie cérébrale ou cérébelleuse : ici le degré d'ataxie ne change pas quand les yeux sont fermés, et les malades sont en état de marcher les yeux fermés à peu près de la même manière que les yeux ouverts.

Dans les maladies du système nerveux où le trouble moteur est un mélange d'ataxie vraie et de mouvements chancelants et vacillants, cette épreuve des yeux permet également d'apprécier jusqu'à quel point et dans quelle mesure il s'agit d'une ataxie analogue à l'ataxie tabétique. Il en est ainsi notamment dans l'ataxie héréditaire de Friedreich. Dans les cas typiques, la démarche « cérébelleuse » est toujours plus accusée que la démarche ataxique pure, et même quand les désordres moteurs sont considérables, la marche reste possible les yeux fermés : c'est à quoi on ne peut songer dans une véritable ataxie tabétique du même degré. Si chez des malades de ce genre, couchés au lit, on pratique la recherche de l'ataxie par les méthodes ordinaires, on ne trouve le plus souvent que des troubles restreints. De cette manière il serait possible de faire, dans les troubles moteurs, la différence entre ce qui dépend d'une lésion de la moelle épinière (cordons postérieurs) et ce qui a son origine dans des altérations situées plus haut (cervelet). Cette différenciation peut avoir de l'importance dans le diagnostic différentiel de certains cas difficiles, où il n'est pas aisé de savoir s'il s'agit d'ataxie de Friedreich ou de tabes juvénile.

On sait depuis longtemps que dans le tabes, la faculté de maintenir le haut du corps en équilibre sur les jambes, est altérée à un degré variable. Le signe dit de Romberg n'est qu'un aspect de cette altération. Comme l'occlusion des yeux rend plus difficiles tous les actes moteurs des malades, il est possible, en faisant fermer les yeux, de mettre en évidence des troubles légers même de l'équilibre. Le signe de Romberg s'accorde exactement avec tous les autres symptômes ataxiques. La possibilité de tenir debout sur une base étroite, telle que les deux pieds placés l'un à côté de l'autre, suppose un concours très exact et harmonieux de toute la musculature du corps. Ainsi, des anomalies relativement minimes dans la position du tronc détermineraient, même chez l'homme sain, la perte de l'équilibre, s'il ne survenait de suite dans des groupes de muscles appropriés une contraction compensatrice, de grandeur et d'intensité déterminées. L'ataxie statique n'est qu'un cas particulier dans la série des autres symptômes ataxiques du tabes. Aussi est-il facile de comprendre qu'elle soit forcément soumise aux mêmes lois et que son interprétation doive être en concordance avec la théorie de l'ataxie. Si le signe de Romberg est considéré comme un symptôme précoce du tabes, c'est uniquement parce que le maintien de l'équilibre, dans des conditions aussi compliquées que l'occlusion des yeux et la juxtaposition des pieds, constitue un des actes les plus difficiles de la coordination, et se trouve par suite forcément un des premiers troublé.

Chez les malades qui présentent le signe de Romberg sans aucune autre anomalie motrice apparente, on n'est cependant pas autorisé à parler de stade pré-ataxique, tant qu'on n'a pas prouvé indubitablement que ce signe résulte de l'anesthésie plantaire, cas d'ailleurs exceptionnel. D'autre part, l'existence du signe de Romberg conduira à rechercher avec soin d'autres symptômes ataxiques. Cette recherche donnera toujours des résultats positifs ; tout au moins pouvons-nous émettre la proposition que partout où le signe de Romberg est visible, on peut mettre en évidence d'autres troubles ataxiques et que le stade dit pré-ataxique, si peu qu'on puisse en contester l'existence théorique, est d'une constatation beaucoup plus rare dans le tabes, qu'on ne le croit communément. Dans les cas plus avancés nous voyons ce balancement, qui se produit quand les yeux sont fermés, apparaître aussi quand ils sont bien ouverts, mais quand le regard n'est pas dirigé vers les pieds : ainsi, le balancement se produit, par exemple, quand le regard est fixé directement en avant, et encore plus quand le regard est dirigé en l'air, vers le plafond. Nous avons même vu des malades chez qui le balancement du haut du corps se produisait d'une manière caractéristique, dès qu'*ils s'asseyaient sans appuyer le haut du corps*.

On trouve encore des troubles de l'équilibre, abstraction faite du symptôme de Romberg, même chez les tabétiques demeurés à un stade où ni la marche, ni les autres actes musculaires de la vie courante ne paraissent troublés, et où naturellement tous les mouvements exécutés dans le décubitus sont parfaitement corrects. Nous avons examiné une série de sujets, au début de leur maladie, au point de vue de leur aptitude à maintenir le corps en équilibre dans diverses positions ; comme nos résultats concordent en fait, ils sont intéressants au point de vue théorique, nous allons brièvement les faire connaître en nous aidant des figures ci-contre.

Commençons par l'épreuve, si souvent employée, de l'élévation d'une jambe, autrement dit de la station verticale sur une seule jambe. Beaucoup de tabétiques se tiennent très bien ainsi. Mais examinons attentivement la position de la jambe levée :

nous remarquons qu'elle est tout autre que lorsqu'un homme sain exécute le même mouvement. La figure 36 représente la position ordinaire de la jambe levée par le tabétique. La cuisse est peu fléchie sur la hanche; la jambe est au contraire fortement fléchie sur la cuisse et fait avec celle-ci un angle aigu. Le pied de la jambe levée vient se placer parallèlement à l'autre jambe. L'homme sain, quoique naturellement il soit aussi en état de se mettre dans la position que nous venons de décrire, en cherche cependant instinctivement une toute différente, quand on lui commande de lever une jambe (fig. 35). Il fléchit notamment beaucoup plus la cuisse sur la hanche, de façon que la cuisse devienne presque perpendiculaire à l'axe du tronc; par contre il fléchit beaucoup moins la jambe sur la cuisse; c'est-à-dire que ces deux segments ne font plus un angle aigu, mais un angle droit ou même obtus. Ainsi la jambe devient presque parallèle à celle du côté opposé et la pointe du pied n'est plus dirigée en bas comme dans la figure 36, mais en avant. Une autre différence avec l'état normal est bien visible sur la figure 2. Un malade doit, sans soutien, fléchir sur ses genoux : comme nous le voyons, il exécute ce mouvement d'une manière tout à fait différente de la normale. L'homme bien portant, en pliant les genoux, garde instinctivement le tronc presque vertical ou tout au plus l'incline légèrement en avant, en même temps qu'il place les cuisses en abduction et qu'il élève les talons, comme le montre la figure 1; au contraire

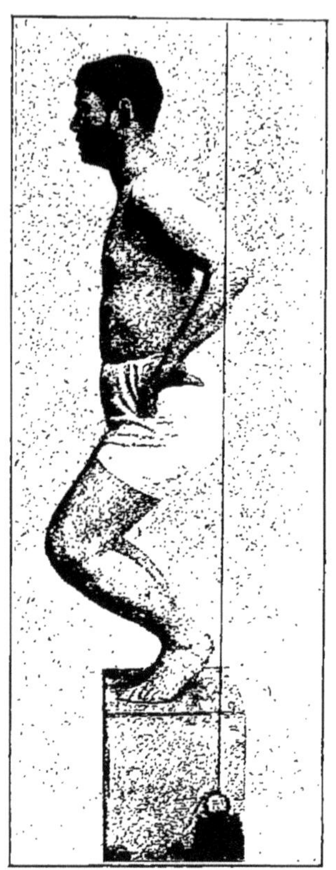

Fig. 1. — Flexion normale des genoux.

nous voyons sur la figure 2 que le malade incline fortement le tronc en avant et qu'il met les cuisses en adduction. Il exécute la flexion des genoux comme s'il voulait s'asseoir lentement dans un fauteuil.

Des recherches plus précises concernant les causes de cette altération curieuse de la statique, conduisent aux conclusions suivantes. Il faut d'abord remarquer que les positions décrites, telles que les prennent nos malades (fig. 2 et fig. 36), paraissent plus difficiles à l'homme sain que les positions usuelles. Il faut donc des motifs bien forts pour amener les malades à ces positions incommodes. Sur la figure 36, le malade fléchit la jambe au maximum contre la cuisse. Mais la flexion maxima est toujours, pour le tabétique, la position la plus commode d'une articulation, parce qu'elle lui permet, au lieu d'une contraction musculaire graduée (coordonnée), d'employer le maximum d'innervation motrice. Dès que la jambe a fléchi au maximum sur la cuisse, elle ne fait plus en quelque sorte qu'une seule pièce avec la cuisse et pour maintenir l'équilibre, le malade n'a plus besoin de surveiller attentivement deux parties de membre, mais une seule. La figure 2 s'explique de même : ici encore, la façon de plier les genoux se distingue de la manière ordinaire par la

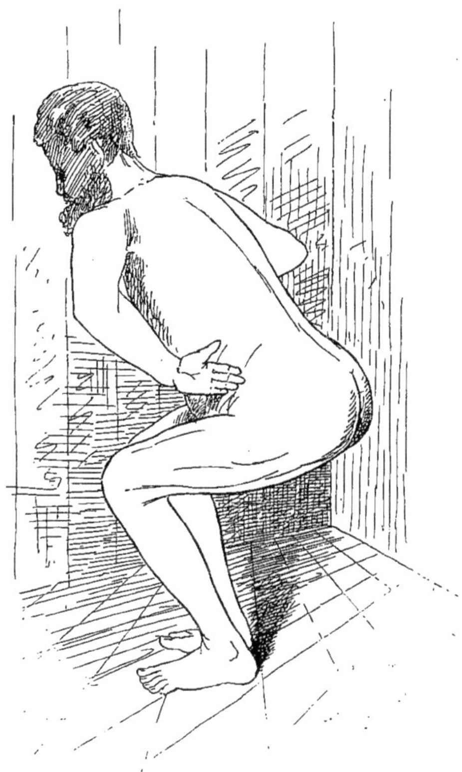

Fig. 2.

petite ouverture des angles que font la cuisse et le tronc d'une part, la cuisse et la jambe d'autre part : ce sont encore les contractions maximales qui l'emportent sur les contractions graduées.

Une étude détaillée des anomalies statiques dans le tabes révélerait, encore sans aucun doute, toute une série de faits importants et intéressants pour la mécanique de tout notre système musculaire. Mais les symptômes décrits plus haut prouvent déjà, avec certitude, que la manière dont les membres se comportent les uns par rapport aux autres dans certaines circonstances, est tout autre dans le tabes qu'à l'état normal. Le malade en use avec son centre de gravité autrement que l'homme sain, et doit avoir pour cela des motifs spéciaux. A côté de l'ataxie motrice dans les mouvements volontaires, à côté de l'ataxie statique dans les efforts pour se tenir debout en équilibre, nous aurions donc encore une autre perversion dans les fonctions du système musculaire : la disposition anormale du centre de gravité du corps. Comme nous l'avons vu, cette anomalie se présente même très tôt, devance toujours les autres troubles moteurs; elle se caractérise par ce fait que le système musculaire peut, à ce stade, suffire à tout ce qu'on lui demande, en d'autres termes qu'il peut exécuter tous les mouvements, mais qu'il est forcé de le faire d'une autre manière que celui de l'homme sain. On doit alors se demander si toutes les anomalies qui existent au repos et dans les mouvements chez les tabétiques, appartiennent à la même catégorie que l'ataxie, si elles sont nées les unes des autres et proviennent de la même cause. Nous reviendrons sur cette question dès que nous nous occuperons des causes de ces anomalies.

L'hypotonie musculaire dans le tabes.

La démonstration de troubles sensitifs constants chez les tabétiques ataxiques, obtenue grâce à une technique appropriée à l'examen de la sensibilité et de l'incoordination, a été d'un puissant secours pour la théorie sensitive de l'ataxie tabétique. Pour démontrer que cette théorie est la seule admissible, il nous manque avant tout la preuve du rapport proportionnel entre le degré de perversion sensitive et celui du trouble de coordination. Avant de pouvoir donner cette preuve, il nous faut parler d'un état spécial de la musculature tabétique, état qui comme tel, à lui seul — abstraction faite de toute anomalie de coordination — peut influencer le maintien du corps et la locomotion, les rendre plus difficiles et en modifier l'aspect. Comme il s'agit d'une anomalie qui d'abord ne fait jamais défaut. et qui peut atteindre ensuite un haut degré d'intensité, il est nécessaire d'établir une distinction rigoureuse entre les troubles moteurs qui en dérivent et ceux qu'entraîne l'ataxie. Il n'y a pas de doute que l'ignorance de cet état de la musculature tabétique, auquel nous avons appliqué le nom d'hypotonie musculaire, n'ait contribué à retarder la victoire de la théorie sensitive du tabes. Il ne pouvait échapper à des observateurs avisés et consciencieux que la faculté de se mouvoir et son altération dans le tabes ne sont pas proportionnelles aux altérations de la sensibilité cutanée, articulaire et musculaire. A une telle objection, les défenseurs de la théorie sensitive ne pouvaient trouver aucune réponse satisfaisante; ils cherchaient à mettre les faits invoqués sur le compte d'états psychiques, de particularités de caractère, et perdaient ainsi une partie des arguments en faveur de leur théorie. Lorsque les symptômes de l'hypotonie nous seront bien connus, ainsi que sa part dans la genèse des troubles moteurs — qui, nous l'avons dit, n'a rien à voir avec le trouble de coordination —, alors seulement nous pourrons fixer les rapports qui existent entre les troubles sensitifs et l'ataxie.

Un des axiomes capitaux dans la description clinique du tabes dorsal, c'est, chacun le sait, l'intégrité du système musculaire. La force musculaire reste intacte, et c'est justement dans cette opposition entre l'intégrité de la force musculaire et l'altération des mouvements, que réside l'intérêt clinique qui s'attache à cette maladie. Les altérations musculaires observées parfois au cours du tabes, telles que les atrophies, les parésies, doivent être considérées comme des complications adventices, dont la signification est discutée par les savants et interprétée de diverses manières. Nous laissons en dehors de la discussion cette question, dont nous nous occuperons autre part. Depuis longtemps déjà certains auteurs avaient signalé un symptôme affectant les muscles, auquel on avait donné le nom de diminution de la tonicité musculaire ; quoi qu'il en soit, ce phénomène n'altérait en rien la force musculaire. En lisant les auteurs anciens, nous trouvons déjà signalée dans les observations de malades communiquées par eux la flaccidité de la musculature. Mais si loin que je puisse remonter, Leyden est le premier qui, complétant les recherches de Cohnstein, rapporte cette flaccidité à la perte du tonus musculaire. Voici comment cet auteur s'exprime à ce sujet dans son travail paru en 1863 (*Die graue Degeneration der hinteren Rückenmarksstränge*) : « D'après les recherches de Cohnstein (Beitrag zur Lehre des Muskeltonus. Vorl. Bemerkung. *Allg. med. Central Ztg*, 1861, n° 100) et celles de Brondgeest (*Onderzockingen over den tonus der Willekeurige spieren*), il est vraisemblable que les muscles se trouvent ordinairement dans un état de légère contraction, que nous désignons sous le nom de tonus, et que cet état est dépendant de l'intégrité des racines postérieures sensitives de la moelle épinière. La section de ces racines le fait cesser. Il faut donc le considérer comme l'expression d'une excitation réflexe continue des extrémités des nerfs sensitifs. Force est par conséquent d'admettre que le tonus musculaire doit considérablement souffrir d'une maladie des racines postérieures. Je crois qu'il faut y rapporter la flaccidité et la mobilité anormale des membres. Ils n'ont pour ainsi dire plus de frein, il n'y a plus de mesure à leur élévation, à leur flexion ; ils sont lancés comme les membres d'un polichinelle. L'harmonie des antagonistes fait défaut. Probablement il faut rapporter à cette cause une partie des troubles qui intéressent les sphincters de la vessie et du rectum. »

Dans les discussions sur les causes de l'ataxie, discussions qui durent depuis que nous connaissons le processus anatomique du tabes, la question de la tonicité musculaire fut de la part d'Achard et de Debove l'objet de recherches d'un ordre nouveau. Ces auteurs étudièrent le son émis par les muscles pendant la contraction, le trouvèrent essentiellement modifié dans le tabes et édifièrent une théorie de l'ataxie sur cette modification acoustique, qu'ils considéraient comme la preuve d'une anomalie dans le tonus musculaire. En 1896, nous décrivîmes un phénomène spécial dont la cause nous parut devoir être cherchée dans la diminution du tonus musculaire, et pour lequel nous proposâmes le nom d'hypotonie. Nous vîmes en effet les tabétiques, abstraction faite complètement des troubles de coordination, pouvoir exécuter des mouvements tout particuliers, ou ces mouvements pouvoir être imprimés passivement à leurs membres ; à des hommes sains, de pareils mouvements eussent été impossibles. Comme exemple frappant et facilement démontrable, nous indiquions l'élévation active de la jambe allongée (étendue au genou) ; elle n'est possible que d'une manière restreinte à l'état normal ; dans le tabes, elle apparaît suivant les cas plus ou moins grande et peut aller souvent jusqu'au contact du visage (fig. 8 et 9).

Cette observation était déjà intéressante, car elle montrait le tabétique en état d'exécuter un mouvement volontaire impossible à l'homme normal ; mais le phénomène prenait une importance toute spéciale, s'il se confirmait qu'il y eût là un symptôme constant dans le tabes. En l'espèce c'est bien le cas. Depuis que, dans ces dernières années, on a examiné à ce point de vue un grand nombre de malades, on peut affirmer avec certitude que ce phénomène existe régulièrement dans le tabes. Dans notre premier travail sur cette question, nous avons trouvé ce symptôme dans *tous* les cas de tabes avancé, et chez plusieurs malades dès le stade initial et au stade moyen. Depuis que l'expérience nous a appris à reconnaître les degrés légers de cette anomalie, de plus depuis qu'il est prouvé que l'hypotonie n'atteint pas nécessairement de la même manière tous les groupes musculaires du membre inférieur, que par exemple la musculature de la hanche en représente le degré minimum, alors que la musculature du genou est fortement atteinte, ou inversement, nous croyons pouvoir affirmer que l'hypotonie fait très rarement défaut au cours du tabes, et qu'elle fait partie des symptômes qui peuvent survenir dès les premiers stades avant l'apparition des troubles moteurs ataxiques. Une autre circonstance donne un intérêt spécial à cette altération particulière de la motilité dans les muscles tabétiques : c'est qu'on la trouve très prononcée chez des malades dont la musculature, au repos, *ne présente, ni à l'œil, ni à la palpation, le moindre signe d'altération.* S'il est vrai que dans beaucoup de cas, notamment dans les cas avancés, la musculature est mal développée et se montre flasque à la palpation, il est d'autre part bien établi que l'on peut trouver un haut degré d'hypotonie chez des malades dont la musculature est parfaitement développée et ne présente à la palpation aucun signe de flaccidité. Dans le premier cas que nous avons décrit, il s'agissait justement d'un homme doué d'une excellente musculature[1]. Par contre, on trouve des tabétiques dont les muscles sont maigres et flasques sans que l'hypotonie soit particulièrement marquée.

La notion de flaccidité, si explicite que soit cette désignation appliquée à la musculature de maint tabétique cachectique, ne saurait donner lieu à une tentative de diagnostic différentiel : pour apprécier sa présence et surtout son degré, il n'existe en effet aucune donnée objective. Par contre, nous verrons plus loin qu'il existe des criteriums objectifs de cet état spécial du tabétique appelé hypotonie. Avant donc de passer à la description de l'hypotonie des groupes musculaires pris en particulier, faisons quelques remarques utiles, qui serviront à l'éclaircissement de la chose en elle-même. Nous avons déjà rencontré l'objection tirée de ce que ce mot d'hypotonie désigne des états de la musculature tabétique, connus depuis longtemps ;

1. *Neurolog. Centralbl.*, 1896. N° 8.

la flaccidité de la musculature dans le tabes, a-t-on dit, est un symptôme dont la constatation n'est pas nouvelle. Nous avons déjà fait remarquer plus haut que la flaccidité et l'hypotonie, non seu-

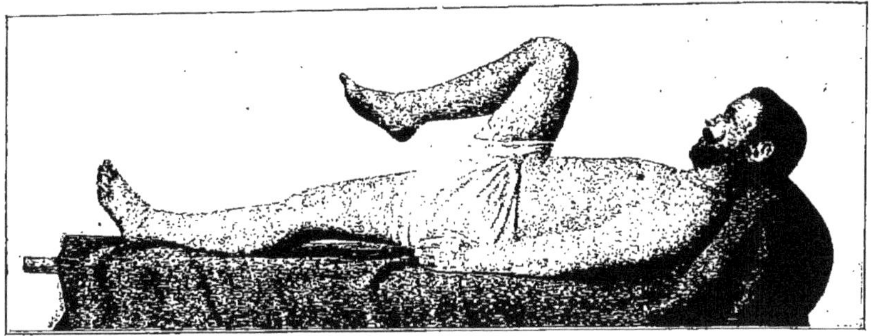

Fig. 3. — Homme normal. Flexion maxima de la cuisse, le genou étant plié.

lement ne vont pas nécessairement ensemble, mais encore se comportent souvent d'une manière tout à fait opposée. La caractéristique de notre phénomène est la diminution ou la suppression des

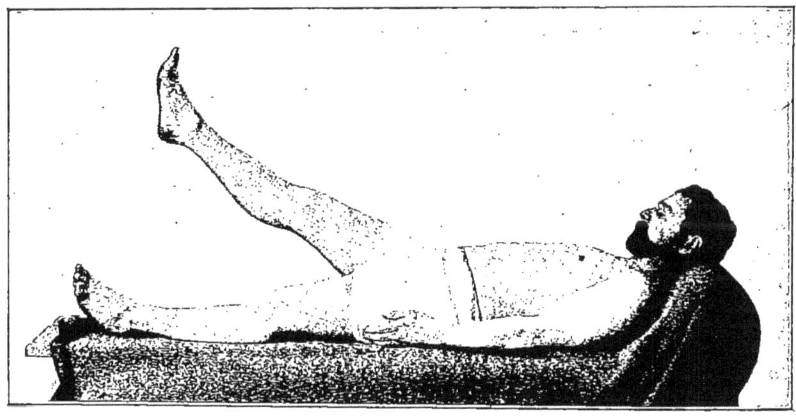

Fig. 4. — Homme normal. Flexion maxima de la cuisse, le genou étant étendu.

obstacles à certains mouvements, et l'importance de cette altération dans le tableau clinique, réside dans la possibilité, par nous établie, de la démontrer objectivement et de la mesurer. Ainsi, la différence dans l'élévation de la jambe étendue, suivant qu'elle est exécutée par une musculature normale ou par une musculature tabétique, constitue un phénomène particulièrement intéressant au point de vue physiologique, et qui, nous le croyons, n'a pas été jusqu'à présent estimé à sa juste valeur. Cela nous montre que des groupes musculaires peuvent remplir les mêmes fonctions que les éléments osseux ou ligamenteux d'une articulation, et devenir notamment un obstacle absolu opposé à l'excursion de certains mouvements au delà d'un maximum fixe. Il ne s'agit pas ici de positions données passivement aux membres et dont on serait peut-être en droit de rap-

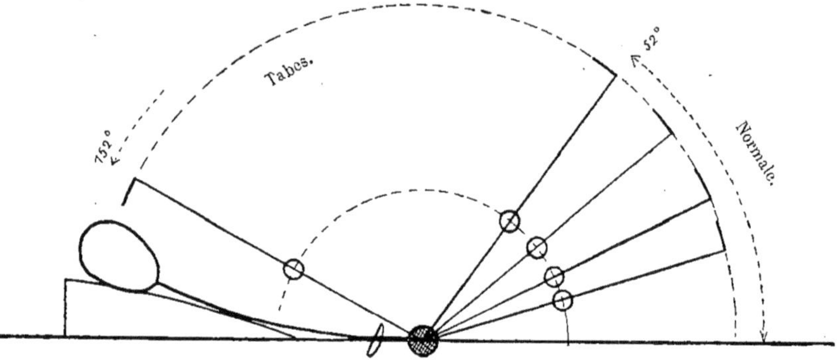

Fig. 5. — Schéma de la position de la jambe, le genou étant étendu.

porter la possibilité à la diminution de la sensibilité douloureuse : nous parlons au contraire de mouvements actifs et volontaires, possibles au tabétique par manque de l'obstacle physiologique apporté par des groupes musculaires déterminés.

Il est tout d'abord important de comprendre comment on peut mettre en évidence l'hypotonie musculaire. Nous savons, par ce qui a déjà été dit, que l'inspection et la palpation de la musculature ne nous permettent aucune conclusion à ce sujet. Il faut pratiquer l'exploration séparément pour chaque groupe musculaire qui concourt à une même fonction.

Les fléchisseurs de la jambe, étendus du bassin à la jambe, par-dessus la cuisse, sont en même temps, chacun le sait, les extenseurs du bassin : le signe caractéristique de leur hypotonie consiste en ce que le membre inférieur étendu au genou, la jambe et la cuisse dans la position horizontale représentant une ligne droite, peut être élevé plus ou moins haut, c'est-à-dire fléchi sur le bassin. Chez l'homme sain qui, couché sur le dos, essaye de fléchir la cuisse sur le bassin, on constate que dans ce mouvement la jambe se fléchit sur la cuisse dès que celle-ci est soulevée de 30 à 50 degrés au-dessus du lit (fig. 4);

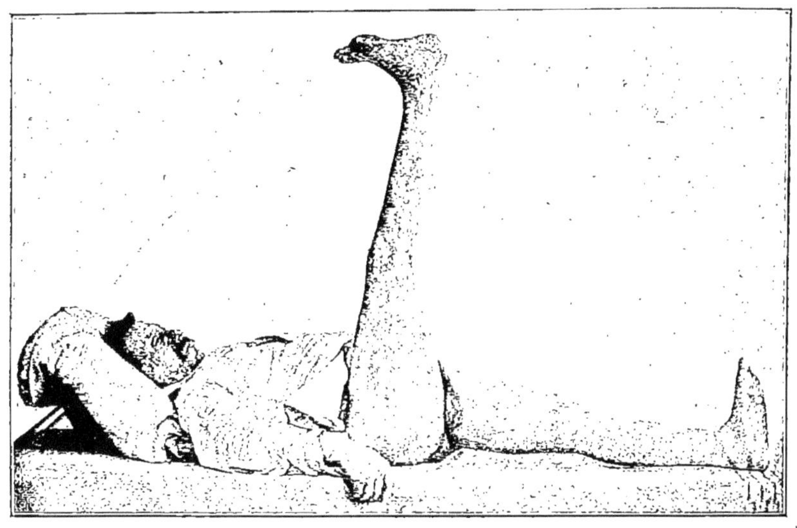

Fig. 6. — Hypotonie moyenne des fléchisseurs de la jambe.

plus la cuisse est fléchie sur le bassin, plus la jambe se fléchit sur la cuisse (fig. 3).

Quelle est la cause pour laquelle, chez l'homme bien portant, la jambe et la cuisse ne peuvent rester en ligne droite, dès que la jambe est soulevée au delà d'un angle d'environ 45 degrés? Ce ne peut être un obstacle ligamenteux ou osseux situé dans la hanche : en effet, si l'on plie la jambe sur la cuisse, on peut fléchir la cuisse sur le bassin jusqu'à former un angle de 120 degrés et plus (fig. 5). Il en résulte que le groupe musculaire étendu dans la région postérieure de la cuisse entre le bassin et la jambe, constitue seul l'obstacle à l'élévation excessive de la jambe étendue, chez l'homme sain. Si maintenant la jambe étendue peut être soulevée sur le lit jusqu'à 60, 80, 100 degrés et plus, comme il arrive souvent dans le tabes, c'est une preuve que le groupe des muscles fléchisseurs de la jambe (demi-tendineux, demi-membraneux, biceps) a subi une modification dans ses fonctions, modificatives que nous avons appelée hypotonie. Dans les cas avancés de tabes, ce symptôme peut devenir si net, que la jambe soulevée touche presque le visage (fig. 8 et 9). Il ne manque jamais à un léger degré dans le tabes confirmé (fig. 6,

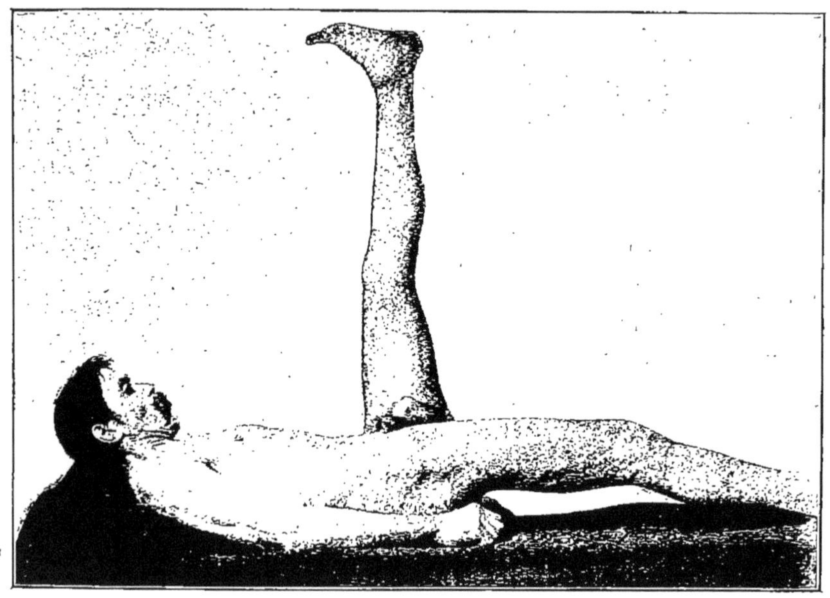

Fig. 7. — Hypotonie moyenne des fléchisseurs de la jambe.

7, 10, 11). Nous parlerons plus loin de l'importance de l'hypotonie en tant que symptôme initial.

Occupons-nous maintenant de rechercher l'hypotonie dans les muscles de la région antérieure de la cuisse, c'est-à-dire dans les extenseurs de la jambe; pour cela, dans la position horizontale, nous faisons fléchir la cuisse sur le bassin et en même temps la jambe sur la cuisse. Avec une musculature normale, il arrive dans cette épreuve un moment où le rapprochement entre la cuisse et la jambe, devient un acte impossible. L'obstacle consiste dans le quadriceps, qui fixe la rotule. Chez les tabétiques, la jambe peut être souvent rapprochée de la cuisse au point de la toucher absolument, de façon que le talon et par suite toute la jambe soient étendus contre la face pos-

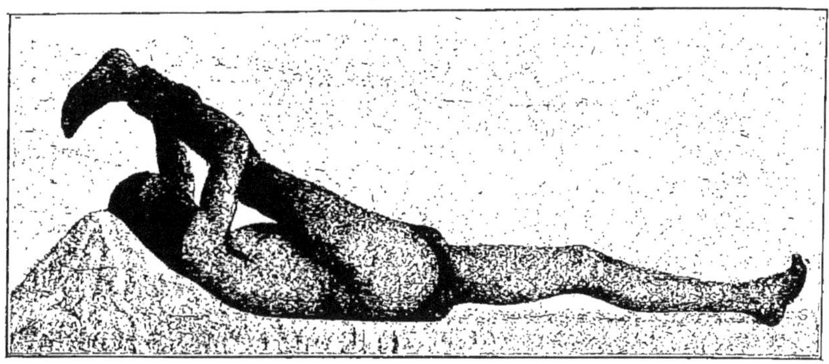

Fig. 8. — Hypotonie maxima des fléchisseurs de la jambe.

térieure de la cuisse. On peut donc mesurer le degré d'hypotonie du quadriceps par l'angle que fait la cuisse avec la jambe ou par

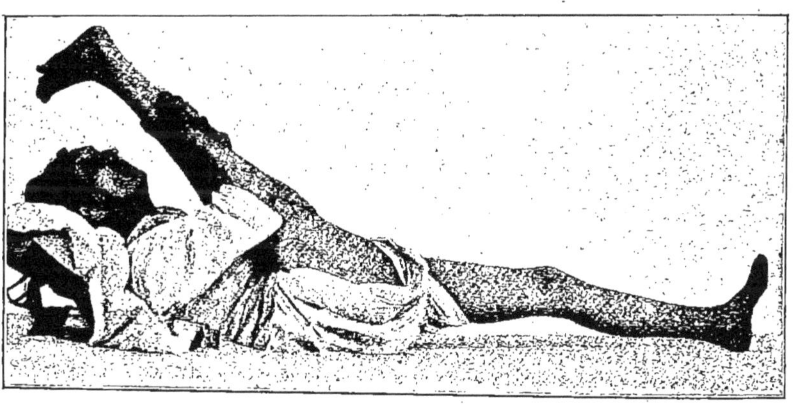

Fig. 9. — Hypotonie maxima des fléchisseurs de la jambe.

la distance en centimètres entre le talon et la tubérosité ischiatique (fig. 12). Pour rechercher l'hypotonie musculaire des adducteurs de la cuisse, on met dans l'abduction maxima la cuisse légèrement fléchie sur le bassin ; autrement dit, l'on essaye, la cuisse étant fléchie, de l'écarter en dehors jusqu'au contact du lit. Si la musculature est normale, le genou reste toujours loin du lit (fig. 13). Mais suivant le degré de l'hypotonie, il s'en rapprochera de plus en plus, jusqu'à venir en contact avec lui quand l'altération est intense. Ainsi se constitue un aspect caractéristique, la cuisse fléchie sur le bassin reposant entièrement en abduction sur le lit. Dans l'hypotonie

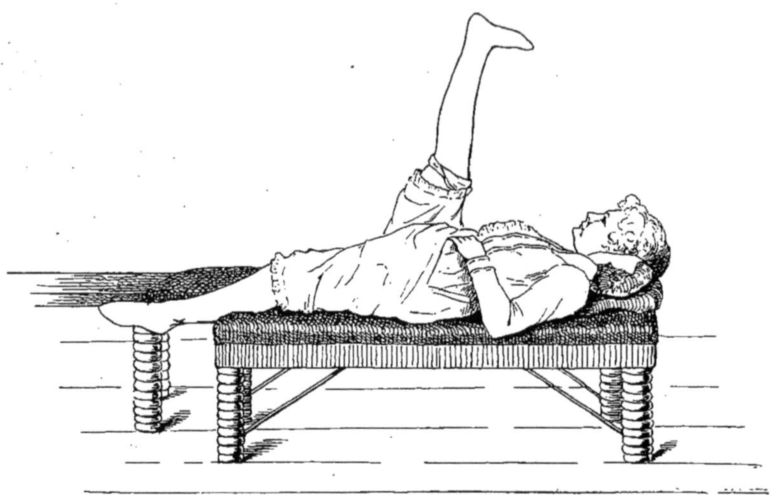

Fig. 10. — Tabes dorsal. Hypotonie moyenne.

prononcée des adducteurs, avec relâchement consécutif de l'articulation, la position indiquée par la figure 14 devient possible.

Pour ce qui concerne la musculature de la jambe, voyons d'abord les muscles qui relient le tendon d'Achille à l'extrémité inférieure de la cuisse. De même que le groupe bicipital, à la région postérieure de la cuisse, assure le maintien du genou en flexion dans l'élévation de la cuisse (flexion sur le bassin), de même le tendon d'Achille (groupe des jumeaux), assure la légère flexion du genou, qui ne fait presque jamais défaut à l'état normal, dans la position debout (fig. 22 *b*). Si la musculature du tendon d'Achille ne fonctionne pas normalement, l'articulation du genou, dans la position horizontale de la cuisse, peut se mettre en hyperextension. En pareil cas, lorsque la cuisse est fortement appuyée sur le lit, la jambe peut être soulevée. Le talon s'élève verticalement au-dessus du lit et cet écartement donne, exprimé en centimètres, le degré d'hypotonie des muscles de la région postérieure de la jambe (fig. 16).

L'hypotonie du groupe de muscles étendu entre la partie anté-

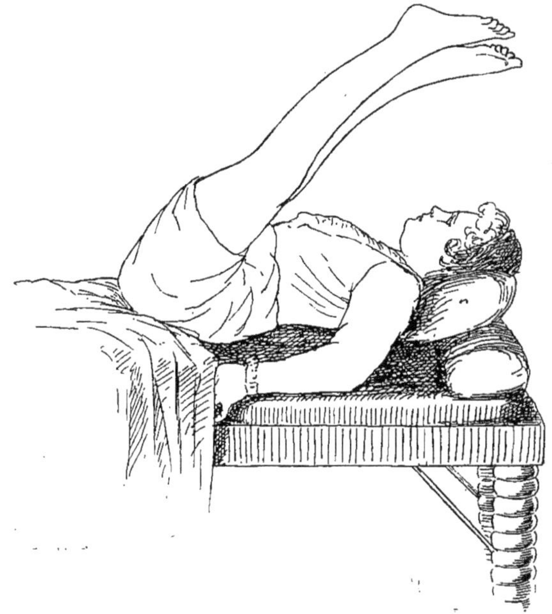

Fig. 11. — Tabes dorsal. Hypotonie.

rieure de la jambe et le pied se manifeste par une mobilité anormale du pied sur son articulation. Cette mobilité anormale explique les entorses si fréquentes chez les tabétiques. On peut la mettre en évidence par la possibilité de faire tourner le pied d'une façon impossible chez l'homme sain, et par le fait que souvent le pied ballotte complètement dans son articulation (fig. 17).

Dès la description de l'hyperextension du genou, une question s'imposait : cette anomalie n'a-t-elle pas sa cause dans des *altérations de la capsule articulaire* et de l'appareil ligamenteux, et est-on autorisé à la mettre sur le compte de modifications de la musculature? La même question se pose pour l'articulation du pied. Il est donc nécessaire d'y répondre avant de parler des altérations hypotoniques des autres muscles. En démontrant

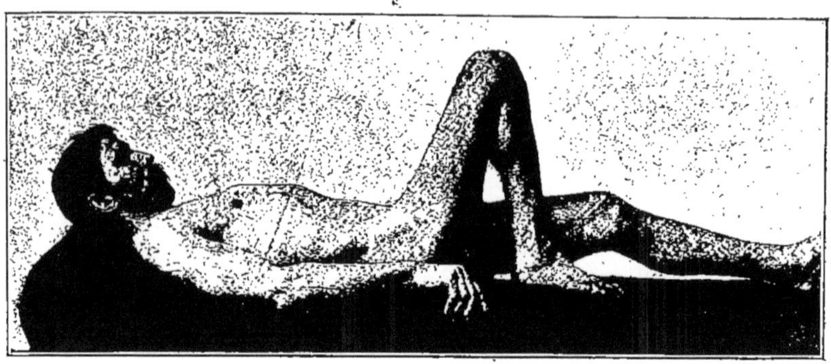

Fig. 12. — Tabes dorsal. Hypotonie moyenne des quadriceps.

l'hypotonie des fléchisseurs de la jambe, nous avons établi que les ligaments et la capsule articulaire ne jouent aucun rôle dans la mobilité anormale de ce segment, mobilité qui se manifeste

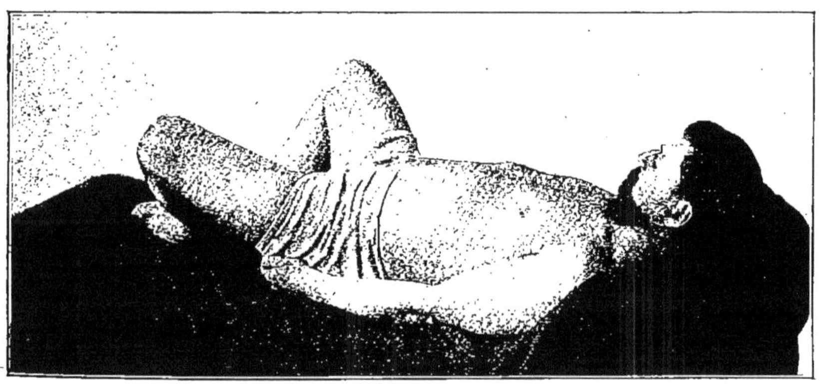

Fig. 13. — Recherche de l'hypotonie des adducteurs. — Etat normal.

que lorsque ce segment est en extension. Pour le groupe des fléchisseurs de la jambe, il n'est donc pas douteux qu'il y ait modification dans la musculature elle-même. La même démonstration est facile pour les adducteurs de la cuisse : dans l'abduction forcée, chez l'homme normal, les tendons font manifestement saillie au pubis, indiquant la tension de la musculature. Dans le tabes on ne constate plus cette tension des ten-

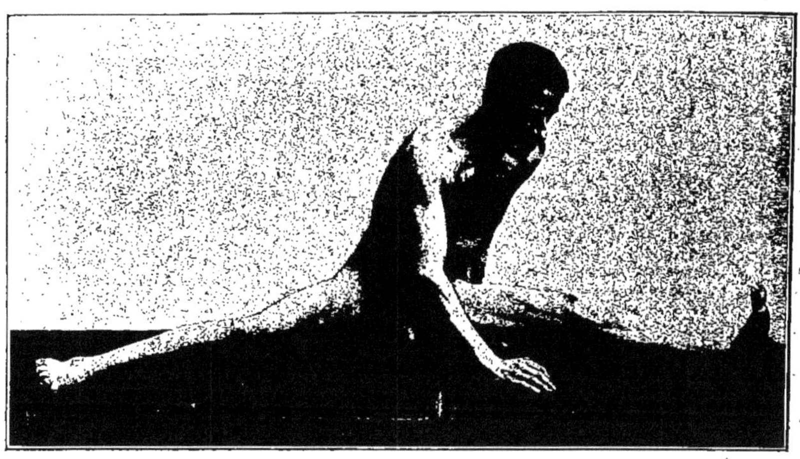

Fig. 14. — Tabes dorsal. Forte hypotonie des adducteurs de la cuisse.

dons adducteurs. Pour ce groupe, l'altération musculaire n'est pas non plus douteuse. Quant aux articulations du genou et

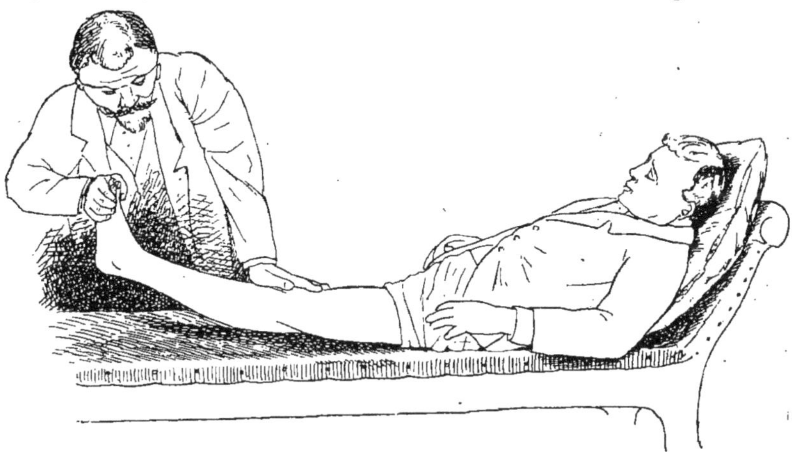

Fig. 15. — Tabes dorsal. Forte hypotonie des fléchisseurs de la jambe.

du pied, les expériences sur le cadavre prouvent que les mouvements anormaux décrits plus haut tiennent à des altérations des muscles, et non des articulations ou des ligaments.

On peut en effet, comme je l'ai déjà fait remarquer dans mon premier travail, reproduire sur le cadavre *frais* toutes les positions anormales des membres que nous avons appris à connaître dans le tabes. Ici on ne peut manifestement pas incriminer des altérations pathologiques des articulations et des ligaments.

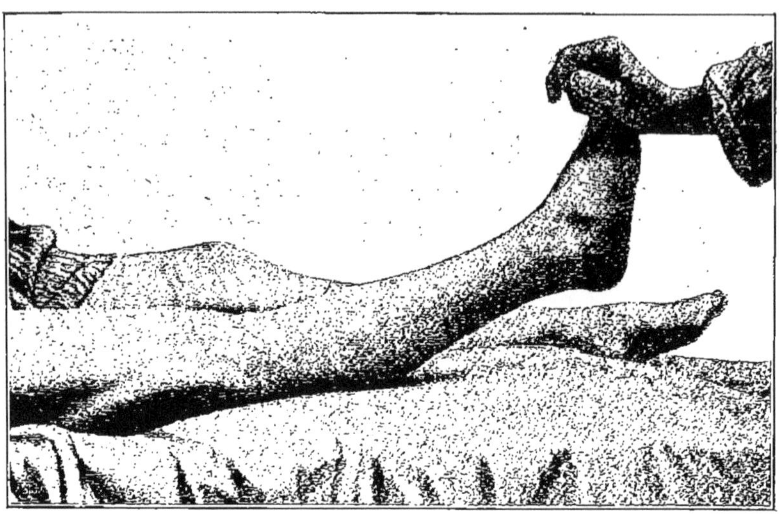

Fig. 16. — Tabes dorsal. Hypotonie des fléchisseurs de la jambe.

D'autre part il est indubitable que pour maintenir l'élasticité et la forme normales de la capsule articulaire et des ligaments, *le fonctionnement normal des muscles qui s'y fixent est la condition nécessaire.* Une articulation dont la musculature n'a plus de tonus ou n'a plus son tonus normal, ne peut offrir de résistance ni à la circulation, ni au poids du membre correspondant, et arrive forcément à un état de distension passive. Aussi bien dans les paralysies spinales infantiles que dans les paralysies périphériques, on trouve des articulations ballantes à un degré plus ou moins prononcé. Les lésions secondaires de l'appareil ligamenteux articulaire, dues à l'absence de tonicité musculaire, aux tractions et aux pressions qu'exerce le corps, ne sont donc pas rares dans le tabes. Ces considérations s'appliquent aux aponévroses et aux fascias tenus en tension par l'activité musculaire. L'articulation du genou est particulièrement prédisposée à de tels accidents, parce que tout le poids du corps repose sur elle : aussi arrive-t-elle souvent à un tel degré d'hyperextension, que la cuisse et la jambe font au genou un angle ouvert en avant (fig. 24). Il est évident que nous ne parlons ici que de cas *où il ne peut être question d'aucune arthropathie*.

Les altérations des mouvements normaux de la *colonne ver-*

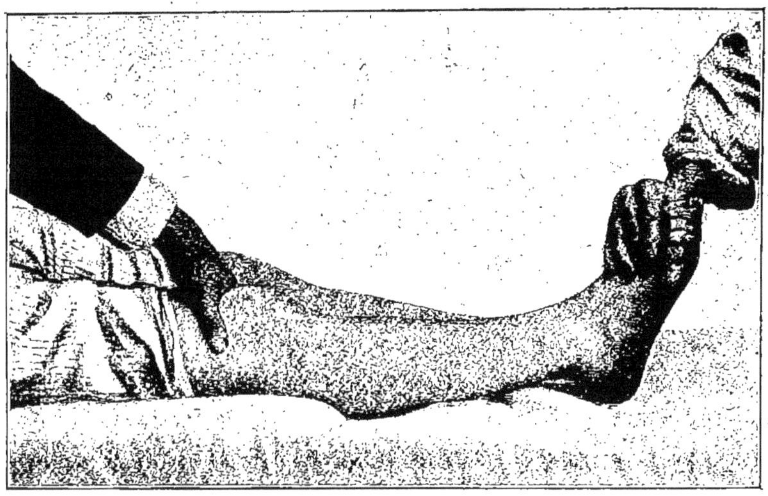

Fig. 16 *a*. — Recherche de l'hypotonie des fléchisseurs de la jambe. Etat normal.

tébrale se manifestent chez le tabétique par la possibilité d'incliner fortement le tronc en avant, les jambes étant étendues horizontalement, au point que souvent le visage peut venir reposer sur le lit entre les deux jambes (fig. 18). Cette anomalie résulte de l'hypotonie des muscles tendus entre le bassin et les membres inférieurs, ou du relâchement de la capsule articulaire de la hanche et de l'augmentation de la flexibilité de la colonne vertébrale elle-même.

Occupons-nous maintenant de la musculature des membres supérieurs. Les conditions anatomiques font qu'aux membres supérieurs nous reconnaissons le relâchement musculaire à ses effets sur les fascias et les articulations. Dans les cas où le processus a fortement atteint les membres supérieurs, on peut tordre les doigts d'une façon anormale et leur imposer des positions aussi variées que bizarres (fig. 19). L'hypotonie du groupe

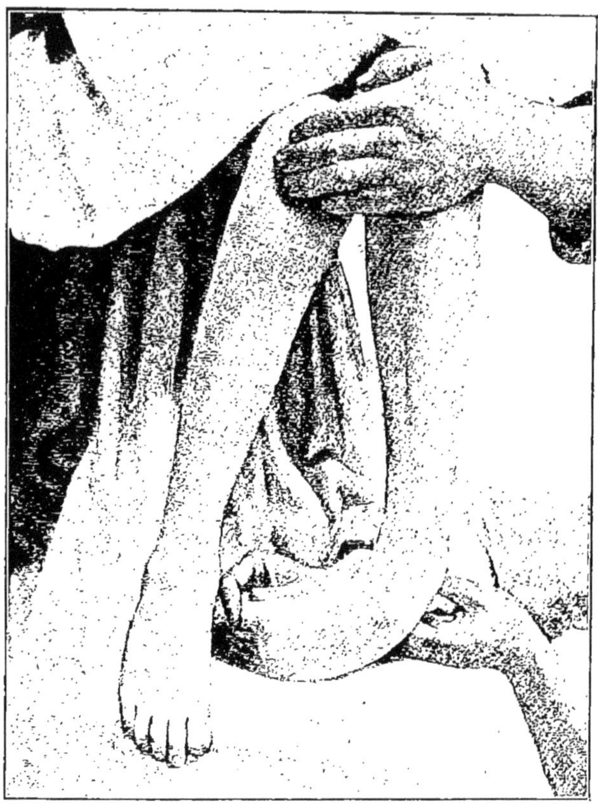

Fig. 17. — Mobilité anormale de l'articulation du pied.

des fléchisseurs qui vont de l'avant-bras à la paume de la main, permet souvent de mettre les doigts en si forte hyperextension qu'ils viennent former un angle droit avec le dos de là main (fig. 20). De même, mais plus rarement, le coude et l'articulation de l'épaule supportent des dislocations qui ne sont limitées que par les résistances osseuses.

Dans ces tout derniers temps, nous avons eu l'occasion d'examiner un malade présentant du côté de la colonne vertébrale un symptôme particulier, que nous n'avions pas encore observé jusqu'à présent et qui rentre probablement dans la même catégorie de faits. Il s'agit d'un médecin de soixante-cinq ans. Depuis dix ans, après plusieurs années de douleurs lancinantes, il présente des signes objectifs de tabes : fixité pupillaire, abolition du réflexe rotulien; il marchait bien jusqu'aux cinq dernières années, n'avait jamais eu de véritable ataxie des jambes, jamais de tremblement, etc. Depuis cinq ans, il remarque une projection en avant des vertèbres dans la région lombaire inférieure,

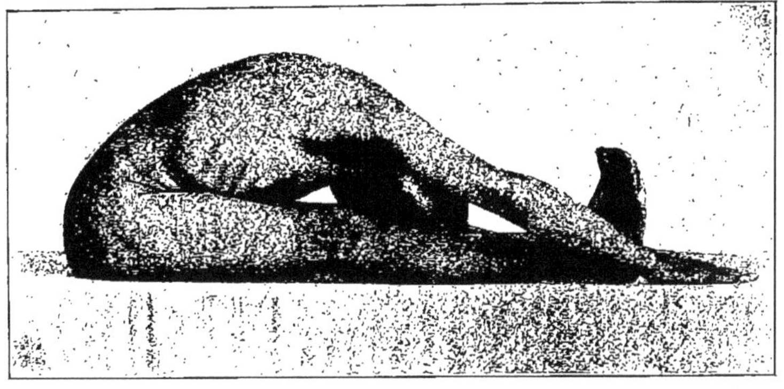

Fig. 18. — Tabes dorsal. Hypotonie de la musculature du bassin et celle de la colonne vertébrale.

de la gêne et de la faiblesse quand il se tient assis le corps droit, ou debout. La station verticale et la marche lui sont presque totalement impossibles et assis, il est obligé de pencher le corps en avant. Couché au lit, il se fait soutenir le dos par tant de coussins, que le tronc est presque droit. Graduellement, il sent augmenter la difficulté et la résistance quand il essaye de se lever. Il arrive ainsi à ne pouvoir absolument plus se mouvoir tout seul. L'examen montre les symptômes cardinaux qui permettent d'établir avec certitude le diagnostic de tabes. Au repos l'ataxie des jambes est minime, en accord avec les troubles légers, mais indubitables de la sensibilité aux mouvements passifs. La force musculaire est normale, l'hypotonie peu marquée. En opposition frappante avec ces résultats de l'examen, on remarque l'impossibilité absolue où se trouve le patient, de se mouvoir tout seul. Quand il essaye de marcher dans sa chambre, soutenu par deux bras, il incline le tronc en avant presque jusqu'à l'horizontale : cette attitude du malade marchant appuyé sur deux bras, rappelle tout à fait celle de la paralysie agitante. Il lui est absolument impossible de se tenir droit. Si l'on exerce

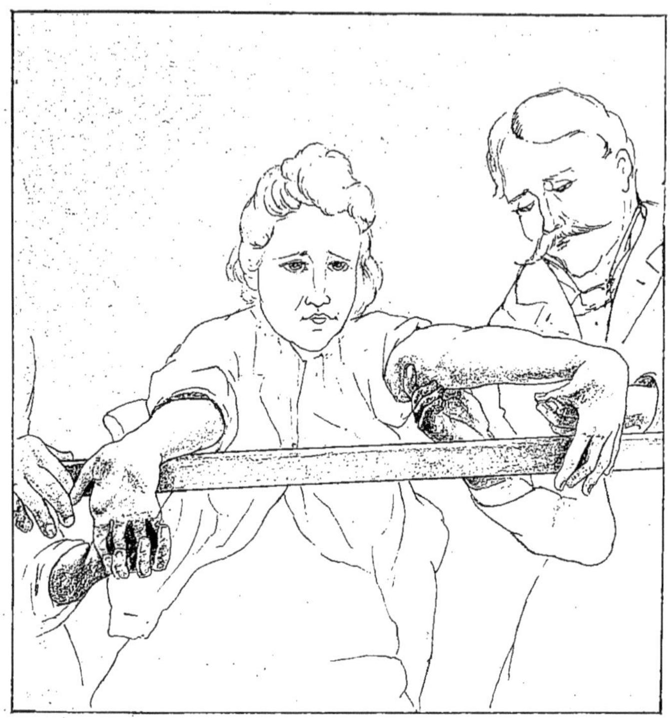

Fig. 19. — Tabes dorsal. Hypotonie de la main et des doigts.

des deux côtés une forte traction de bas en haut sous les aisselles, on réussit, très difficilement, mais sans causer au sujet de sensations particulièrement désagréables, à remettre le tronc dans la verticale. Tant que l'on soutient solidement le malade sous les aisselles, c'est-à-dire tant qu'il est presque suspendu, la colonne vertébrale se présente comme à l'état normal, sans aucune saillie des corps vertébraux. De même elle se comporte normalement quand le malade est couché horizontalement (sans coussins). Dans cette position horizontale, le patient ne ressent aucune fatigue, si ce n'est une légère sensation de tension dans la région abdominale. Du côté des muscles abdominaux, voici ce que l'on constate : tandis que les parties latérales sont relâchées et permettent facilement la palpation, les deux muscles droits de l'abdomen font saillie sur la ligne médiane et

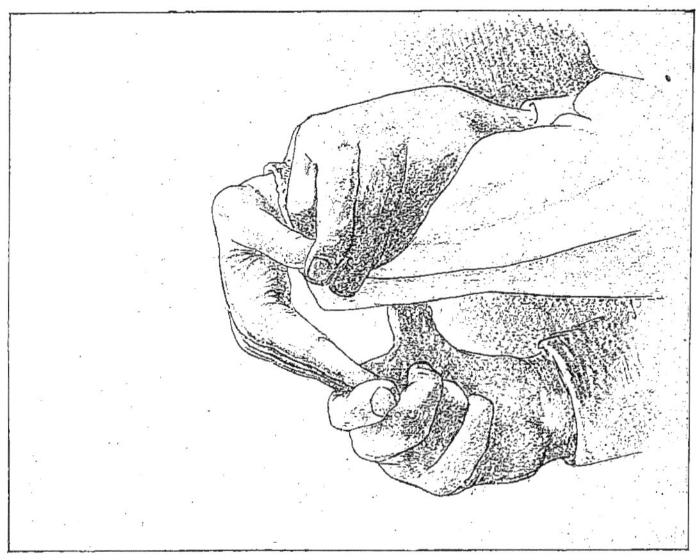

Fig. 20. — Tabes dorsal. Hypotonie du fléchisseur de la main et des doigts.

la main les sent fortement tendus. Cette tension devient beaucoup moins forte dès qu'on soulève le malade. La puissance des muscles rachidiens, que le malade se redresse ou qu'il se couche en luttant contre la résistance qu'on lui oppose, apparaît complètement normale; l'examen le plus minutieux n'y peut déceler la moindre trace d'affaiblissement. *Dans la position assise, on remarque une saillie manifeste des trois ou quatre dernières vertèbres lombaires* : il en résulte comme une cassure du rachis dans la région lombaire. Nous avons déjà fait remarquer que cette anomalie disparaît quand le malade est soulevé ou qu'il est dans la position horizontale. Elle n'apparaît que quand le poids du corps appuie sur la colonne vertébrale. Il ne peut donc être question d'une affection propre de la colonne vertébrale, non plus que d'une parésie musculaire, puisque la force musculaire est conservée. Si nous admettons qu'il s'est produit, dans la région lombaire, une hypotonie des petits muscles rachidiens avec relâchement consécutif des ligaments, nous comprendrons pourquoi les corps des vertèbres ne font une saillie visible et palpable que sous le poids du haut du corps. Voici donc comment cet état est devenu funeste pour notre malade, ou du moins pour son aptitude à la marche : l'inclinaison vicieuse du corps, maintenue pendant des années, avec raccourcissement permanent des muscles droits de l'abdomen, a entraîné la contracture de ces muscles inactifs : de son côté la contracture, par un vrai cercle vicieux, a rendu le redressement actif de la colonne vertébrale plus difficile et finalement tout à fait impossible. De telles contractures par inactivité, frappant les antagonistes des muscles qui ne travaillent plus, constituent un symptôme fréquent chez les tabétiques, chez ceux surtout qui sont alités depuis longtemps. Ce cas confirme de la manière la plus éclatante l'importance éminemment pratique que présente l'étude de ces détails, concernant l'état de la musculature tabétique : ce n'est pas l'ataxie des jambes, comme l'avaient cru les médecins qui soignaient ce malade, c'est uniquement et exclusivement le phénomène sur lequel nous venons de nous étendre, qui l'a privé de la faculté de se mouvoir. Si l'on réussit à redresser la colonne vertébrale et éventuellement à la soutenir par un appareil approprié, la marche redeviendra possible.

De légers troubles hypotoniques de la *musculature du ventre* sont chose fréquente. Mais nous y avons aussi observé les degrés les plus élevés, ceux où l'on peut à peine sentir les muscles. En pareil cas, le ventre se bombait d'une manière frappante, sous la pression des intestins, qui semblaient placés immédiatement sous la peau.

Pour apprécier la tonicité musculaire, on ne saurait trop recommander de prendre comme point de comparaison un individu reconnu sain. De cette manière seulement, on acquiert assez d'expérience pour reconnaître même de légères diminutions du tonus, ce qui, dans certaines circonstances, peut être de la plus haute importance au point de vue du diagnostic différentiel; cela s'applique notamment aux groupes musculaires dont l'hypotonie ne se manifeste pas immédiatement par une mobilité anormale qui saute aux yeux : tels sont par exemple les muscles du ventre, du pied, du membre supérieur.

Un intérêt considérable s'attache naturellement à la question de savoir si ces altérations sont pathognomoniques du tabes dorsal. Nous devons répondre que nous avons trouvé l'hypotonie étendue à toute la musculature ou à sa plus grande partie — sauf quelques exceptions dont nous parlerons plus loin — uniquement dans des cas où le diagnostic du tabes n'était pas douteux. La façon particulière de se tenir et de marcher qui en résulte, est si caractéristique, que, sans chercher autre chose, nous pourrions établir le diagnostic sur ce seul symptôme. *Il n'est d'ailleurs pas douteux que des altérations de cet ordre, objectivement démontrables, bien que légères, existent presque toujours dès les premiers stades du tabes, c'est-à-dire au stade pré-ataxique.* On peut donc considérer l'hypotonie comme un symptôme initial du tabes. La fixité pupillaire, l'abolition du réflexe rotulien, et l'hypotonie étendue à tous les muscles des membres inférieurs ou limitée à quelques-uns peuvent souvent être constatées sans ataxie.

En dehors du tabes dorsal, nous avons trouvé une hypotonie typique et accentuée de presque tous les muscles du corps, dans des cas d'affection cérébrale congénitale chez les enfants. Nous ne pouvons insister ici sur ces cas, dont nous dirons seulement qu'ils ne répondaient pas au tableau typique de l'ataxie de Friedreich.

A côté du strabisme et de mouvements nystagmiformes des yeux, il existait une ataxie dans le décubitus présentant les mêmes particularités que l'ataxie cérébelleuse, ne s'exagérant pas par l'occlusion des yeux, ne comportant pas de mouvements anormalement étendus. Elle ne s'accompagnait ni de parésie, ni de la moindre trace de troubles sensitifs quelconques, cutanés ou articulaires.

Le seul vrai critérium de l'hypotonie consistant en mouvements particuliers actifs et passifs, impossibles à l'homme sain, on doit se demander si les personnes qui par profession exécutent des mouvements exagérés, je veux parler des acrobates, des danseuses, etc., sont en état d'exécuter, grâce à l'exercice et à l'éducation des muscles, des mouvements analogues aux mouvements hypotoniques. Autant que j'ai pu examiner des personnes de ce genre, je dois déclarer que l'analogie est très restreinte. Ce n'est que dans les cas où les sujets ont été dressés à cet effet dès la plus tendre jeunesse, dès l'enfance, à huit ou dix ans, et lorsque l'on a entrepris systématiquement la dislocation des muscles et des articulations, qu'on peut constater un état analogue aux mouvements des muscles tabétiques. J'ai eu l'occasion d'examiner une danseuse anglaise qui depuis l'âge de douze ans avait subi un étirement des muscles des jambes et une dislocation de toutes les articulations. Cette jeune fille arrivait, par exemple, à soulever *la jambe en extension complète*, jusqu'à l'appliquer sans difficulté contre son visage, et cela non seulement dans la position couchée, mais encore dans la position assise. Elle pouvait maintenir activement sa jambe dans cette position. Dans d'autres groupes musculaires, adducteurs de la cuisse, quadriceps, les mouvements que nous avons indiqués plus haut comme étant caractéristiques de l'hypotonie étaient possibles. Il s'agit évidemment en pareil cas de véritables allongements des muscles, obtenus par des tractions systématiques exercées sur la musculature en développement. La position des membres inférieurs dans la station et dans la marche était normale et ne présentait rien de l'aspect typique de la musculature hypotonique du tabétique.

Parmi les causes de l'hypotonie tabétique, la première qui se présente, et qui a été le plus souvent invoquée, est l'abolition des excitations parties des cordons postérieurs pour arriver aux cellules des cornes antérieures. Le tonus musculaire serait ainsi un acte réflexe. Cette question, dans l'état actuel de nos connaissances, ne peut être tranchée avec certitude. Les troubles sensitifs ne sont souvent pas proportionnels à l'hypotonie, ce qui prouve qu'il existe des facteurs intermédiaires que nous ignorons encore. La complexité de cette question est d'ailleurs prouvée par le fait que les rapports entre les réflexes tendineux et l'hypotonie ne sont pas simples. Jendrassik, tout en confirmant nos dires, croit que l'hypotonie et l'abolition des réflexes tendineux vont de pair et doivent être considérées comme l'expression du même état pathologique, ou pour préciser, comme l'expression d'une interruption de l'arc réflexe. Les rapports ne sont certainement pas aussi simples. Il y a en effet des cas indubitables, où, malgré une hypotonie manifeste ou considérable, les réflexes tendineux des muscles hypotoniques sont conservés ou même exagérés. Tel était le cas de notre malade atteint d'affection cérébelleuse congénitale, chez qui nous trouvâmes des réflexes fortement exagérés. Tout au moins a-t-on le droit de conclure de ce qui précède *que l'état hypotonique d'un groupe de muscles n'est pas incompatible avec la conservation de son réflexe tendineux.* Quant à des cas de tabes pur avec conservation du réflexe rotulien, je n'ai pas eu l'occasion d'en examiner au point de vue de l'état des muscles.

Nous savons que pour certains auteurs, il existe un rapport entre le tonus musculaire et l'ataxie. Mais, si dans tous les cas d'ataxie la tonicité musculaire est certainement diminuée, il est en revanche si impossible d'admettre une relation quantitative entre ces deux phénomènes, que l'opinion d'après laquelle *l'ataxie serait due à la diminution du tonus musculaire, n'est pas admissible.* Si en effet une ataxie considérable et une absence complète d'hypotonie, — deux phénomènes indiquant un degré avancé de la maladie — ne coïncident presque jamais, on observe par contre, sans aucun doute, un certain degré d'hypotonie sans la moindre trace d'ataxie. *On ne doit certainement pas chercher la cause de l'ataxie dans la diminution de la tonicité musculaire*. Mais il n'est pas douteux que l'ataxie diffère cliniquement, dans les cas où elle est combinée avec un état hypotonique des muscles, surtout si cette hypotonie est très marquée, et dans les cas où elle existe sans la moindre hypotonie. La connaissance et l'étude de l'hypotonie dans le tabes auraient pu concilier entre elles les diverses théories de l'ataxie. Prenons un exemple que l'on rencontre journellement dans la pratique neurologique : Un tabétique, examiné au lit, exécute les divers mouvements qu'on lui ordonne, et cet examen décèle à peine une trace d'ataxie. En concordance avec ce résultat, la sensibilité articulaire et musculaire est à peine altérée. Nous devrions donc nous attendre à ce que ce malade se meuve facilement. Mais ce n'est pas du tout le cas. Nous voyons que le malade marche d'une façon pénible et incertaine, appuyé sur une canne. Ajoutons que la force musculaire reste sur tous les points normale. Un examen complet montre que nous avons affaire à une hypotonie considérable de la musculature du genou et de la hanche. Les genoux sont dans une hyperextension qui ne se présente que dans le tabes avec hypotonie et les cuisses sont en rotation externe. Il en résulte une position tout à fait caractéristique du pied dans le plan frontal. Aussi l'équilibre général du corps est-il fort troublé. Le haut du corps doit être penché en avant pour compenser la position des jambes; l'absence de la flexion normale du genou pendant la marche modifie complètement le pas, etc. Comment désignerons-nous cette façon de marcher? Personne n'hésitera à lui appliquer le nom de marche ataxique, parce que nous ne possédons pas d'autre terme et parce que tout désordre moteur d'un tabétique, dès qu'il ne s'agit pas de parésies ou d'arthropathies, est communément qualifié d'ataxique. Mais le fait que, malgré des troubles sensitifs minimes, il puisse survenir des modifications si considérables dans la marche, prouve l'importance énorme de l'hypotonie dans le tableau clinique du tabes. Il ne me paraît pas douteux que la résistance très justifiée qu'oppose maint éminent neurologiste à la théorie sensitive de l'ataxie, cesserait, s'il étudiait l'influence modificatrice de l'hypotonie sur le degré et le mode de l'ataxie dans chaque cas particulier de tabes. Il n'est pas de cas de désaccord entre l'intensité du trouble sensitif et l'ataxie, qui ne doive trouver ainsi une explication satisfaisante.

Comme la mise en évidence de l'état musculaire qui vient d'être décrit ne présente aucune difficulté, il ne devrait guère offrir matière à controverse.

Récemment néanmoins, un auteur français, Leclerc, a cherché à combattre nos idées. Nous ne pouvons lui épargner le reproche d'avoir été fort superficiel, et nous pourrions passer outre à ses arguments si son travail ne portait la mention : « Travail de la clinique des maladies du système nerveux ». Les étonnants résultats de ses recherches sont réunis dans les propositions suivantes page 59 [1] : « Nous croyons qu'il s'agit d'un trouble trophique, que les attitudes anormales sont la phase initiale d'un trouble dont la phase terminale est l'arthropathie, et que ces deux états sont l'un et l'autre sous la dépendance d'une lésion des centres trophiques articulaires vraisemblablement situés dans le bulbe. »

Il suffit de faire remarquer que nous n'avons jamais trouvé ce rapport, admis par l'auteur, entre l'arthropathie et l'hypotonie, et cela malgré des observations poursuivies pendant des années sur des centaines de malades. D'ailleurs Leclerc lui-même n'en donne pas une seule fois un semblant de preuve. Sa manière de voir est basée sur l'idée que c'est la capsule articulaire qui est relâchée. Que cela puisse survenir secondairement, comme suite à l'hypotonie musculaire, c'est ce que nous-mêmes avons déjà dit depuis longtemps. Leclerc tient cette lésion capsulaire pour primitive. Mais il ne dit pas, entre autres choses, comment il explique par exemple, avec sa manière de voir, la position anormale qui résulte de l'hypotonie des adducteurs de la cuisse. Il parle encore de recherches sur le cadavre, recherches

1. Leclerc. *Les traitements actuels du tabes*, Paris, 1899.

qui auraient prouvé qu'il ne peut s'agir de tonus musculaire ; mais il oublie de dire que nous-même, dès notre premier travail, avions déjà mentionné des expériences sur le cadavre, et que ces expériences nous avaient donné un résultat totalement différent du sien. Leclerc ne discute aucunement ces recherches.

Si l'on doit considérer le tonus musculaire comme un processus réflexe, on ne se trompe pas en mettant l'hypotonie en rapport avec une altération des parties centripètes de la moelle épinière. Une localisation plus précise n'est jusqu'à présent pas possible : n'oublions cependant pas que tous les réflexes de la moelle épinière ne sont pas liés aux mêmes organes : le tonus musculaire, les réflexes cutanés et tendineux peuvent, nous le

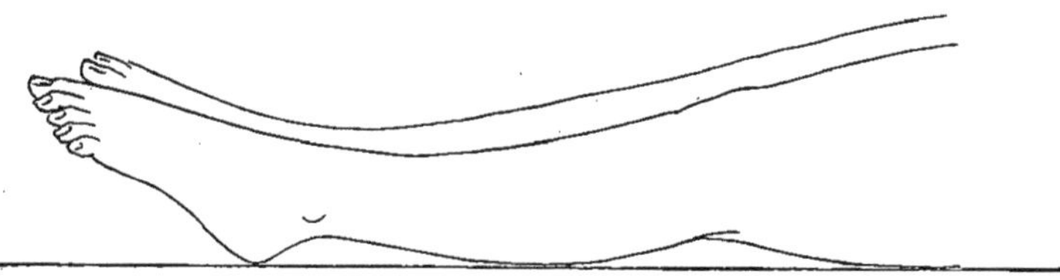

Fig. 21. — Tabes dorsal. Pseudo-parésie hypotonique. Force musculaire normale.

savons maintenant, être altérés de diverses façons indépendamment les uns des autres. On ne peut pas davantage établir de rapport entre l'altération de la sensibilité musculaire et l'hypotonie. Nous avons vu d'ailleurs que si ce dernier symptôme est constant dans le tabes dorsal, il peut exister d'autre part dans les affections du cervelet et très vraisemblablement aussi de la région qui l'entoure (tubercules quadrijumeaux). Il faut donc provisoirement nous contenter, ainsi que nous y autorisent les dernières recherches sur d'autres réflexes, de nous représenter l'hypotonie comme due au trouble d'un certain mécanisme réflexe, trouble commandé par les centres situés plus haut.

Si les manifestations hypotoniques n'apparaissent nettement que dans les mouvements actifs ou passifs des membres, nous connaissons cependant dans le tabes dorsal certaines anomalies musculaires visibles même au repos, et dont l'explication nous sera peut-être facilitée par la connaissance de l'hypotonie. La musculature tabétique tend à n'opposer qu'une résistance insuffisante au poids des membres. Très souvent le pied se met

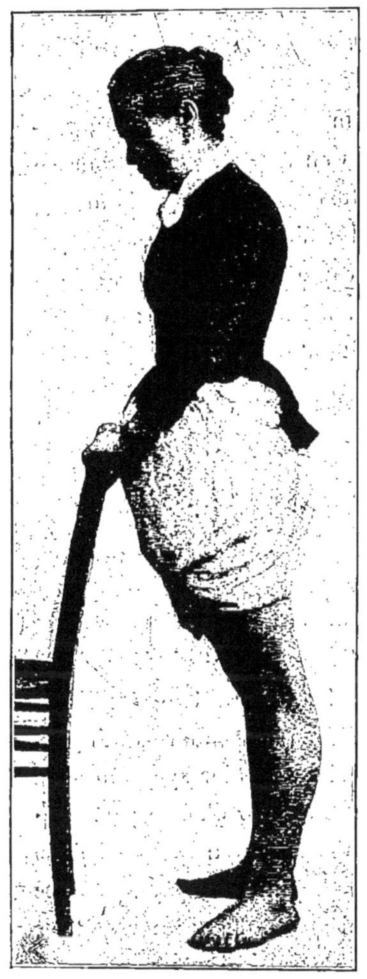

Fig. 22 *a*. — Tabes dorsal. Changement dans la position debout par suite de l'hypotonie du genou.

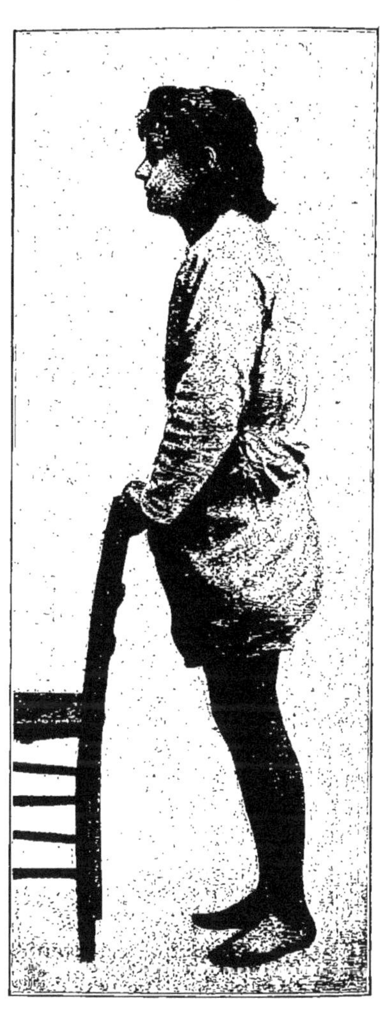

Fig. 22 *b*. — Position normale.

en flexion dorsale (fig. 21) sans qu'il y ait la moindre faiblesse musculaire. La rotation de la cuisse en dehors, souvent telle que le bord externe du pied repose sur le lit ; la tendance à laisser tomber le genou en dehors dans la position assise : tous ces symptômes sont très communs.

Dans les conditions normales, même au repos et sans intervention de la volonté, ces attitudes ne se produisent pas, et il faut vraisemblablement les considérer comme l'expression de l'hypotonie. Dans la parésie tabétique du droit externe, l'œil prend une position qui n'est pas du tout en rapport avec l'intensité de la parésie : même dans la parésie la plus minime, l'œil subit souvent une forte rotation en dedans, dépassant la ligne médiane, sans qu'il soit particulièrement difficile de porter *volontairement* cet œil en dehors. Cet état particulier et très fréquemment observé pourrait s'expliquer par l'hypotonie du droit externe, à laquelle s'ajouterait la tonicité du droit interne pour dévier l'œil en dedans. Nous laissons de côté la question de savoir si les parésies des cordes vocales, si souvent constatées au début du tabes, ne trouveraient pas en partie leur explication dans l'hypotonie de certains groupes musculaires du larynx.

Le cas suivant observé par nous, prouve que l'on peut trouver également du côté du larynx des états semblables à ceux que nous venons de décrire dans les muscles oculaires, états qui peuvent déterminer des symptômes morbides très graves. Un crieur public, atteint de tabes au début, souffrait d'une dyspnée provoquée par l'occlusion de la glotte. Cette dyspnée devint si intense, qu'il fallut finalement pratiquer la trachéotomie, sous la menace d'une issue fatale. Malgré tout la musculature du larynx réagissait promptement sous l'influence de la volonté; le malade pouvait crier et parler comme l'exigeait sa profession, malgré la gêne respiratoire. Quant aux troubles vésicaux du tabétique, il est impossible de décider s'ils dépendent de l'altération de la sensibilité, ou de l'hypotonie, ou de ces deux symptômes à la fois. En tout cas, ici encore, il y a des troubles réflexes; car jusqu'à preuve positive du contraire nous ne pouvons admettre, dans le tabes, une lésion des centres moteurs de la moelle épinière.

Influence de l'hypotonie sur l'attitude.

Les modifications de l'attitude verticale qu'entraîne la diminution de la tonicité musculaire, sont dues au relâchement consécutif des articulations. Une influence particulière doit être attribuée à la rotation de la cuisse en dehors, en dedans dans des cas extrêmement rares, et aussi, en toute première ligne, à l'hyperextension du genou et aux altérations des ligaments vertébraux. Nous savons que le maintien en équilibre du corps dans la position debout est essentiellement une fonction du tronc. L'étude des mouvements du corps (voir plus loin) montre comment chaque changement dans la position des jambes est accompagné et doit être accompagné d'un changement correspondant dans la position du haut du corps. Il est clair par conséquent que la transformation de la position normale du genou en extension doit avoir pour suite une inclinaison correspondante du tronc en avant, la verticale du centre de gravité devant tomber près des talons. Les figures ci-jointes (fig. 22 *a*, 23, 25, 26), montrent clairement ces situations.

Les figures 23 et 24, prises chez le même malade, font voir que les modifications ne sont pas nécessairement égales aux deux genoux. Les degrés les plus avancés dans les troubles articulaires du genou, s'accompagnent de modification d'importance correspondante dans la position du tronc (fig. 24.) Il est évident que ces changements dans la statique du corps se manifestent surtout dans la marche. Pour éviter les redites, cette question sera traitée au chapitre consacré à la mécanique des mouvements. Le maintien anormal du haut du corps résultant de l'hypotonie des genoux, est pour les tabétiques une grande source de difficultés dans la marche. Si en raison des troubles sensitifs, les mouvements du tronc ont déjà perdu leur assurance absolue, cette difficulté peut devenir une incapacité complète à marcher tout seul, rien que par la position que le tronc est contraint de prendre pour compenser

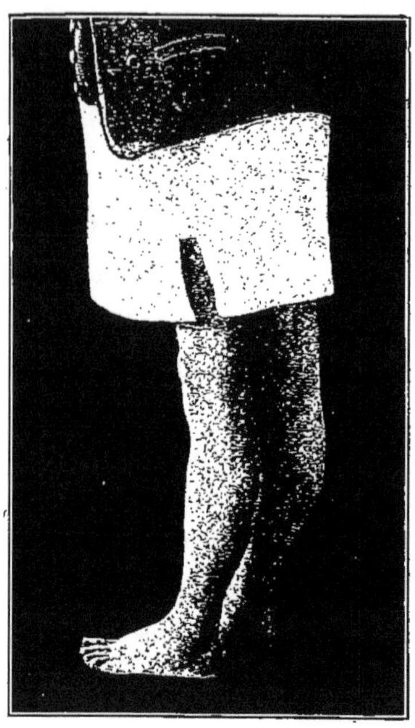

Fig. 23. — Tabes dorsal. Forte hypotonie des genoux, moindre à gauche qu'à droite.

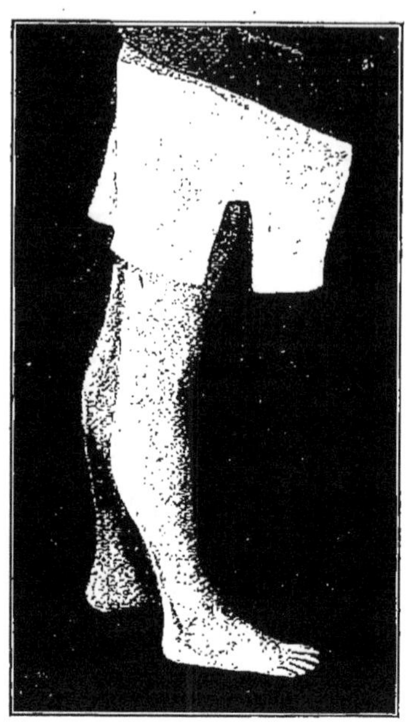

Fig. 24. — Tabes dorsal. Forte extension hypotonique des genoux, plus forte à droite qu'à gauche.

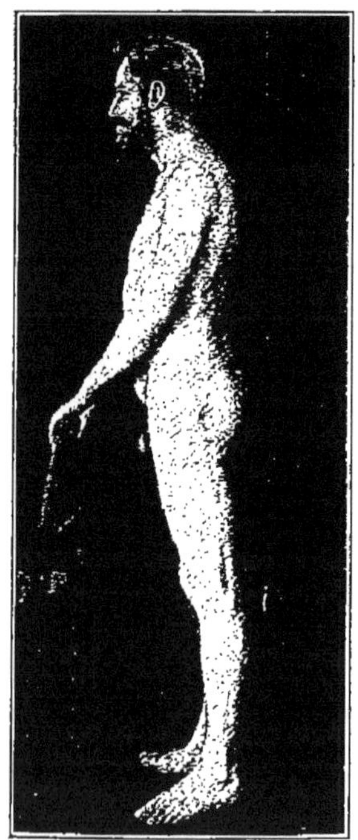

Fig. 25. — Tabes dorsal. Hypotonie moyenne du genou.

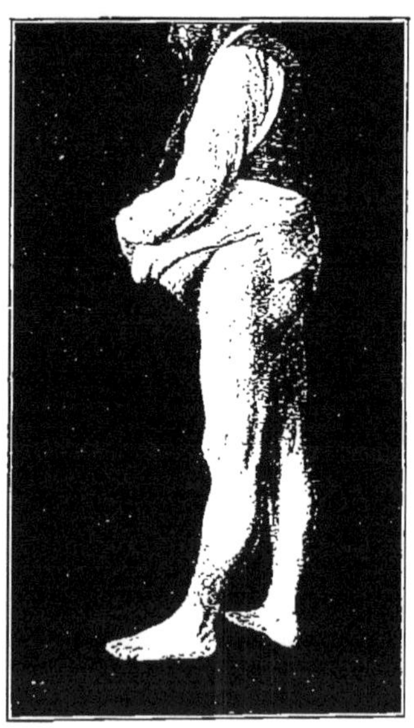

Fig. 26. — Tabes dorsal. Hypotonie moyenne du genou.

l'hypotonie. On comprend ainsi la disproportion qui existe souvent entre le trouble de coordination dans les jambes au lit et l'aptitude à marcher seul; la raison, en d'autres termes, pour laquelle on trouve chez un même sujet une ataxie des jambes

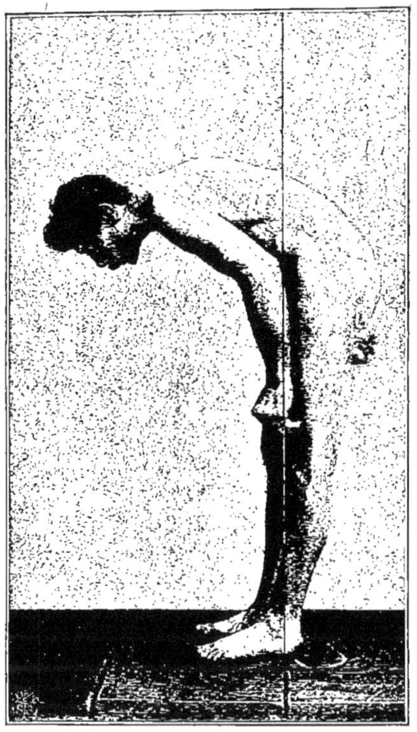

Fig. 27. — Tabes dorsal. Faible hypotonie du tronc.

relativement peu considérable, et en même temps une grande difficulté à se mouvoir sans aide. Ce sont des cas de ce genre qui ont été opposés à la théorie sensitive, par ignorance des états hypotoniques et de leur influence sur la statique du corps : la chose n'est pas douteuse. L'hypotonie de la hanche se manifeste dans la position verticale par la possibilité de fléchir le tronc d'une manière exagérée, cela d'ailleurs à un degré différent suivant les malades (fig. 27, 28, 29.) La figure 29 montre qu'une forte hypotonie de la hanche peut

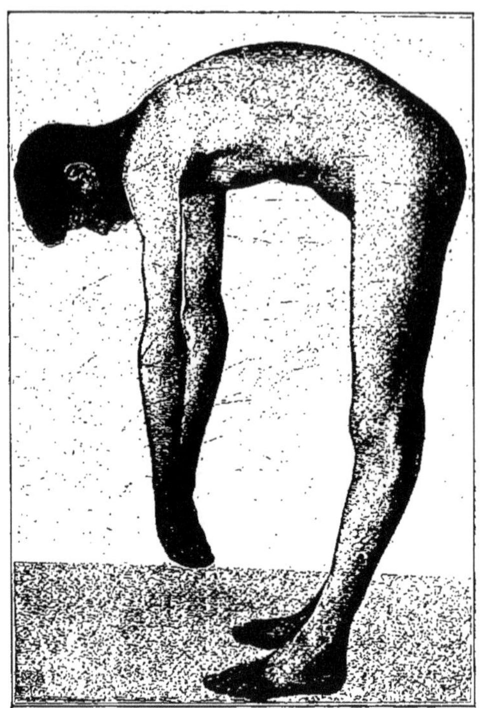

Fig. 28. — Tabes dorsal. Hypotonie moyenne de la hanche.

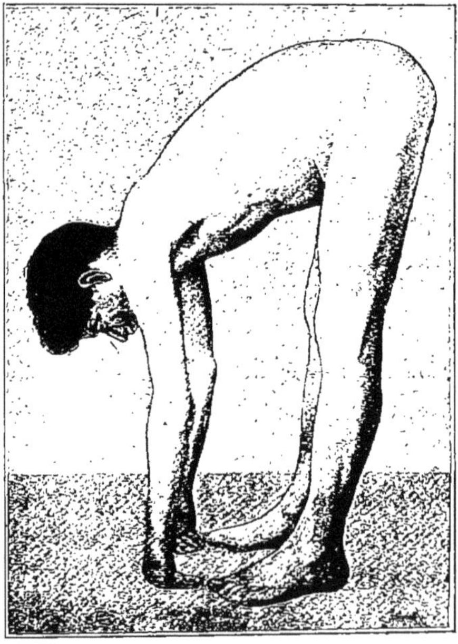

Fig. 29. — Tabes dorsal. Forte hypotonie de la hanche.

existier alors qu'il n'y a que des altérations moyennes dans les genoux.

Importance diagnostique de l'hypotonie.

Il est bien avéré que tous les stades du tabes peuvent se com-

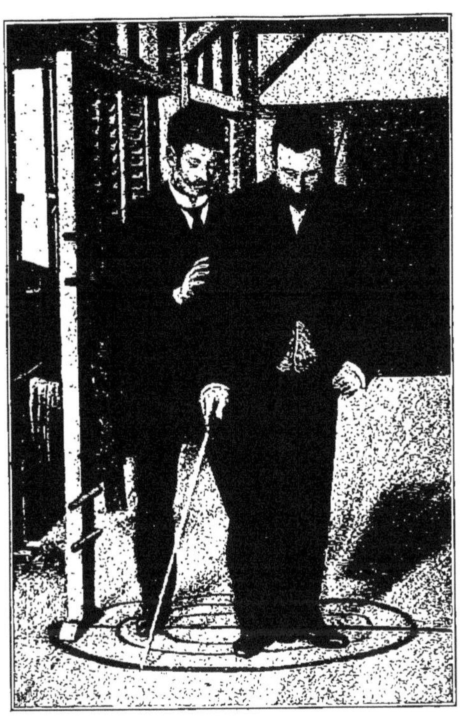

Fig. 30. — Tabes dorsal. Rotation en dehors de la jambe gauche, due à l'hypotonie.

pliquer d'hypotonie musculaire. Cette hypotonie ne fait jamais défaut, même tout au début. Son intensité et son étendue ne sont pas proportionnelles à l'altération de la sensibilité. Elle n'est donc pas non plus proportionnelle à l'incoordination, bien qu'on puisse dire d'une façon générale que des états hypotoniques graves sont ordinairement liés à des troubles graves de la coordination. En dehors du tabes dorsal, nous n'avons trouvé de ces états hypotoniques graves généralisés à toute la musculature, que dans des affections congénitales du cervelet et particulièrement dans ses malformations congénitales. Nous ne nous étendrons pas ici sur les détails si intéressants de nos observations. Dans ces cas de lésions cérébelleuses congénitales, il y avait, à côté de l'hypotonie généralisée, intégrité de la force musculaire, intégrité de la sensibilité, avec une variété

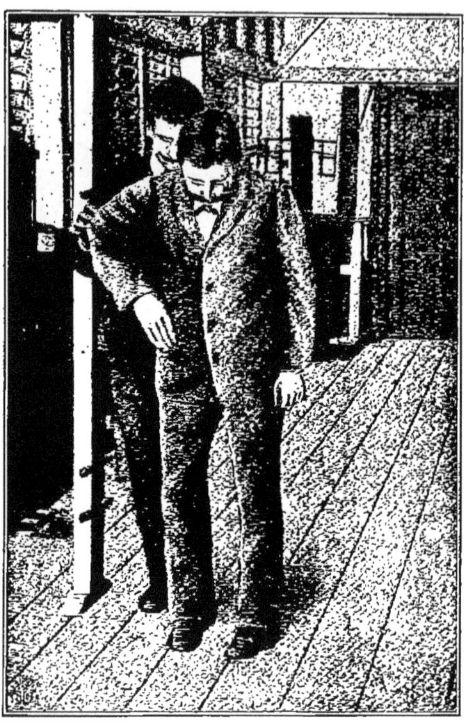

Fig. 31. — Tabès dorsal. Rotation de la cuisse en dedans, due à l'hypotonie.

de perversion du mouvement, qu'on aurait tort d'assimiler à l'ataxie tabétique, car elle en diffère essentiellement par tous ses caractères : titubation, indépendance du sens de la vue, etc. Les réflexes tendineux étaient tantôt exagérés, tantôt normaux, tantôt abolis. Dans l'ataxie de Friedreich, ou même dans les formes les plus pures, nos recherches nous ont toujours montré des troubles de la sensibilité cutanée et du sens de position, la diminution du tonus musculaire était bien moins considérable que dans les affections cérébelleuses citées. La figure 130 représente un exemple de celles-ci : il s'agit d'un garçon de dix ans, qui, dans la station debout, présente toutes les marques caractéristiques de l'hypotonie musculaire. Il ne put se tenir que lorsqu'on lui eût remis le corps en équilibre au moyen d'un appareil orthopédique (Voy. fig. 131).

Nous avons encore trouvé de légers degrés d'hypotonie dans un cas de syringomyélie avec symptômes tabétiques, et dans un cas de tubercule des tubercules quadrijumeaux (autopsie).

Par contre, nous n'avons jamais constaté la moindre hypotonie ni dans les affections cérébrales, ni dans les névrites périphériques les plus graves avec disparition totale de la musculature, *dès que la musculature commençait à se réparer*. Nous n'avons pas trouvé davantage ce symptôme dans d'autres maladies systématiques chroniques de la moelle épinière. Jusqu'à quel point existe-t-il en cas de lésion transverse? C'est ce qui reste douteux. Toutes ces questions sont à reprendre à fond au point de vue clinique. Mais ce que nous pouvons affirmer pour le moment, c'est que l'hypotonie est un symptôme constant dans le tabes, et qu'elle a de la valeur aussi bien pour reconnaître le début de l'affection que pour établir le diagnostic différentiel entre elle et d'autres maladies, névrites périphériques, hystérie, etc. Anatomiquement, l'hypotonie est en relation avec des lésions des organes centripètes de la moelle épinière ou des gros ganglions cérébraux et du cervelet, sans qu'on puisse en donner actuellement une définition plus précise. Son indépendance *des altérations de la sensibilité aussi bien que des réflexes tendineux*, interdit de la considérer comme une simple expression d'altérations dans l'activité réflexe.

Rapport entre les troubles sensitifs et l'ataxie.

Jusqu'à présent, nous avons démontré qu'il est possible, même dans les ataxies les plus légères, de déceler la perte de la sensibilité normale aux mouvements passifs des articulations ; il nous reste encore à répondre à la question suivante : *peut-il exister dans le tabes dorsal des troubles de la sensibilité sans ataxie ?* Pour y arriver, la technique qui nous a servi à faire l'épreuve de l'ataxie est d'une importance particulière. Les recherches pratiquées suivant les règles données plus haut, réduiront certainement au minimum le nombre des cas comportant des troubles de la sensibilité articulaire, en même temps qu'une coordination absolument normale. Il va de soi que ce petit nombre de cas se rapporte exclusivement aux premiers stades de la maladie ; ils peuvent s'expliquer naturellement par l'économie générale de l'organisme. Les troubles sensitifs qu'on peut y rechercher sont des plus minimes et ne se décèlent que par les moyens les plus délicats. Or, on le comprend facilement, il faut que la perversion sensitive atteigne une certaine importance, pour pouvoir influencer visiblement la coordination. Mais nous savons aussi que des troubles légers de la sensibilité aux mouvements passifs peuvent être masqués par une innervation plus énergique des muscles avoisinants. Il est encore facile de s'expliquer que la sensibilité puisse être altérée, dans les articulations qui sont sans importance au point de vue de la coordination des mouvements, ou n'ont qu'une importance secondaire, sans que la coordination du membre en soit influencée. Telles sont les articulations des orteils. Ce sont elles qui présentent les premières altérations de la sensibilité. Il n'est pas nécessaire d'entrer dans des explications particulières des raisons pour lesquelles de pareilles altérations peuvent apparaître sans modification visible dans les mouvements des orteils. C'est l'articulation du pied que l'on voit se prendre ensuite. Comme les précédents, les mouvements qui se passent dans cette articulation n'ont qu'une importance secondaire pour la coordination des mouvements des membres inférieurs. Ils sont de faible étendue, et ne se font qu'autour d'*un* seul axe, de telle sorte qu'il peut y avoir des troubles de la sensibilité articulaire à *un degré léger*, sans influence visible sur la coordination. Les mêmes troubles sensitifs, qui peuvent affecter les articulations du pied et des orteils sans troubler la coordination, produiraient déjà des altérations manifestes dans d'autres articulations, comme celles de la main et des doigts. Mais ces altérations peuvent être compensées, moyennant une légère augmentation dans le degré de contraction des muscles péri-articulaires : nous le savons en effet, la sensibilité aux contractions actives n'est atteinte qu'après la sensibilité aux mouvements passifs, dans une même articulation. Le renforcement d'innervation peut être à peine appréciable au début ; plus tard, il se manifeste par une certaine raideur du membre en mouvement, et pour nous cette raideur doit être déjà considérée comme un trouble de coordination, si peu qu'elle ait extérieurement l'aspect de l'ataxie. Il y a de plus toutes sortes d'influences sensitives surajoutées, température, vêtements, frottement sur le lit, dont l'effet est de masquer une diminution légère de la sensibilité. Le sens de la vue jouera naturellement ici un rôle important, son élimination constituera et par contre un moyen précieux pour découvrir les plus petites altérations de la coordination. Quoi qu'il en soit, on n'a encore jamais signalé dans le tabes d'altération tant soit peu importante de la sensibilité musculaire et articulaire, sans qu'il y ait eu en même temps des troubles de la coordination. Il est extrêmement rare que des maladies organiques de nature *non tabétique* puissent être utilisées pour résoudre la question qui nous occupe : la raison principale en est que de pareilles observations valent seulement si elles démontrent des altérations de la sensibilité articulaire et musculaire avec intégrité de la force musculaire. Dans un cas de syndrome de Brown-Séquard, produit par un coup de couteau dans le dos, on a trouvé légèrement altérés sur une jambe la sensibilité cutanée, sur l'autre le sens de position, celui-ci sans la moindre parésie ; seulement on constatait sur cette seconde jambe une légère ataxie, qu'accentuait l'occlusion des yeux.

Comme les maladies organiques rentrent seules dans le cadre de nos recherches, nous pourrions laisser de côté les cas où il existe des troubles sensitifs non tabétiques sans ataxie : nous voulons parler des cas d'hystérie. Cependant, comme on en tire encore toujours argument contre toute théorie sensitive de l'ataxie, et pour que nul ne puisse croire qu'il y ait là le moindre danger pour notre théorie, nous en dirons ici quelques mots. Nous connaissons une hystérique de la clinique de Charcot qui est depuis vingt ans pensionnaire de la Salpêtrière et qui ne sent absolument rien. Les contacts exercés sur sa peau, les mouvements imprimés à ses membres, les impressions douloureuses comme la torsion d'une articulation, rien ne peut éveiller chez elle la moindre réaction. Il y a donc anesthésie totale de la peau, des articulations et des muscles. (Les sens supérieurs sont intacts). Cette femme qui évidemment ne peut recevoir aucune impression du monde extérieur, hormis celles que lui donnent ses sens, n'est pas du tout, comme on pourrait le croire, couchée au lit et impotente. Elle se comporte au contraire, dans les actes de la vie courante, comme une personne normale. Elle marche, court, se meut avec sécurité les yeux fermés, va travailler au laboratoire de photographie et s'habille elle-même. Des expériences répétées nous ont prouvé qu'elle trouve, sans la moindre hésitation, les rubans de son tablier, boutonnés par derrière, qu'elle enlève facilement les peignes de ses cheveux et les remet à la bonne place, etc., etc. Est-il bien nécessaire d'expliquer pourquoi cette « anesthésique » n'est pas ataxique ? N'est-ce pas bien plutôt aux auteurs, qui font de ces cas la pierre angulaire de leurs théories, à nous montrer de quelle manière une telle « anesthésique » peut se coiffer les yeux fermés, trouver ses épingles à cheveux, boutonner son tablier, etc. ? Est-il admissible que, sans recevoir absolument aucune autre impression du monde extérieur, que par les yeux, quelqu'un puisse faire un seul pas les yeux fermés ? Nous croyons pouvoir ne pas nous étendre plus longuement sur ce sujet.

Pour prouver la proportionnalité du trouble sensitif et de l'incoordination, il est nécessaire d'étudier les mouvements de chaque articulation isolément et surtout sans influence de voisinage : on le fera donc de préférence dans la position assise ou couchée. Nous renvoyons pour cela au chapitre où nous avons traité la technique de l'examen de la sensibilité et de la coordination. L'importante proposition qui suit ressort avec évidence d'une telle étude : *c'est dans les articulations dont la sensibilité est le plus gravement atteinte, que l'on trouve aussi l'ataxie la plus prononcée.* Ce fait apparaît dans toute sa clarté lorsque l'on compare les articulations identiques chez des malades différents. Mais sur un seul et même patient, cette proportionnalité peut encore être mise en évidence, grâce à ce fait, qu'en règle générale, les deux membres symétriques sont très inégalement atteints. Il ne faut ordinairement pas un examen particulièrement minutieux pour établir que la jambe, ou bien le bras, dont la sensibilité est le plus altérée, présente aussi la plus forte ataxie, que l'on considère chaque articulation isolée ou le membre tout entier. Il est tout spécialement intéressant de constater la fidélité avec laquelle le trouble moteur suit toutes les nuances du trouble sensitif, dans chaque segment de membre.

Pour établir cette dépendance en ce qui concerne l'aptitude à la locomotion, il est indispensable de ne pas oublier ce que nous avons déjà répété maintes fois : la marche est une fonction complexe; sa perversion, chez nos malades, est bien produite par le tabes, mais elle ne l'est pas exclusivement par le trouble de la coordination motrice. Certaines complications ne font que rarement tout à fait défaut, qui contrarient l'aptitude à tenir debout et à marcher : telles, comme nous le savons déjà, l'hypotonie des muscles; puis le relâchement des capsules articulaires, produit par l'hypotonie et augmenté par le poids du corps. Quand ces états affectent l'articulation du pied, ils mettent le malade en danger de tomber, par entorse du pied, et quand ils atteignent les articulations du genou et de la hanche, ils produisent un changement total dans la statique du corps. L'état de la sensibilité cutanée de la plante des pieds a également une extrême importance au point de vue de la station et de la marche. Si elle est fortement altérée, on comprend que la station devienne par cela seul, peu sûre. En tenant compte de ces faits, on ne manquera pas d'être convaincu de la dépendance qui existe entre l'aptitude à la marche et les troubles de la sensibilité. Les cas les plus instructifs sont ceux où l'anesthésie, et par suite l'incoordination, frappent à leur degré extrême les articulations coxo-fémorales et la partie inférieure de la colonne vertébrale, c'est-à-dire toute la ceinture pelvienne. Les malades présentent alors une vraie ataxie du tronc : celui-ci vacille sur les hanches ; dans les cas très graves, il en est ainsi même quand le malade est assis. L'occlusion des yeux augmente beaucoup les oscillations, si bien que le tronc menace de tomber. A ces troubles s'ajoutent souvent des états hypotoniques des muscles rachidiens, comme nous l'avons dit au chapitre correspondant. Les malades sont confinés au lit, pour peu que l'ataxie du tronc atteigne un degré élevé, sans que l'état des jambes puisse donner à l'observateur une explication suffisante de cette impotence absolue. Or, la cause véritable de cette impotence se reconnaît aussi bien qu'en tout autre cas, malgré ses difficultés apparentes : mais il faut savoir appliquer à l'ataxie tabétique l'examen-type, dont la compréhension n'offre au surplus aucune difficulté. En pareille circonstance, un observateur superficiel estimera que l'altération de la sensibilité des jambes n'est pas en rapport avec la difficulté de la marche, et croira avoir trouvé un argument spécieux contre la dépendance de l'incoordination à l'égard des troubles sensitifs.

Théorie de l'ataxie tabétique.

Ce qui résulte des développements qui précèdent, c'est d'abord que la théorie centrale de l'ataxie n'est absolument plus soutenable, mais aussi que les partisans de la théorie sensitive ne pourront pas considérer celle-ci comme irréfutablement établie, tant qu'il leur restera à répondre à un certain nombre d'objections. Parmi celles que des savants sérieux opposent toujours à cette théorie nous avons cité la disproportion entre les troubles sensitifs et les troubles moteurs, l'existence de troubles sensitifs sans ataxie, etc. Au fond, les défenseurs de la théorie sensitive n'avaient fourni, abstraction faite des considérations théoriques, qu'*un seul* argument clinique, la constance des troubles sensitifs dans tous les cas d'ataxie. Il va de soi que cette proposition était une hypothèse indispensable.

Le fait que notre théorie n'a pas été acceptée par tout le monde vient en grande partie de ce que ses partisans même n'avaient pas précisé suffisamment la technique des examens. C'est là un point si évident, qu'on est surpris lorsque Goldscheider nous conteste le mérite d'avoir complété l'édification et donné l'unique démonstration de la théorie sensitive, à l'avènement de laquelle il s'est tellement intéressé, et lorsqu'il estime que cette théorie est depuis longtemps établie d'une façon fixe, complète et irréfutable. S'il est indéniable que Goldscheider a rendu le plus grand service à la théorie de l'ataxie, en mettant au premier plan les altérations *des sensations du mouvement* et non celles de la sensibilité cutanée, il n'est pas moins certain qu'il a laissé sans démonstration le rapport quantitatif entre l'ataxie et l'altération de la sensibilité, et que du reste, étant données les notions qu'on possédait alors sur la symptomatologie du tabes, il ne pouvait en être autrement. L'hypotonie, pour Goldscheider, n'a rien à faire avec l'ataxie. Là-dessus nous sommes entièrement d'accord. Mais il omet de dire que la motilité du tabétique et les mouvements exagérés de ses membres dépendent non seulement de l'ataxie, mais encore de l'hypotonie ; or, c'est cela seul que nous avons soutenu.

De l'analyse des lois qui régissent la coordination des mouvements, il est résulté que l'intervention continuelle et ininterrompue des impressions sensitives, provenant des objets extérieurs comme des parties en mouvement du corps lui-même, est, une condition indispensable de la possibilité de ce mouvement. Ces impressions sensitives ne sont pas seulement nécessaires dans l'éducation des mouvements, elles sont encore indispensables dans l'*exécution des mouvements déjà connus.*

Sans elles, pas de mouvements appropriés possibles, c'est-à-dire pas de mouvements coordonnés. Nous avons vu que les rapports avec le monde extérieur s'établissent principalement par l'intermédiaire de la sensibilité cutanée, les rapports avec les membres de notre corps par celui de la sensibilité articulaire et musculaire. De cette nécessité seule, il résulte que des troubles de la sensibilité normale de la peau, des articulations et des muscles produisent forcément des troubles dans les mouvements. Ceci ne pouvait échapper à des observateurs attentifs. Erb, qui pour des motifs connus ne pouvait accepter la théorie sensitive sous sa forme d'alors, tient cependant pour plausible que l'altération de la sensibilité exerce une influence sur les mouvements des membres, et cela aussi bien au début du mouvement que pour la fixation du membre dans sa position. Par contre, il veut comprendre la coordination proprement dite, ou pour ainsi dire, prise au sens étroit, comme une fonction exclusivement centrale. De cette façon s'édifie un dualisme facile à exposer, en supposant qu'il faille considérer les membres de notre corps comme des objets du monde extérieur; il faut que leur état soit signalé à l'organe central par des impressions sensitives, tout comme celui du dit monde. Il se produit donc pour chaque phase d'un mouvement le même état que pour le passage du repos au commencement du mouvement. La délicatesse et la gradation des excitations sensitives nécessaires à chaque phase d'un mouvement coordonné, ne pouvaient absolument pas être le fait de la sensibilité cutanée : tant que la théorie sensitive s'est uniquement appuyée sur la sensibilité cutanée, elle devait forcément rester stérile. Il en est tout autrement en faisant intervenir les systèmes articulaire et musculaire. On peut alors prouver expérimentalement une finesse extraordinaire de la sensibilité pour les mouvements passifs, et une plus grande encore pour les mouvements actifs. C'est cette finesse qui rend possible la transmission à la conscience de chaque phase du mouvement d'un organe sensible. L'existence même de ce mécanisme délicat ne devait-elle pas être la preuve de sa nécessité pour l'exécution des mouvements coordonnés ?

Admettons la théorie sensitive, et nous pouvons expliquer, en partant d'*un seul* principe, tous les troubles observés dans les mouvements volontaires d'un tabétique dont la musculature n'est ni paralysée, ni affaiblie. Dans le stade dit préataxique, on peut expliquer la démarche raide et la tension anormale de la musculature pendant les mouvements, abstraction faite de ce qui revient à l'hypotonie commençante, par un trouble de la sensibilité articulaire, que compense une plus forte contraction des muscles : ceux-ci ne seront atteints que beaucoup plus tard. Par ce mécanisme, la sensation de position des membres devient suffisante. La preuve de cette conception est donnée par l'observation. Partout où chez un tabétique existe une certaine raideur de la marche comme seul symptôme d'altération motrice, on peut toujours mettre en évidence avec certitude l'altération de la sensibilité articulaire et l'intégrité de la sensibilité musculaire. Dans les premiers stades de l'ataxie, le renforcement des contractions musculaires, combiné à une surveillance plus attentive des membres, suffit pour compenser les troubles sensitifs. L'occlusion des yeux, en pareil cas, fait apparaître l'ataxie. « Avec des troubles sensitifs plus marqués, il faut des mouvements brusques et plus étendus des articulations, pour donner à la conscience notion de la position des membres. L'ataxie manifeste apparaît ainsi à partir du moment où la sensibilité musculaire plus délicate ne peut plus compenser à elle seule les troubles de la sensibilité articulaire[1]. » Ces mouvements d'amplitude exagérée et ce travail musculaire excessif qui caractérisent l'ataxie tabétique, prouvent en outre que l'on est autorisé, au moins partiellement, à les considérer comme des mouvements de réaction aux troubles sensitifs. En effet, l'*exagération du travail musculaire* ne fait pas nécessairement partie de la notion, théoriquement établie, de l'ataxie. L'incoordination pourrait aussi résulter d'une diminution dans l'amplitude

1. Frenkel. Ursachen der tabischen Ataxie. *Neurol. Centralblatt*, 1897.

normale des mouvements et dans la force musculaire, tandis qu'une diminution de la sensibilité exige évidemment une augmentation correspondante du travail musculaire et une exagération de l'amplitude des mouvements.

La théorie sensitive nous permet aussi, en ce qui concerne les paralysies tabétiques et le stade prétendu paralytique du tabes, de les considérer à un point de vue plus fécond qu'on n'a pu le faire jusqu'à présent. L'hypothèse que de pareils états relèvent toujours d'une complication du tabes, altération des parties motrices de la moelle épinière ou des nerfs périphériques, ne nous paraît pas acceptable et ceci pour deux raisons : d'abord, les autopsies n'ont jamais donné aucun résultat positif irréfutable; ensuite, à moins d'une anesthésie absolue et tout à fait complète, ce qui n'est que très rarement le cas, on réussit le plus souvent, par l'exercice, à transformer cette paralysie en ataxie. Nous inclinons à rechercher les causes du stade paralytique du tabes dans l'anesthésie de la peau, des articulations et des muscles : anesthésie qu'on trouve constamment en pareilles circonstances.

Que l'exécution d'un mouvement volontaire par une partie déterminée du corps, ou, pour parler physiologiquement, par un groupe de muscles déterminé, n'exige pas seulement l'innervation centrale et l'intégrité des voies motrices, mais qu'elle suppose encore l'existence d'un certain degré de sensibilité dans le muscle à mouvoir, c'est là une opinion qui mérite une analyse détaillée. En l'admettant, une contraction volontaire, dans un muscle totalement anesthésié, serait chose impossible : ce qui, traduit conformément à notre théorie de l'ataxie, voudrait dire : de la diminution de la sensibilité dans un groupe musculaire, résulte l'ataxie; de l'anesthésie totale, la paralysie. En fait, si l'on considère l'économie de l'organisme, il est plus vraisemblable que la possibilité d'innerver promptement un groupe musculaire déterminé dépend des excitations sensitives qui partent de ces muscles, que d'admettre que l'organe central, restant indépendant, garde à chaque moment tout le clavier des muscles à sa disposition. Les preuves expérimentales de cette manière de voir se trouvent dans les expériences bien connues de Sherington, de Korniloff et de Héring, qui par la section des racines postérieures ont produit dans les membres correspondants de véritables paralysies, surtout lorsqu'ils le faisaient sur une étendue telle qu'une anesthésie totale dût en résulter.

Il est une observation facile à faire sur les tabétiques ataxiques, et qui est très intéressante non seulement au point de vue pratique, mais encore théorique : c'est que ces malades perdent la notion de la succession nécessaire de certains mouvements. Par exemple, il est clair, pour tout homme bien portant, que le premier mouvement à faire pour se lever d'un siège est d'en rapprocher les jambes ou les pieds. L'ataxique, qui a perdu la conscience de ce premier mouvement nécessaire, s'épuise en vains efforts sans parvenir à se lever, jusqu'à ce qu'on appelle son attention sur ce fait. Un autre symptôme de cette anomalie, qui ne manque jamais avec un certain degré d'ataxie, consiste en ce que les malades s'efforcent de porter une jambe en avant, sans la soulager du poids du corps en s'appuyant sur l'autre jambe : ce que l'homme sain fait involontairement, nous tenons à le répéter. Cette anomalie qui, nous le verrons plus loin, joue un rôle important dans les troubles locomoteurs du tabes, dépend encore des troubles sensitifs. Examinons ces malades pendant qu'ils exécutent certains de nos mouvements courants, par exemple qu'ils descendent un escalier, plient les genoux, etc. : nous voyons que, pourvu bien entendu qu'ils soient en état d'exécuter le mouvement, *ils se comportent tous de la même manière*. De l'« ataxie », les mouvements en question ne présentent qu'un caractère, la tension exagérée de la musculature. A l'analyse, ils se présentent comme identiques aux mouvements « circonspects » de l'homme sain sur un terrain inconnu peu sûr, ou dans l'*obscurité*.

Ces mouvements « circonspects » du tabétique, qui s'adaptent aux circonstances et à leurs exigences, doivent-ils être considérés comme des troubles de la coordination? Évidemment; car au point de vue d'un homme sain, ils ne paraissent pas appropriés. Cependant leur analogie avec les mouvements circonspects de l'homme sain sur un terrain dangereux nous indique, pour cette catégorie de mouvements, que, relativement à l'état du malade, il faut les considérer comme des mouvements réactionnels appropriés à certaines anomalies. Ainsi, si le tabétique ataxique descend un escalier, il exécute des mouvements inappropriés au point de vue de l'homme sain, mais appropriés à son propre point de vue. Ils sont appropriés pour lui, parce qu'ils lui donnent la possibilité, en dépit de l'altération de sa sensibilité — qui trouble ses rapports avec le monde extérieur et avec ses propres membres — d'arriver à un but voulu, comme celui de descendre un escalier. Tout mouvement ataxique dans le tabes peut être considéré de la même façon, c'est-à-dire comme une réaction aux troubles sensitifs des systèmes cutané, musculaire et articulaire. Qu'on se garde bien cependant de croire que ces mouvements « circonspects » n'aient besoin d'aucune autre explication. Ils diffèrent en effet certainement des mouvements normaux d'un homme sain; et si on ne peut les compter parmi les ataxiques, voilà de nouveau, isolé dans le tabes, un groupe de troubles moteurs qui reste en suspens sans explication. On arrive finalement à mettre à part tous les troubles de la locomotion, comme quelque chose de différent des troubles de coordination proprement dits, ce qui n'en facilite guère la compréhension. Nous savons d'ailleurs, par ce qui précède, combien sont variables les limites entre les diverses altérations : un mouvement simple qui s'exécute ordinairement avec saccades mais sans autres anomalies, se transforme par l'occlusion des yeux en mouvement « ataxique » au sens classique, c'est-à-dire brusque et exagéré; la démarche dite « circonspecte » se transformera en talonnement si le malade est vigoureusement soutenu, et réciproquement la démarche avec talonnement et mouvements exagérés fait place à la démarche raide et circonspecte si le malade ferme les yeux, etc.

Si l'on se place au point de vue de la théorie sensitive, on doit considérer le mouvement ataxique comme une réaction au trouble de la sensibilité des systèmes musculaire et articulaire. Lorsque le malade augmente sa dépense musculaire et exagère l'amplitude de ses déplacements articulaires ou leur rapidité, employant ainsi les moyens que l'organisme met à sa disposition pour suppléer à sa sensibilité lésée, c'est qu'il cherche à exécuter un mouvement déterminé qu'il se propose : déplacement d'un membre ou de tout le corps. Si donc le mouvement ataxique, envisagé au point de vue de l'homme sain, possède tous les caractères d'un mouvement inapproprié, il est cependant approprié pour le tabétique, qui doit s'accommoder de tout ce qui lui reste de sensibilité : c'est pourquoi il varie dans sa forme et dans son amplitude suivant les circonstances extérieures dans lesquelles tel ou tel but déterminé doit être atteint.

L'influence du sens de la vue sur le degré de l'incoordination est facile à expliquer et se comprend d'elle-même, si l'on adopte notre point de vue. L'observation de l'homme sain apprend que nos membres savent atteindre, rapidement et sans hésitation, une place ou un objet que nous voyons. Ainsi donc les rapports entre l'impression visuelle et l'envoi correspondant d'influx nerveux sont d'expérience journalière. Quant au mécanisme interne, nous ne l'examinerons pas ici, et n'avons pas à le faire. Mais il en résulte tout naturellement que l'impression visuelle est superflue ou d'importance secondaire pour la promptitude du mouvement, là ou d'autres sensations fournies par des « signes locaux », sensibilité cutanée, sensibilité aux mouvements, orientent l'organe central sur la position de l'objet et de ses parties, ou sur la position respective des divers segments de notre corps. Si la sensibilité normale y fait défaut ou y est affaiblie, il va de soi qu'un segment du corps se comportera vis-à-vis de l'impulsion motrice comme un corps étranger ; s'il doit se déplacer dans un but déterminé, il le fera avec moins de détours s'il est sous le contrôle de la vue. Les choses se passent au fond de la même façon, lorsque la main d'un homme sain cherche un objet dans une chambre sombre, et lorsque la jambe d'un tabétique doit exécuter un mouvement.

Tout mouvement ataxique le devient davantage lorsque le sens de la vue n'intervient pas : c'est une loi fondamentale, qui ne souffre pas d'exception : si l'on recourt à la théorie sensitive, elle est simple et facile à comprendre ; aucune autre théorie ne l'explique. Le signe dit de Romberg n'est qu'un cas particulier de cette loi générale. La station verticale est un acte de coordination compliquée, qui devient forcément incertain dès que la sensibilité des organes est insuffisante et que cette lacune n'est pas compensée par la vue. Quand on rencontre ce symptôme — vertige quand on ferme les yeux — *les troubles de la sensibilité aux mouvements ou de la sensibilité cutanée de la plante des pieds ne font jamais défaut.* L'intensité du symptôme dépend exclusivement de l'importance totale des troubles sensitifs. On trouve dans la littérature un petit nombre de faits contradictoires, où des tabétiques aveugles présentaient le phénomène de Romberg quand ils fermaient les yeux. Notre propre expérience ne nous a jamais fourni l'occasion de constater un cas de cette sorte. Comme nous savons que non seulement l'occlusion des yeux, mais encore le fait de regarder devant soi ou en l'air, en un mot ne pas fixer son propre corps, produit le vertige, il serait possible que dans les cas de cet ordre il persistât un léger degré de sensibilité à la lumière ; autrement, nous ne sommes pas en état de donner une explication de pareilles observations. Nous verrons plus loin que les résultats du traitement par l'exercice ont fourni un nouvel appui à la théorie sensitive de l'ataxie. Ils ne pourraient s'expliquer avec une autre manière de voir.

II

PARTIE SPÉCIALE

L'Exercice.

La propriété la plus importante de la substance nerveuse est d'être susceptible d'exercice. Cette propriété consiste dans l'aptitude à reproduire d'une manière particulière les impressions ou plus généralement les états dont le système nerveux a subi *la répétition identique à plusieurs reprises*. Cette propriété a une importance capitale dans toutes les sphères de l'activité nerveuse. Aussi bien dans le domaine des actes psychiques d'association que dans celui des actes moteurs, la faculté de conserver une impression ou le souvenir d'un état d'actes antérieurs, est la condition même de la vie normale. Quelles sont les modifications que subit dans sa structure la substance nerveuse, lorsque par exemple on « apprend » une langue nouvelle, ou une poésie, ou encore un morceau de piano ? Nous n'en savons rien. En revanche nous connaissons les conditions qui commandent une modification de cet ordre. Pour qu'un processus central quelconque soit appris, c'est-à-dire pour qu'il devienne partie intégrante de la série toujours à la disposition de notre conscience et de notre volonté, il est nécessaire que ce processus *se soit fréquemment répété*. Il faut encore que dans cette répétition il reste toujours dans le champ de la conscience, qu'il soit perçu ; et il faut enfin — tout acte à apprendre supposant l'imitation de quelque chose d'existant, — qu'il y ait représentation précise de l'acte à apprendre, c'est-à-dire à imiter. En d'autres termes, pour apprendre un acte nouveau quelconque, il faut le concours de trois facteurs : l'image représentative de cet acte, l'attention grâce à laquelle la représentation est amenée dans le champ de la conscience, et la répétition de l'acte. Un acte appris a la propriété d'être si intimement lié à la volonté, qu'il s'exécute sans cette sensation particulière d'effort qui accompagne les autres actes ; il en résulte que la volonté paraît ne plus intervenir dans l'exécution des actes connus, parce que son intervention se manifeste seulement par la sensation de fatigue qui l'accompagne. Outre cette diminution progressive de la sensation de fatigue sous l'influence de l'exercice, un acte appris a encore la propriété de s'exécuter sûrement et rapidement, c'est-à-dire sans intervalle appréciable entre ses diverses phases.

L'exercice des mouvements.

Il résulte de ce qui précède que pour apprendre un acte moteur, il faut se le représenter et répéter avec attention le mouvement lui-même, c'est-à-dire l'essayer à plusieurs reprises. Au début, une sensation plus ou moins intense de fatigue musculaire accompagne l'exercice. Elle diminue à mesure que l'étude progresse. Au début également se produisent des mouvements dirigés de telle sorte, qu'ils sont sans utilité pour le but à atteindre ; ils disparaissent de même, avec les progrès de l'exercice. Ces deux faits, fatigue et mouvements inutiles, prouvent que lorsqu'on commence à apprendre un nouvel acte, la musculature travaille d'une manière exagérée, c'est-à-dire avec des contractions excessives, et que certains muscles sont mis en action, bien qu'inutiles ou nuisibles. Nous en concluons que sous l'influence de la fonction complexe appelée exercice, *il se fait, en harmonie avec le but à atteindre, un choix dans les muscles employés et le degré de leur contraction.* Sous l'influence de l'exercice, chaque partie de muscles anatomiquement unis acquiert une plus grande autonomie. Nous savons comment, lorsqu'on apprend le piano, chacun des muscles qui constituent l'extenseur commun des doigts, devient assez indépendant pour que chaque doigt isolément se mette en extension rapidement et sans fatigue ; comment encore l'articulation de la main apprend à se mouvoir seule et indépendamment des autres articulations ; comment, dans le chant, la musculature du larynx devient indépendante, non seulement des mouvements respiratoires, mais encore des muscles du pharynx, etc. Ainsi, par rapport à la musculature, la possibilité d'apprendre de nouveaux genres de mouvements consiste en la possibilité d'émanciper suffisamment les unes par rapport aux autres toutes les parties de groupes musculaires anatomo-physiologiquement unis, pour que chacune de ces parties devienne autonome au point de vue fonctionnel. La fatigue dans les exercices et leur durée seraient donc l'expression exacte de la lutte entre la tendance synergique de groupes musculaires physiologiquement unis, et leur émancipation en vue d'un but bien défini. Grâce à l'organisation particulière du cerveau *humain*, des muscles phylogénétiquement associés peuvent s'émanciper : cette aptitude à l'exercice est une propriété spécifique de l'homme, qui lui doit sa perfectibilité indéfinie, à l'inverse de celle relativement très limitée des animaux. Comme toutes les facultés humaines, celle d'apprendre des mouvements compliqués est très inégalement dispensée aux divers individus. Les résultats étonnants auxquels arrivent les jongleurs et les acrobates, grâce à une combinaison particulièrement subtile de l'action des divers muscles, montrent jusqu'où peut aller cette dissociation de groupes musculaires originairement synergiques.

Nous avons vu dans les chapitres précédents ce qui, dans chaque nouvel acte à apprendre, excite ou arrête la contraction musculaire : ce sont les impressions sensitives émanant de nos membres, de leurs articulations et de leurs muscles mêmes, et des objets extérieurs avec lesquels ils entrent en contact. S'agit-il d'actes qui exigent la mise en œuvre des plus fines nuances de la sensibilité, comme les travaux manuels délicats, l'appréciation de la résistance des touches du piano ou des cordes du violon : l'exercice repose alors sur la propriété que possède le système nerveux, d'accumuler de petites excitations fréquemment répétées, de telle sorte que leur effet devient semblable à celui d'excitations plus fortes mais aussi plus rares. Ce serait une erreur de croire que les personnes dont les actes nécessitent l'appréciation de nuances sensitives extrêmement délicates, celles par exemple qui lisent l'écriture des aveugles, arrivent à posséder, au point de vue de l'examen objectif, une sensibilité tactile plus affinée. La sûreté avec laquelle elles exécutent les mouvements en question, vient bien plutôt d'un long exercice, grâce auquel les organes centraux se contentent d'un minimum souvent répété d'excitations sensitives. Quand un tireur adroit se prépare à tirer, quand un acrobate se prépare à marcher sur une corde, ce sont évidemment à de très délicates nuances sensitives émanant de tous les points de la peau, des articulations et des muscles, qui indiquent le moment exact où les muscles réalisent l'état de coordination nécessaire. Comme nous l'avons dit plus haut, cela ne signifie pas une acuité hypernormale de la sensibilité, mais une aptitude de l'organe central, acquise par l'exercice, à utiliser les petites différences de sensation pour réaliser une coordination plus délicate.

L'exercice, moyen de compenser l'incoordination.

L'incoordination tabétique, selon nous, a pour cause une diminution de la sensibilité normale ; son élément capital est l'affaiblissement de la sensibilité aux mouvements dans les articulations et de la sensation de contraction dans les muscles. La thérapeutique la plus rationnelle consisterait donc à rétablir la sensibilité normale dans ces organes. Mais on ne le pourrait qu'autant qu'on saurait améliorer ou supprimer les lésions anatomiques. Bien qu'il soit permis d'admettre, par analogie avec d'autres processus pathologiques, que la chose n'est pas impossible, on ne connaît cependant rien de certain à ce propos. Aussi nous engagerons-nous dans une autre voie : nous essayerons d'utiliser ce qui persiste encore de sensibilité chez les malades, pour faire parvenir aux organes centraux des renseignements suffisants sur la position des membres. Le moyen d'y arriver consiste dans l'exercice, c'est-à-dire *dans la répétition fréquente, avec une attention soutenue, de l'exécution ou de l'essai d'exécution d'un mouvement bien nettement déterminé à l'avance*. C'est un fait bien connu que l'exercice facilite la perception d'impressions sensitives légères et rend possible la perception des variations les plus minimes dans l'excitation. Un fait encore plus connu, déjà cité plus haut, est la faculté, que les aveugles acquièrent par l'exercice, de déchiffrer l'écriture dite des aveugles. L'exercice rend l'organe central apte à se servir de petites excitations pour la coordination. L'exercice accroît la *sensibilité* des organes sensitifs, de sorte qu'une excitation faible, mais souvent répétée, peut prendre la même valeur qu'une excitation plus forte, mais plus rare. Il en résulte que, théoriquement, la transformation d'un mouvement ataxique en un mouvement normal s'effectue absolument suivant les mêmes lois que, chez l'homme sain, l'exercice d'un mouvement compliqué exigeant la perception des plus délicates nuances d'excitations. Évidemment, cette méthode exige néanmoins la conservation d'un certain minimum d'impressions sensitives. L'anesthésie totale exclut l'emploi du traitement par l'exercice; mais elle ne se présente presque jamais dans le tabes. De plus, il faut admettre à priori que le traitement sera d'autant plus long et plus difficile et les résultats d'autant moins sûrs, que l'altération de la sensibilité sera plus considérable. Cela est également vrai d'une manière générale. Peu après la publication de notre méthode, on émit de divers côtés l'opinion qu'elle était applicable aux seuls tabétiques qui ne présentaient aucun trouble de la sensibilité profonde (sensibilité articulaire et musculaire). On comprend qu'il nous ait été facile de réfuter une telle assertion : d'abord en démontrant que l'incoordination tabétique est *toujours* en relation avec des altérations de la sensibilité profonde; puis, en donnant à plusieurs reprises avec Hirschberg, la preuve, basée sur de nombreuses observations cliniques, *des résultats brillants que peut donner la thérapeutique par l'exercice, en dépit d'altérations considérables de la sensibilité musculaire et articulaire*. Si donc Leclerc, dans un ouvrage déjà cité et paru en 1899, dit : « ... que la méthode de Frenkel échoue quand il existe à la fois de l'anesthésie musculaire et articulaire », il prouve par là combien il est peu sérieusement documenté sur la question qui constitue son sujet principal (ce travail est intitulé : *Les Traitements actuels du tabes*). Il faudrait que par « anesthésie », il entendît une anesthésie totale et absolue, ce qui ne ressort pas de son texte.

Bechterew et Ostankof ont les premiers signalé des améliorations objectives de la sensibilité cutanée sous l'influence de l'exercice, améliorations qui se produisent en effet, mais sont assez rares. Par contre, on constate constamment une amélioration de la sensibilité de position, et les malades déclarent spontanément qu'ils peuvent, sans regarder, se rendre compte de la position de leurs jambes dans le lit. Une autre amélioration se manifeste souvent dans la sensibilité à la pression ; le malade debout sent le plancher sous ses pieds ou le sent mieux. C'est d'idées théoriques peu claires que sont issues les tentatives faites pour hâter l'amélioration de la coordination ou pour la compléter à l'aide d'impressions auditives ou visuelles provoquées chez les malades pendant l'exercice. Ces tentatives n'ont aucune valeur pratique.

Il résulte naturellement de tout ce qui précède que le principe fondamental du traitement est le suivant : déterminer pour chaque membre les exercices les plus propres à suppléer la sensibilité perdue et les lui appliquer. Pour que la coordination puisse être récupérée avec une certaine sûreté, il faut que le quantum de sensibilité disponible ne soit pas descendu au-dessous d'un certain niveau. Souvent néanmoins, *avec un minimum de sensibilité conservée, une atténuation de l'incoordination pouvant aller jusqu'aux confins de la guérison reste possible* : c'est ce que nous démontrerons ailleurs. Les malades de ce genre sont cependant obligés de surveiller avec la plus grande attention leur corps et des membres en mouvement. Dès qu'ils ferment les yeux, ils tombent. Un des exemples les plus frappants de ce genre concernait un homme qui, lorsqu'il fut soumis au traitement, était cloué sur sa chaise par une ataxie accompagnée des troubles sensitifs correspondants. Cet homme, d'une force de volonté et d'une énergie bien au-dessus de la moyenne, appliqua, dès les premiers jours du traitement, la plus grande attention et le plus grand soin à chacun de ses mouvements. Il fut *complètement guéri* de son ataxie après un traitement de huit mois. Il avait tout réappris, même à descendre un escalier à reculons sans canne, etc. Mais tous ces mouvements devaient s'exécuter sous le contrôle des yeux. Aussitôt qu'il fermait les yeux, il tombait. Si les altérations de la sensibilité la laissent *au-dessus* d'un certain minimum, on réussit à rendre aux malades la possibilité de se tenir debout et de marcher les yeux fermés, mais ordinairement ces mouvements resteront moins assurés que ceux qui s'exécutent sous le contrôle de la vue. Quant au minimum de sensibilité nécessaire pour obtenir un résultat, on ne peut l'établir objectivement. On peut admettre qu'il est atteint, quand d'une façon générale les mouvements brusques imprimés aux articulations des membres déterminent encore quelque sensation, même très vague. Si le malade a de la force de volonté, s'il est capable d'une attention vive et soutenue — qualité rare, nous le savons — on peut espérer un résultat remarquable, avec la restriction faite à propos du malade dont nous venons de parler, c'est-à-dire impossibilité de se mouvoir les yeux fermés. On doit considérer comme dépassant le minimum nécessaire et donnant le droit d'espérer les meilleurs résultats, les malades chez qui le trouble sensitif n'est pas tel, que les contractions musculaires actives ne leur permettent une idée approximative du mode (direction) de mouvement. S'ils ont par surcroît la force de volonté à laquelle nous venons de faire allusion, les résultats peuvent être équivalents à une guérison, c'est-à-dire que ces malades, les yeux ouverts ou fermés, arrivent à exécuter, dans le décubitus dorsal, des mouvements coordonnés absolument irréprochables ; debout, ils exécutent tous les mouvements assez correctement pour que leur démarche ne diffère de celle d'un sujet normal qu'en raison des modifications dues au degré plus ou moins accentué de relâchement articulaire et d'hypotonie : ainsi les genoux peuvent se trouver en hyperextension, les cuisses en forte rotation externe (ce qui se manifeste par la position permanente du pied en dehors), etc.

Les mouvements de l'homme sain sont normaux, non seulement par la manière même dont ils sont exécutés, mais encore par la certitude et l'assurance de leur exécution. Les choses se passent tout autrement chez les tabétiques traités par les exercices et *délivrés de leur ataxie*. Chez une catégorie particulière de sujets, on ne remarque plus aucun trouble si les malades s'observent avec assez d'attention, mais les mouvements redeviennent incertains dès qu'ils sont distraits. En pareil cas, l'avenir du malade dépend uniquement de sa force de volonté. Si celle-ci est suffisante pour assurer l'exécution attentive et scrupuleuse des mouvements ordinaires de la vie courante pendant plusieurs mois après la fin de la cure, ces mouvements reprendront presque leur sûreté normale. Par contre nous avons vu des malades beaucoup mieux portants, retomber rapidement dans leur ancien état après avoir cessé le traitement, sans autre cause que leur paresse et leur manque de persévérance. A l'établissement, naturellement, on veille à ce que les mouvements ordonnés soient exécutés correctement, et même en dehors des moments d'exercice, les mouvements sont contrôlés autant que faire se peut. Aussi les malades faibles, à l'esprit vite fatigué, devraient-ils rester à l'institut plusieurs mois encore après la fin de la cure proprement dite, c'est-à-dire après avoir appris en fait tous les mouvements : inutile de dire combien cela est difficile. Il n'est pas douteux que la *sûreté* des mouvements s'accroisse avec le temps, pour peu que ces mouvements soient répétés avec une même attention. Cependant, lorsque la sensibilité musculaire proprement dite est fortement altérée, la sûreté restera toujours moins parfaite que chez un homme sain. Il en résulte un aspect particulier dans la démarche de nos malades guéris, malgré l'absence d'ataxie. C'est là, en y ajoutant éventuellement les effets de l'hypotonie, ce qui crée différents types caractéristiques chez les malades après guérison de l'ataxie. Si l'on n'oublie pas que chez les tabétiques, il ne s'agit pas de l'ataxie d'un segment isolé, mais d'une somme de membres ataxiques, la mesure étant donnée surtout par les mouvements du genou, de la hanche et de la colonne vertébrale ; que ces « ataxies » concourent avec leur intensité et leurs combinaisons variables à la constitution du tableau morbide, alors un point devient clair : c'est que le traitement par l'exercice ne peut être érigé en méthode pratiquement utilisable, que si le médecin sait, après l'examen de chaque cas particulier, choisir parmi les exercices ceux qui conviennent à ce cas et en déterminer l'ordre et la durée. Cela suppose naturellement qu'il sait rechercher méthodiquement l'ataxie dans chaque membre en particulier, comme dans les mouvements impliquant le fonctionnement de plusieurs membres : marcher, se lever, se retourner, etc., etc. L'appréciation exacte du degré des troubles, leur pronostic par rapport à notre traitement, dépendent de la connaissance des mouvements de l'homme normal étudiés bien en détail. Autant cette connaissance est indispensable pour juger de chaque désordre moteur, autant elle est négligée dans la pratique journalière. Rien n'est plus faux que cette idée, que les lois qui régissent les mouvements de l'homme normal sont faciles à découvrir. C'est l'inverse qui est vrai. Nous constatons presque chaque jour que des malades sont laissés absolument sans traitement ou traités de travers, uniquement parce que le médecin, par exemple, ne connaît pas l'importance des mouvements du tronc dans la marche, ou qu'il rend responsables « les jambes » chez un malade dont l'inaptitude à la marche est due à une rétraction des muscles abdominaux, etc. : aussi nous disons-nous avec frayeur qu'il faut compter par milliers les malades victimes uniquement de l'ignorance des mouvements normaux du corps humain dans laquelle se trouvent les médecins. C'est pourquoi, avant de décrire chaque exercice, nous aurons à exposer la mécanique des mouvements du corps. Malgré l'attrait de cette question, nous nous bornerons à en dire ce qui se rapporte directement à notre but principal. A chaque pas nous aurons l'occasion d'éclairer la pathologie des mouvements, spécialement celle des tabétiques, et d'apprendre à l'observateur à distinguer, dans le tableau complexe d'un trouble moteur, les composantes qui tirent de leurs causes diverses, des significations différentes, tant au point de vue du caractère de l'anomalie qu'à celui de la thérapeutique et du pronostic. Le médecin doit apprendre chez son malade quelle part revient dans les troubles moteurs à l'incoordination même, à l'hypotonie, à l'épuisement, à l'appréhension, etc.

Le mécanisme des mouvements du corps.

Nous allons avoir à rechercher quelles sont les lois qui régissent l'équilibre du corps dans la station verticale et dans ses déplacements, soit que ces déplacements intéressent tout le corps, comme dans la marche, la course, le saut; soit qu'ils n'affectent que des parties, des segments du corps, comme c'est le cas dans le fait de s'asseoir et de se lever, de se baisser en avant, de ployer les genoux, etc.

C'est sur deux soutiens cylindriques que le corps repose en équilibre quand l'homme se tient debout. Il va de soi que le haut du corps, tronc, tête et bras, se tient en équilibre uniquement par sa position au-dessus des jambes; d'autre part les jambes elles-mêmes, sans le haut du corps, ne pourraient, en vertu de la disposition physique de leur masse se tenir seules en équilibre : il leur faudrait pour cela au moins *trois* points d'appui. Les jambes gardent leur équilibre dans la position verticale par la répartition du poids du corps sur elles. S'il en fallait une preuve, elle serait donnée par ce fait que nous pouvons nous tenir debout sur une seule jambe, à vrai dire avec difficulté, et cela dans chaque mouvement de la marche.

Le problème de maintenir en équilibre stable un poids relativement lourd sur deux appuis cylindriques relativement longs, problème devant lequel la nature a pour ainsi dire hésité, puisqu'elle n'a construit qu'une infime minorité de ses créatures avec deux jambes et en même temps sans ailes, ce problème, dis-je, est résolu par notre corps grâce à la faculté qu'il possède de changer à chaque instant, suivant les besoins, la disposition des masses qui le composent, et de parer ainsi immédiatement à la perte d'équilibre imminente. Les changements de place et de position réciproque des masses pesantes qui composent le corps, sont produits par les muscles : par leur contraction, ceux-ci peuvent grouper différemment par rapport au centre de gravité, d'abord leurs propres masses, puis et surtout les parties auxquelles ils s'attachent, c'est-à-dire les pièces du squelette et les organes groupés autour d'elles et s'y fixant. Les axes autour desquels s'effectuent ces déplacements siègent dans les articulations. Il arrive que la sûreté et la rapidité de mise en équilibre trouve intérêt à ce que des mouvements se fassent suivant des directions compliquées : il en est ainsi au pied et à la colonne vertébrale. C'est alors par le groupement particulier d'un grand nombre de petites surfaces articulaires diversement dirigées, n'ayant que peu de jeu, et de petits os unis les uns aux autres, que le but est atteint. Mais il est *une faculté* qui seule donne à cette disposition toute sa valeur pratique : c'est celle de mettre les masses du corps en équilibre, *avec la plus extrême rapidité*, au moment voulu. Sur elle, et sur elle seule repose *la sûreté* du maintien du corps, par suite celle de sa progression. Le frein, le correctif de ce travail rapide, c'est la disposition antagoniste des groupes musculaires, les appareils ligamenteux et aponévrotiques des os et des articulations. Un fait ressort déjà clairement de ce que nous avons dit : c'est que l'on ne peut comprendre et se représenter la station verticale que comme le résultat d'un travail musculaire actif. On ne réussira jamais à mettre un cadavre sur ses pieds et à le faire tenir debout un certain temps. Sans la division du corps en segments mobiles en divers sens, la variété infinie des mouvements n'eût pu être obtenue. Mais ce précieux avantage se transforme en sa contrepartie dès qu'un trouble pathologique commence à altérer le jeu rapide des muscles. Supposons que pour une cause pathologique quelconque, les contractions musculaires viennent à souffrir dans leur sûreté ou leur rapidité, de telle sorte que l'organisme, exécutant un déplacement volontaire, ne puisse plus compter sur sa mise sûre et prompte en position d'équilibre : ce sera justement *la grande mobilité du corps*, conséquence de sa division en un grand nombre de parties mobiles, qui, en vertu de simples causes physiques, deviendra fatale à la locomotion.

Plus il y a en effet de parties mobiles, plus l'équilibre est instable, et c'est ainsi qu'on peut mettre debout une poupée, mais non un cadavre. En pareil cas, l'organisme cherche à faciliter sa tâche en diminuant le nombre de segments mobiles : il y arrive, la contractilité musculaire étant supposée intacte, en utilisant les muscles et leurs antagonistes pour immobiliser les articulations à ce moment inutiles. C'est d'un semblable artifice que vient la raideur avec laquelle se tiennent et marchent des malades exempts cependant de toute affection musculaire spastique. Ainsi, au début des troubles moteurs du tabes, il existe un stade où l'action musculaire n'est pas encore altérée qualitativement, mais où la sûreté commence à faire défaut. Nous avons décrit ce symptôme sous le nom de marche pseudo-spastique du tabétique. C'est elle encore qui explique la facilité avec laquelle la fatigue survient parfois à ce stade de la maladie.

Il sera donc nécessaire de considérer en particulier la manière d'être de chaque segment mobile et l'influence de sa position dans les divers modes de mouvements.

1° *Le pied.* — La verticale passant par le centre de gravité du corps debout sur les deux pieds placés parallèlement, aboutit à peu près au talon ou un peu en avant. C'est donc sur les talons que repose le plus gros poids; aussi la couche épidermique du talon est-elle plus épaisse qu'en n'importe quel point du corps et cela, détail intéressant, même chez les nouveau-nés. Mais la longueur du pied lui permet, quand le haut du corps s'incline en avant, de faire porter le poids sur une autre portion de la plante. Comme la partie moyenne du pied, entre le talon et les orteils, est excavée, c'est-à-dire ne repose pas

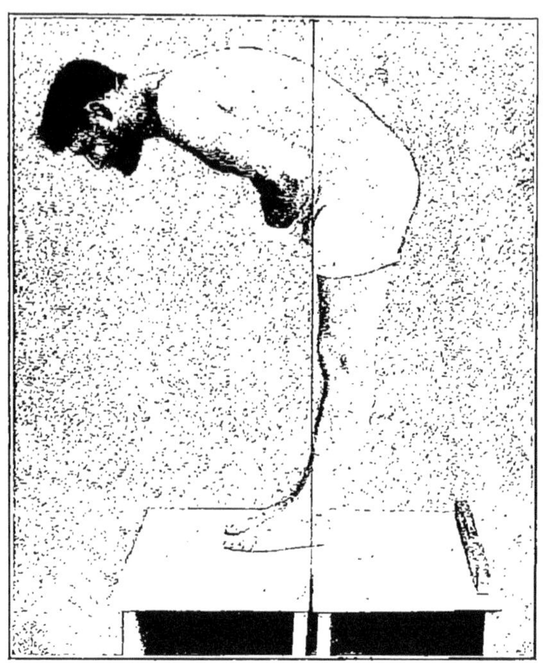

Fig. 32. — État normal. Forte flexion en avant. La cuisse et la jambe dépassent en arrière la ligne du centre de gravité.

sur la base (le sol), ce sont ceux-ci qui, dans la flexion du corps en avant, portent le poids du corps; le pied doit se mettre alors en flexion exagérée sur la région des orteils, de sorte que les talons sont soulevés. Parmi les orteils, c'est le gros seul qui joue le rôle essentiel : l'amputation de tous les autres diminue à peine la sûreté de la marche, tandis que la sienne rend toute sûreté impossible. Comme la région des orteils, comparée à celle du talon, solide et pourvue d'un puissant massif osseux, ne fournit au tronc qu'un appui incertain, ce dernier s'efforce de reporter son centre de gravité le plus près possible du talon, lorsque le haut du corps s'incline fortement en avant : c'est ce qui s'obtient en fléchissant le plus possible en arrière la cuisse et la jambe (fig. 32); pour des raisons anatomiques, cette flexion ne peut d'ailleurs atteindre qu'un léger degré. Mais cette faible compensation fait même forcément défaut dès que le haut du corps ne se penche plus tout seul en avant — les jambes restant alors fixes et s'inclinant éventuellement en arrière —, mais que le corps entier, jambes et tronc, transformés en quelque sorte en une masse rigide, doit se fléchir en avant. Il faut qu'alors le centre de gravité soit aussitôt porté sur la partie antérieure du pied, et que par suite le talon soit *passivement* soulevé du sol. L'articulation du pied se prêterait évidemment à une inclinaison en avant du corps rigide, sans soulèvement des talons, mais les lois de la pesanteur ne le permettent pas. Il est clair que la faculté qu'à le corps de s'incliner en arrière est forcément très restreinte. A l'état de rigidité, cette inclinaison en arrière est impossible, parce que la verticale du centre de gravité devrait tomber en arrière des talons, ce qui équivaudrait à une chute en arrière. Le haut du corps seul peut s'incliner un peu en arrière, à condition que la flexion du genou et de la cuisse compense l'inclinaison, et qu'ainsi la verticale du centre de gravité passe encore par les talons. En tout cas l'inclinaison du corps en arrière, en raison de la conformation anatomique du pied, dont le talon n'a pas de prolongement en arrière, est forcément limitée, parce qu'elle entraîne facilement la perte de l'équilibre. La nature a réduit ce danger au minimum, en donnant à la colonne vertébrale très peu de mobilité en arrière entre ses vertèbres (extension), et en rendant dans la station debout, par une disposition spéciale des appareils ligamenteux, le tronc tout entier (colonne vertébrale et bassin) non flexible en arrière sur le bassin. Nous constatons là une différence frappante entre l'anatomie du pied et celle du haut du corps.

2° *Articulation du genou.* — Normalement, l'articulation du genou se présente en hyperextension minime ou en légère flexion, suivant que l'homme se tient bien droit, ou se laisse plus ou moins aller. La première de ces attitudes, avec le « genou en hyperextension » s'observe dans la position militaire (fig. 33), la seconde dans une station nonchalante (fig. 22 *b*). La raison de ce fait réside en partie dans la masse musculaire tendue entre le tendon d'Achille et l'extrémité inférieure du fémur. Cette masse musculaire, du fait de sa tonicité, est plus courte que les os qu'elle entoure. Plus sa tension sera grande, plus grande devra être la tendance du genou à se mettre en flexion. C'est ce qui arrive dans la flexion dorsale du pied; aussi cette flexion garantit-elle la flexion du genou, point très important pour la marche, comme nous le verrons. La flexion du genou a notamment pour l'organisme une très grande importance, qui n'est pas assez appréciée : alors que chez l'animal, l'omoplate mobile et le bassin non chargé agissent à chaque pas comme un ressort pour adoucir le choc, il n'y a chez l'homme aucune disposition pour amortir ce choc. Aussi, si la cuisse était tout à fait droite sur le bassin, l'ébranlement du haut du corps serait à chaque pas considérable, au moment où tout le poids du corps frappe le sol par l'intermédiaire d'une seule jambe. Étant données sa rapidité et sa fréquence, ce choc ne serait sûrement pas sans influence sur l'organisme. Le genou fléchi empêche le choc d'un os sur l'autre, il agit comme un vrai ressort et assure la marche « élastique ». Sans ce dispositif, on ne pourrait certainement pas marcher de longues heures. Bien que

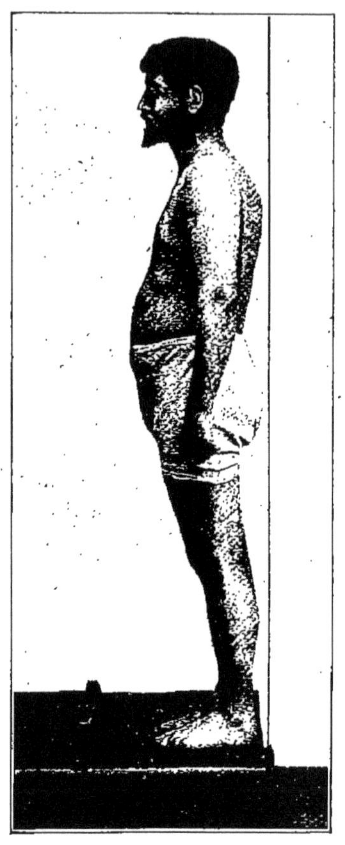

Fig. 33. — État normal. Rapport entre la ligne verticale et la position du corps.

nous ne nous en rendions pas compte, nous savons fort bien apprécier cette mesure de protection : c'est ce qui apparaît particulièrement bien dans le saut. Dans le saut, *les genoux arrivent toujours fléchis sur le sol* : au moment où le pied du sauteur va toucher le sol, s'exécute une forte flexion du genou ; dès qu'on a touché le sol, celui-ci se défléchit pour revenir à la position physiologique. Les hommes qui ont beaucoup à se tenir debout, ceux qui portent des fardeaux, en résumé tous les sujets astreints par profession à un travail corporel, se meuvent les genoux fortement fléchis. L'ouvrier, le paysan, généralement tous les hommes de la classe ouvrière sont de suite reconnaissables à cette attitude. La flexion normale, faible chez les personnes qui n'ont que leur corps à supporter, ne suffit plus dès que le corps est plus chargé. Dans le premier cas elle produit la belle marche élastique, dans le second cas elle aboutit par son exagération à un aspect désagréable. Il est à remarquer qu'ici encore, cette mesure de protection ne dépend pas de la volonté, *mais qu'elle est déterminée d'une manière immuable par les dispositions anatomiques*. Nous voyons donc que les mouvements des membres peuvent être limités non seulement par des barrières solides telles que les os et les capsules articulaires, mais encore par le tonus des masses musculaires. Nous aurons d'ailleurs à revenir en détail sur l'importance de la flexion physiologique du genou.

Dans les mouvements du corps, à l'état physiologique, *la flexion du genou ne se produit pas seule*, elle est toujours accompagnée de la flexion de la cuisse sur le bassin. Nous avons déjà vu que la flexion de la cuisse sur le bassin est absolument dépendante de la position de la jambe par rapport à la cuisse, c'est-à-dire de la flexion du genou (cf. Paragraphe sur l'hypotonie.)

3° *Articulation de la hanche.* — En décrivant l'hypotonie, nous avons vu qu'à l'état normal, dans la position couchée, la flexion illimitée de la cuisse sur le bassin n'est possible que si le genou est fléchi en même temps (fig. 3). Nous renvoyons aux explications que nous avons données alors. Au point de vue de la flexion de la cuisse dans la station debout, il en résulte que l'élévation énergique de la cuisse exige une flexion simultanée du genou : c'est là, nous le verrons encore, un point important pour la marche ; il en résulte d'autre part que si le genou est tenu raide en extension, l'élévation de la cuisse est forcément très réduite (fig. 34). L'importance de l'articulation de la hanche comme soutien du haut du corps, nécessite un appareil ligamenteux puissant pour la fixer dans sa position ; mais nous savons aussi qu'en dehors de cet appareil, les masses musculaires concourent par leur tonus à la limitation des mouvements en deçà d'une certaine étendue.

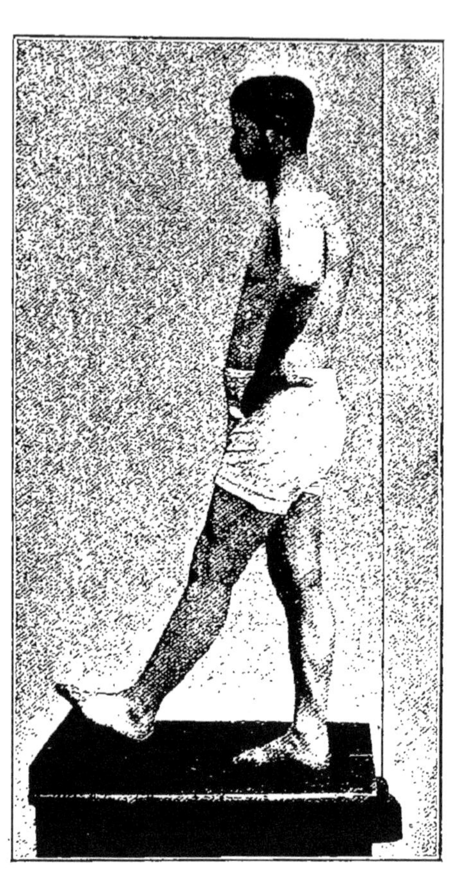

Fig. 34. — État normal. Élévation maxima de la cuisse, le genou tendu.

Nous venons de parler des mouvements de la cuisse en avant (élévation, flexion) ; quant aux mouvements latéraux, ils sont restreints par la tonicité des adducteurs. Le mouvement en arrière est excessivement réduit par suite de dispositions anatomiques, et normalement il ne se produit que moyennant l'extension plantaire du pied.

Changements de position du corps sans locomotion. — Pour étudier les fonctions des articulations, nous ferons appel à l'observation des déplacements de chaque segment, et avant tout, de ceux où le corps, dans son ensemble, ne change pas de place dans l'espace.

Station debout sur une jambe. — Cette position ne joue

qu'un rôle restreint dans l'économie des mouvements, mais elle est très importante au point de vue de la sûreté de la marche; elle a pour conditions la possibilité de faire reposer, pendant un court espace de temps, tout le poids du corps sur une seule jambe, et la mobilité du pied dans son articulation et dans celles des orteils, grâce à laquelle le centre de gravité peut être rapidement déplacé. Aussi observe-t-on, dans

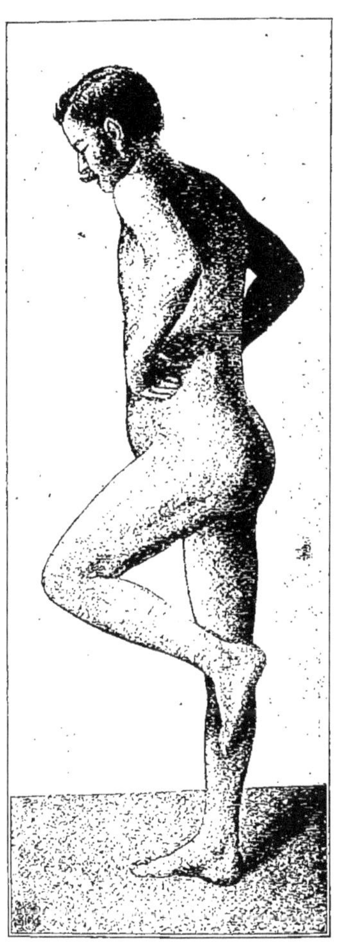

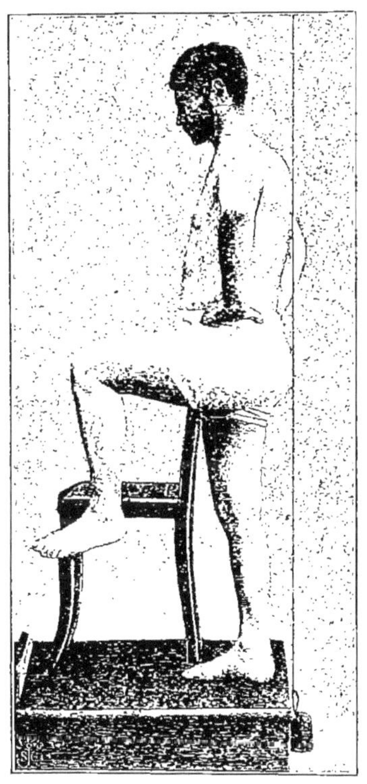

Fig. 35. — État normal. Position verticale sur une jambe.

Fig. 36. — Tabes dorsal au début. Position verticale sur une jambe.

la station sur une jambe, d'abord une inclinaison du haut du corps vers la jambe de soutien, puis en second lieu de légers mouvements d'oscillation du pied. A chaque pas, durant la marche, le corps reste un moment sur une jambe. L'équilibre de la « station sur une jambe » se modifie cependant dans la marche, en ce qu'au même moment le corps se prépare à se laisser tomber sur l'autre jambe. Il n'est pas difficile à l'homme sain de se tenir

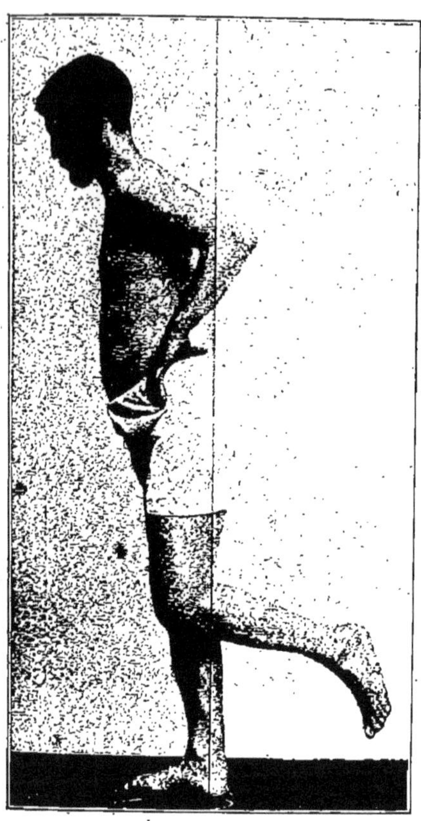

Fig. 37. — État normal. Élévation de la jambe sans mouvement de la cuisse. Flexion compensatrice du tronc.

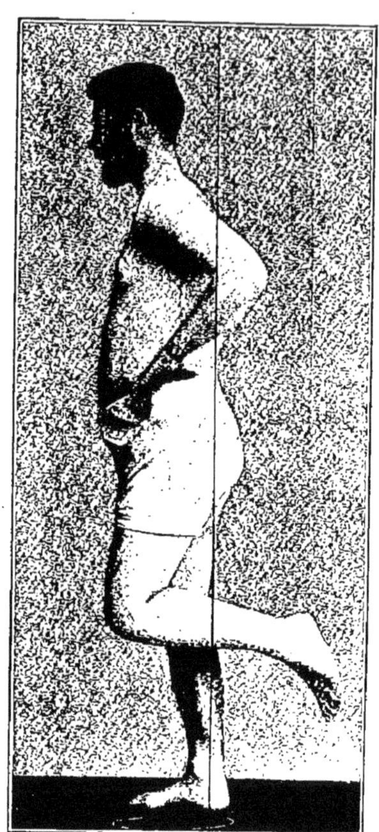

Fig. 38. — État normal. Légère élévation de la cuisse avec flexion du genou. Redressement compensateur du tronc.

debout sur une jambe, en tenant la jambe libre fléchie à angle droit au genou (fig. 35). Cependant, il se manifeste une légère insécurité au point de vue de la solidité de la base ; d'où une tendance à agrandir l'angle, c'est-à-dire à se rapprocher de la position habituelle d'extension, surtout de la cuisse. Dans l'insécurité pathologique existe un symptôme caractéristique, tant que le sujet se tient sur une seule jambe. Nous faisons donc naturellement abstraction des cas où cette position est impossible. Au lieu d'élever la cuisse (de la fléchir sur le bassin) et de fléchir le genou (fig. 35), comme le fait tout homme normal, les malades n'élèvent la cuisse qu'à peu de distance de la verticale, et

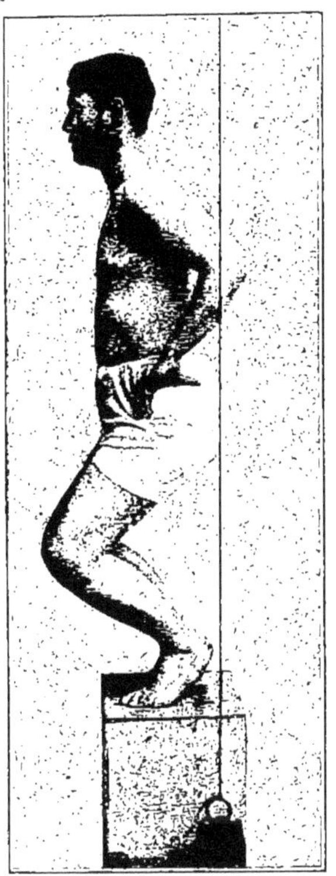

Fig. 39. — Flexion normale des genoux, le haut du corps restant droit.

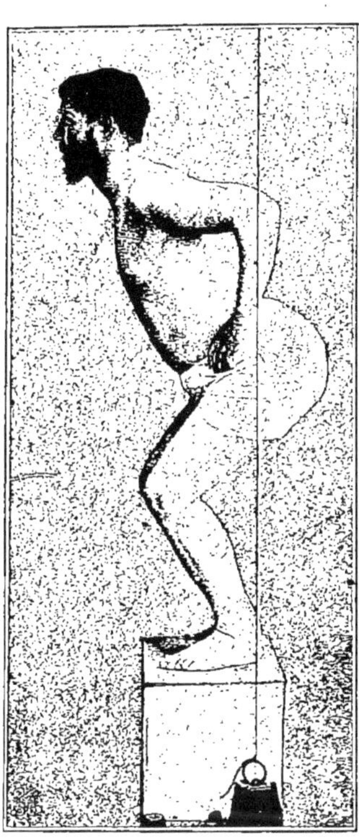

Fig. 40. — Flexion maxima de la jambe dans l'articulation du pied.

fléchissent la jambe ; il en résulte, comme le montre la figure 36, une position très différente de la normale et tout à fait constante ; cette position mérite qu'on y attache une *importance diagnostique* : dans le tabes on peut la mettre très tôt en évidence, avant l'apparition de n'importe quel trouble de coordination, exprimant déjà l'incertitude dans la direction des mouvements. Nous l'avons dit et répété, l'équilibre est sauvegardé dans les circonstances les plus diverses, surtout grâce à la précision avec laquelle le tronc sait se placer suivant les besoins : forcément, la station sur une jambe dépend aussi d'une modification correspondante dans la position du tronc. Si la jambe soulevée est portée en entier en avant (au-devant du centre de gravité), le tronc devra par compensation se pencher en arrière. Il en est autrement si la cuisse conserve sa position symétrique par rapport à l'autre et que la jambe seule soit fléchie (en arrière). Dans ce cas le tronc réagit en se penchant en avant (fig. 37). Si, de cette dernière position, la cuisse est portée seulement un peu en avant, un mouvement de recul du tronc répondra à ce changement (fig. 38). La superposition de photographies instantanées de ces deux phases illustre aussi clairement que possible ce travail délicat de régulation accompli par le tronc. Elle met aussi en lumière ce fait, que le bassin est resté relativement immobile et que la hanche peut être considérée comme l'axe autour duquel s'exécutent les mouvements de compensation du tronc. Nous comprenons maintenant pourquoi, dans l'incertitude pathologique, les malades choisissent pour « se tenir sur une jambe », l'attitude indiquée par la figure 36 : la position du tronc y est modifiée au minimum par rapport à sa position habituelle ; c'est ainsi que dans un stade du tabes, assez peu avancé pour que la station sur une jambe soit encore possible, *apparaît déjà cette tendance à fixer le tronc, qui ne fera que s'accroître avec les progrès de la maladie.*

Flexion des genoux. — Dans la flexion des genoux, telle qu'elle est communément enseignée dans les cours de gymnastique, le tronc, parti de la station debout, doit être abaissé jusqu'à terre en restant vertical : en même temps que les genoux se fléchissent, les talons sont soulevés, les cuisses mises en abduction modérée. Pour que le tronc reste droit pendant cet exercice, il faut que le centre de gravité soit reporté sur la pointe des pieds, ce qui revient à dire qu'il faut que les talons soient soulevés (fig. 39). Autrement, si l'on veut que le pied repose de toute sa longueur sur le sol pendant la flexion des genoux, il faut incliner le tronc en avant : alors, plus les pieds sont fléchis, plus le siège doit se porter en arrière, le haut du corps incliné d'autant en avant pour lui faire équilibre. Nos malades ne font pas autre chose quand on leur demande de plier les genoux (fig. 40), à tel point que ce mouvement peut avoir une signification pathognomonique au début de l'incoordination. La raison en est simple : Le pied tout entier donne une plus grande sécurité, comme base, que la pointe du pied; mais nous l'avons bien vu, la flexion des genoux, tout le pied reposant à terre, n'est possible que si les fesses se portent en arrière et le tronc en avant.

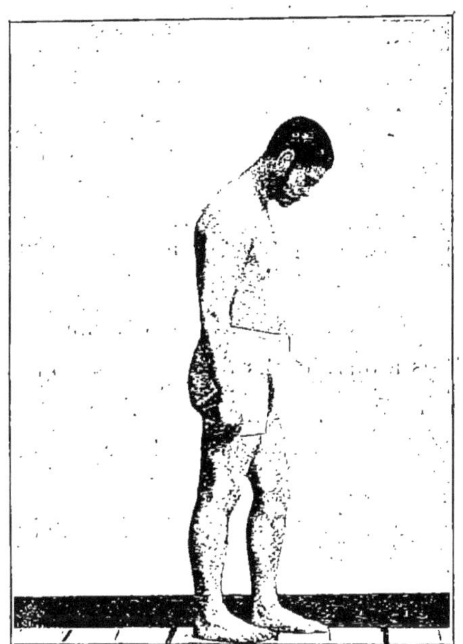
Fig. 41. — État normal. Exécution d'un petit pas.

L'angle que fait le pied avec la jambe ne varie que dans des limites assez restreintes et la figure 40 nous montre le maximum de la flexion auquel la jambe peut arriver par rapport au pied. Si donc une cause quelconque attire alors le genou en avant, il faut que les talons soient soulevés.

La marche. — Parmi les divers modes de locomotion, commençons par la marche en avant et demandons-nous : comment se fait un pas? Nous passerons sur l'action des muscles qui déplacent la jambe, sur le jeu combiné des forces physiques, — poids, oscillation — et de l'activité musculaire : ces points ont été exposés dans les traités bien connus de Duchenne, des frères Weber, de Vierardt et dans d'autres ouvrages classiques; nous devons les supposer connus. Nous ne nous occuperons ici que des résultantes de ces forces, exprimées par le déplacement des membres dans l'espace, et de leurs rapports avec l'équilibre général du corps, considéré à l'état normal ou pathologique.

Le pas représente l'acte élémentaire de la locomotion. Considéré dans ce qu'il a d'essentiel, c'est le déplacement d'un pied, qui se porte en avant, et le rapprochement consécutif de l'autre pied; tout le corps suit naturellement. Et pourtant, si on le détaille, cet acte apparaît bien plus compliqué qu'on n'aurait cru; c'est sa complexité qui explique pourquoi, dans certaines circonstances, un malade qui, au lit, meut relativement bien ses jambes, est incapable de marcher. Décomposons donc le pas en ses éléments. La première phase est l'élévation (flexion) de la cuisse.

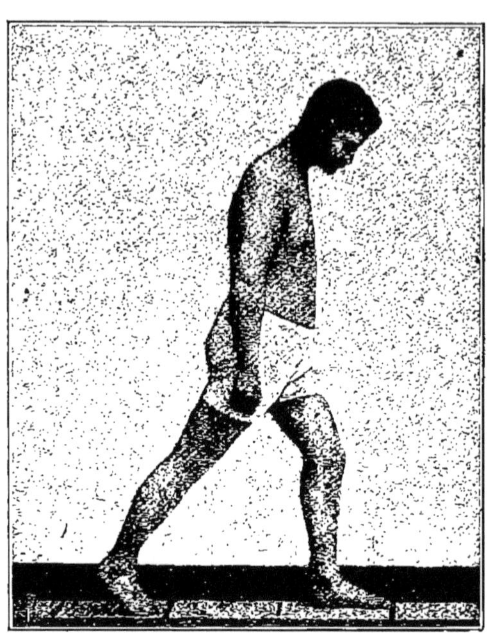

Fig. 42. — État normal. Exécution d'un grand pas.

Étant donné qu'au repos, dans la station verticale, le poids du corps est réparti sur les deux jambes, il faut, pour que ce mouvement en avant de la cuisse soit possible, *que tout le poids du corps se porte sur l'autre jambe qui reste en place :* de cette façon, la jambe qui doit s'avancer est préalablement rendue libre. Le pas commence donc par l'inclination du tronc sur la jambe de soutien. Alors la jambe peut se porter librement en avant, se soulever ; quant à gagner un point situé *au-devant* de son point de départ, elle en est manifestement incapable, car en sa qualité de rayon elle ne peut atteindre qu'une ligne qui lui soit perpendiculaire (tangente). La figure 34 montre la jambe dans cette phase ; elle se trouve en l'air sans soutien, sans pouvoir faire un pas. Si le centre du cercle, dont la jambe étendue constitue le rayon, se portait en avant, il deviendrait possible au pied de toucher le sol. C'est ce qui se produit *par le déplacement en avant du tronc uni au bassin, déplacement sans lequel un pas est impossible.* Mais en même temps, la jambe de soutien se trouve libérée du poids du corps; elle peut à son tour être portée en avant: elle vient donc se placer, soit à côté de l'autre, et dans ce cas il ne faut qu'un léger déplacement nouveau du tronc, soit plus loin que l'autre, et alors le tronc doit s'avancer encore plus: le premier pas est fait. La description qui précède est celle d'un petit pas (fig. 41); pour un plus grand (fig. 42 et 43), il faut qu'un nouvel élément intervienne. L'amplitude de ce déplacement du tronc en avant est limitée par la position de la jambe de soutien qui reste en arrière, et en fin de compte par la flexion de l'articulation du pied correspondant, qui permet au tronc d'avancer. Si l'on veut faire un pas plus étendu, il faut que le tronc puisse se porter plus en avant : c'est ce que permet la propulsion du centre de gravité, venant se projeter non plus à l'attache de la jambe de soutien, mais sur les orteils; la conséquence est que le talon de la jambe de soutien est soulevé. *Il faut donc qu'à chaque grand pas, la projection du tronc en avant s'accompagne de l'élévation du talon de la jambe postérieure ou de soutien ; au contraire, un petit pas est possible sans que tout le pied cesse de reposer à terre.* Dans la vie courante, les très petits pas, ceux qui n'atteignent

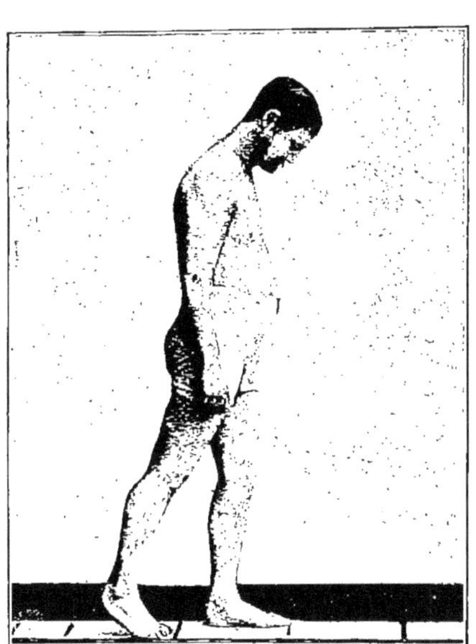

Fig. 43. — État normal. Exécution d'un pas moyen.

pas la longueur d'un pied, ne jouent qu'un rôle restreint ; on les emploie pour marcher avec précaution, lorsqu'un sol peu sûr exige d'une part un équilibre très assuré, d'autre part la possibilité de pouvoir à tout instant s'arrêter brusquement. La figure 41 montre suffisamment comment ce sont les petits pas qui conviennent le mieux en pareille circonstance : d'abord, en raison de la brièveté du pas, les pieds peuvent poser à terre sur toute leur longueur, ce qui est une garantie de sûreté ; en second lieu le tronc ne se déplace que peu, et presque parallèlement à son axe longitudinal, ce qui lui permet évidemment de s'arrêter brusquement dans son mouvement. Dans les circonstances ordinaires, on fait surtout des pas moyens et grands (fig. 42 et 43). Dans ceux-ci, si l'on considère les déplacements successifs des jambes, le mouvement se passe de la façon suivante : pendant qu'une jambe est en l'air, le pied de l'autre s'écarte déjà du sol, c'est-à-dire soulève son talon ; ce pied arrive à se trouver appuyé sur les orteils, lorsque la jambe en mouvement vient reposer sur le sol par le talon, la pointe légèrement soulevée. A ce moment les deux pieds se trouvent donc sur le sol. Au temps suivant, le pied antérieur repose complètement sur le sol, tandis que le postérieur continue à s'écarter de terre et ne repose plus que par sa pointe. Puis ce dernier commence son oscillation en avant, et la série recommence.

Nous avons déjà eu l'occasion de signaler la grande importance de la flexion du genou dans les mouvements du corps. Cette importance apparaît plus clairement encore lorsqu'on analyse l'exécution d'un pas normal. Ici également, ce qui prédomine, c'est la loi de moindre dépense de forces, cette loi qui régit tous les mouvements du corps. Rappelons-nous de ce qui précède, qu'avant de commencer son déplacement, une jambe doit être déchargée par l'inclinaison du corps sur l'autre. Ainsi, elle est bien devenue libre, mais elle est encore en contact avec le sol. Parmi tous les moyens qui s'offrent à elle pour lui permettre de quitter le sol, la flexion de la cuisse sur le bassin (élévation de la cuisse) *avec flexion concomitante du genou*, est le plus sûr :

il l'écarte immédiatement de n'importe quel obstacle du terrain, ce à quoi n'arriverait pas la projection en avant de la jambe étendue. De plus, par ce moyen, le déplacement du poids du corps sur l'autre jambe, par lequel débute nécessairement le pas, se fait avec un minimum de danger pour l'équilibre ; au lieu que si l'on marche la jambe étendue, il faut incliner fortement le tronc et le bassin vers l'autre côté, pour que le pied ne frotte pas sur le sol. En troisième lieu, le pied, la jambe et la cuisse se trouvent ainsi, dès le commencement du pas, dans la position qu'ils ont à conserver durant toute son exécution, à savoir la flexion ou la flexion dorsale, la grandeur de l'angle devant seule varier. Le pied ayant été soulevé de terre comme il a été indiqué, — et, nous tenons à le faire remarquer, ce soulèvement s'effectue avec élévation de la pointe du pied (flexion dorsale du pied), très avantageuse pour la flexion du genou, — le tronc se déplace en avant, nous le savons déjà, et aussi en bas, comme nous devons maintenant le signaler; par ce dernier mouvement, la jambe soulevée, c'est-à-dire fléchie à la hanche, au genou et au cou-de-pied, revient s'appuyer sur le sol : ainsi se trouve achevé le pas d'une jambe. Deux points sont surtout à remarquer : c'est d'abord que l'extension du genou, dans l'exécution d'un pas moyen, n'a pas une aussi grande importance qu'on eût pu le croire à priori ; c'est ensuite que par ce moyen, le pied revient sur le sol dans une position qui lui servira ultérieurement pour continuer le mouvement. Pour apprécier à sa juste valeur ce dispositif particulièrement important de l'exécution du pas en flexion, sur laquelle nous voulons nous expliquer brièvement, admettons un instant que le pas s'exécute sans flexion du genou, c'est-à-dire la jambe étendue. Alors, nous l'avons fait observer déjà, le tronc et le bassin doivent être fortement inclinés de l'autre côté. Mais depuis le chapitre où nous avons traité de l'hypotonie, nous savons que l'élévation de la cuisse n'est possible que dans une limite très restreinte quand le genou est en extension (fig. 34). Il en résulte déjà que de cette façon, on ne peut faire qu'un petit pas. Un examen de la figure (fig. 34) nous montre de plus que le pied viendrait reposer sur le sol justement de la manière la plus dangereuse pour la sécurité du mouvement : il arriverait en effet, ou bien sur le point d'appui glissant du talon, la pointe du pied étant en l'air ; ou bien sur la pointe du pied, si avant le contact elle était préalablement abaissée, ce qui serait particulièrement pénible pour les muscles de la jambe et ne pourrait garantir avec sûreté la conservation de l'équilibre. Même abstraction faite de ces difficultés statiques, il y aurait un autre inconvénient, dont nous avons déjà parlé : ce sont les secousses qui résulteraient du choc entre le sol et la jambe étendue, lourdement chargée ; ces secousses, transmises à tout le corps, deviendraient dangereuses et rendraient impossible une marche rapide et soutenue. Contrairement au genou en extension, le genou fléchi remédie parfaitement à tous ces inconvénients, en agissant à la façon d'un ressort. L'importance de l'étude de la marche éclate par ce fait que ce ne sont pas tant les mouvements des jambes qui rendent possible l'exécution du pas, que ceux du tronc. Que le tronc soit immobilisé, et la jambe, soulevée et portée en avant, ne peut plus d'aucune manière atteindre le terrain qui se trouve devant elle (fig. 34). Sans entrer dans l'analyse détaillée des mouvements de chaque segment de la jambe pendant la marche, — cette analyse qui a été tentée dans des

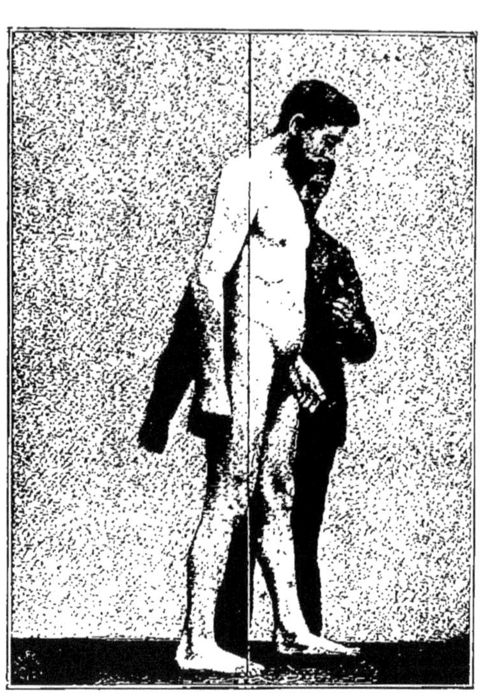

Fig. 44. — Petit pas dans le tabes dorsal.

travaux spéciaux (voir l'index bibliographique) et n'est pas encore définitivement établie — nous constaterons par exemple que, dans la marche en avant, la jambe soulevée ne peut atteindre le sol qui se présente dans une certaine étendue au-devant de son point de départ, que moyennant un mouvement du tronc en avant et de côté. Les forces qui déterminent ce déplacement du tronc, varient suivant que le corps est déjà en mouvement, ou qu'il se met en mouvement en partant du repos dans la station verticale. Dans ce dernier cas, c'est l'inclinaison du tronc en avant qui vient rompre son équilibre stable. Le tronc choit donc en avant, jusqu'à ce que, tombant sur la jambe, qu'il pousse en même temps vers le sol, il soit soutenu par elle. Dès que le mouvement est en train, une partie de la force qui pousse le tronc en avant, est fournie par la pointe du pied de la jambe restée en arrière et qui s'écarte du sol en y prenant un point d'appui.

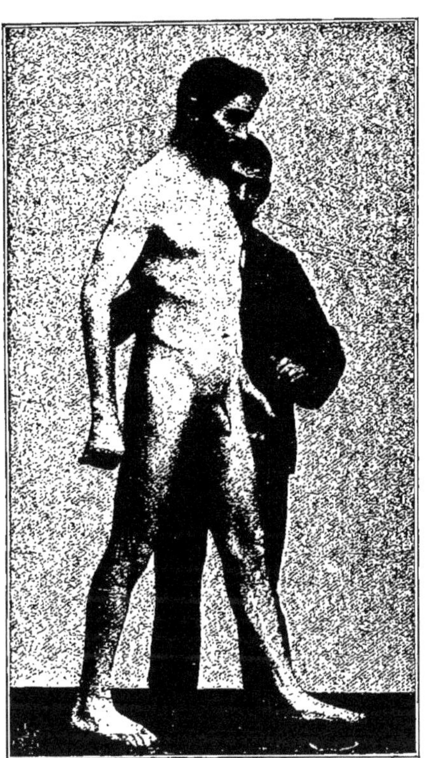

Fig. 45. — Grand pas dans le tabes dorsal.

Mécanisme du pas chez les tabétiques. — Outre les mouvements incoordonnés, la titubation, le talonnement, etc., il existe chez les tabétiques des anomalies de la locomotion qui ont une grande importance théorique, au point de vue de la pathogénie des troubles moteurs tabétiques, et une importance éminemment pratique au point de vue du traitement. Nous avons appris à reconnaître des anomalies semblables, dans les altérations de l'équilibre produites par l'hypotonie des muscles et dans la façon d'exécuter certains exercices (flexion du genou, etc.). C'en est une autre que nous avons à décrire ici : elle a pour base l'incapacité ou la difficulté de déplacer le tronc dans l'exécution du

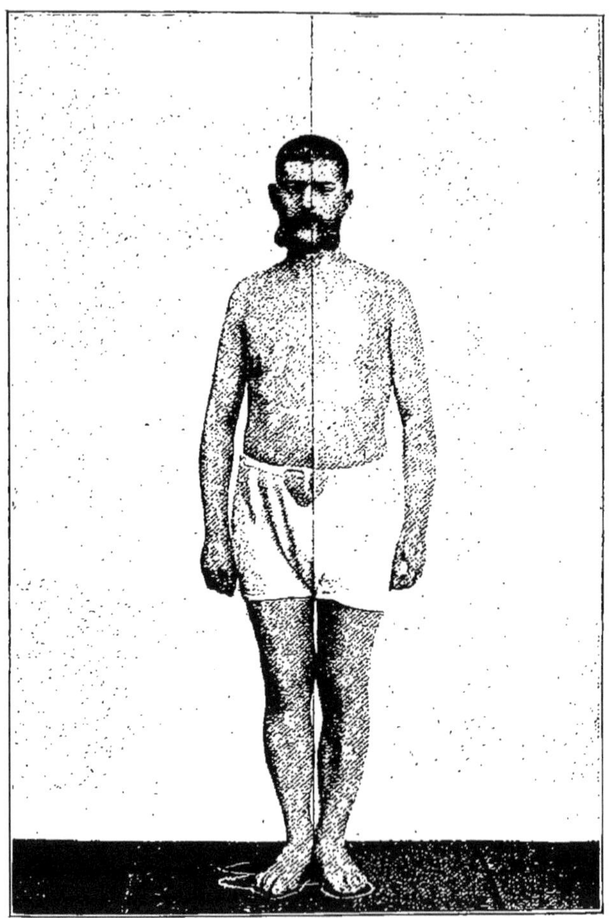

Fig. 46. — Marche de côté. Position initiale.

pas. Sa cause dernière réside dans la perte de la sensibilité aux mouvements des hanches et de la colonne vertébrale.

Les malades arrivés au dernier degré de la maladie présentent une particularité caractéristique dans la position de leur tronc. Ils le tiennent droit et raide ; leurs jambes, droites également dans toutes leurs articulations, font en marchant de tout petits

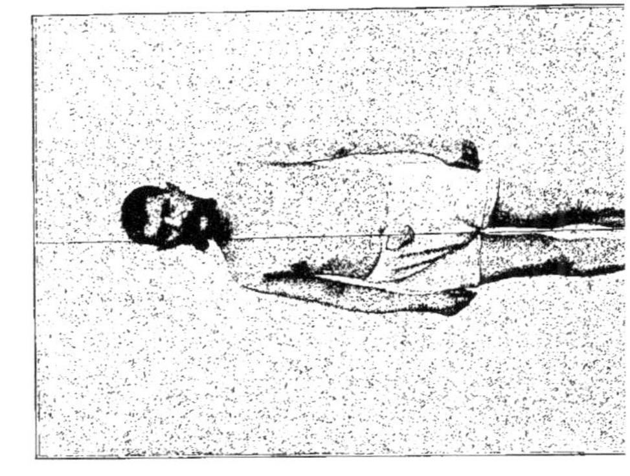

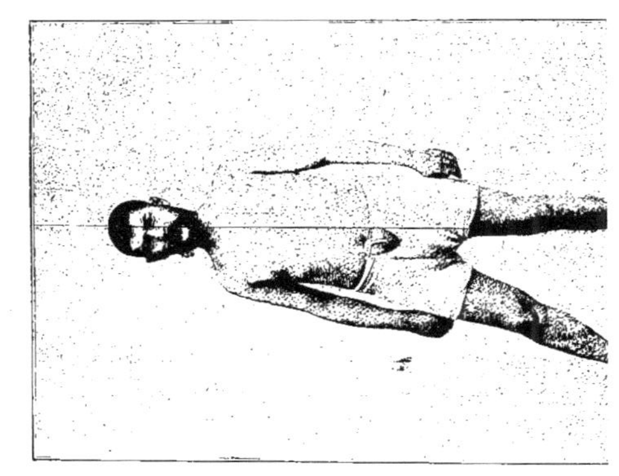

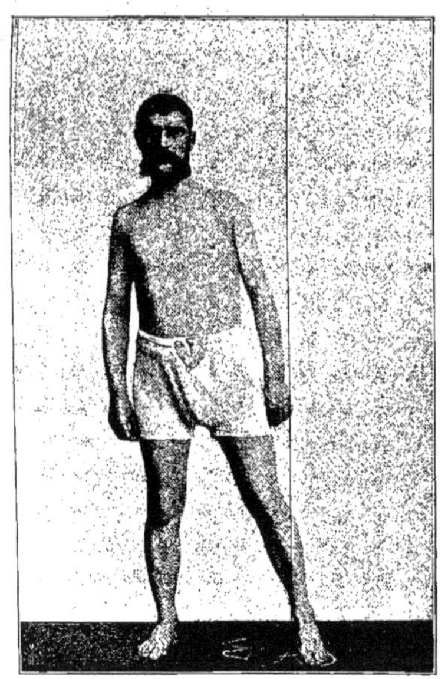

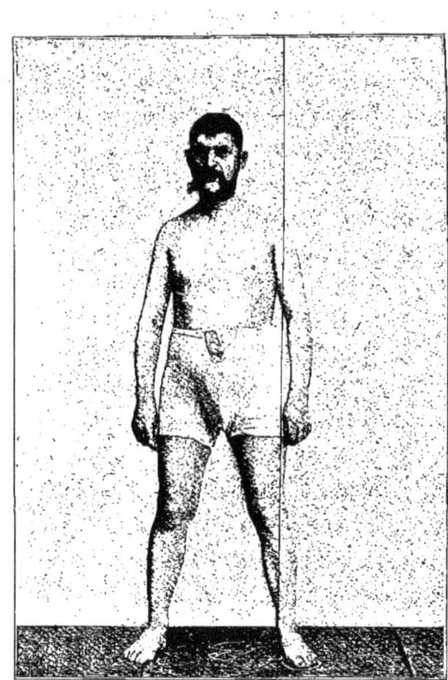

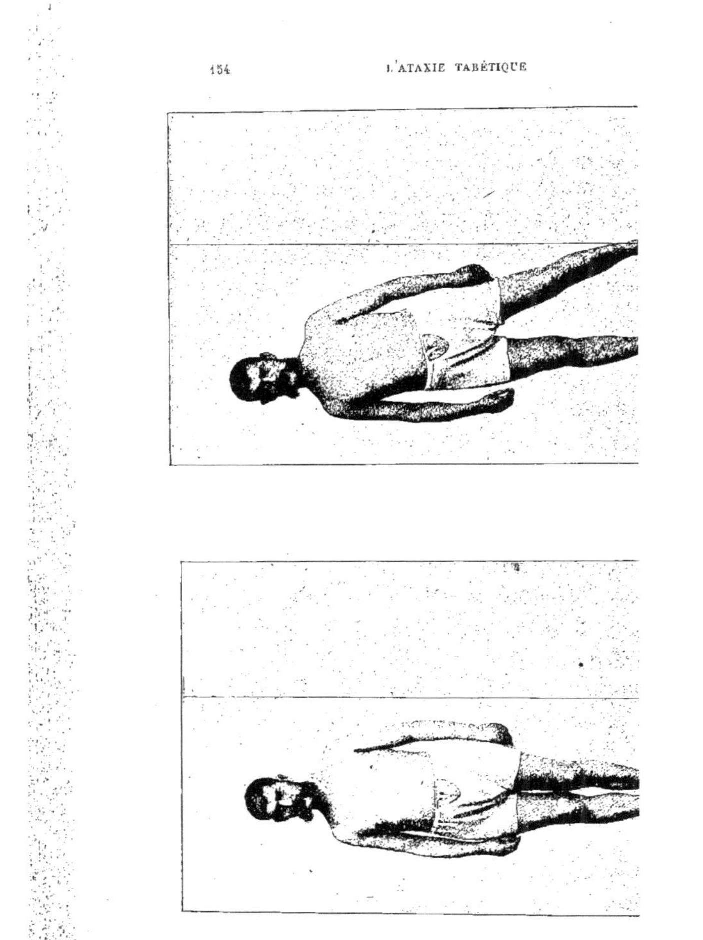

pas, — de tels malades marchent naturellement toujours appuyés sur deux cannes ou sur une canne et sur un bras

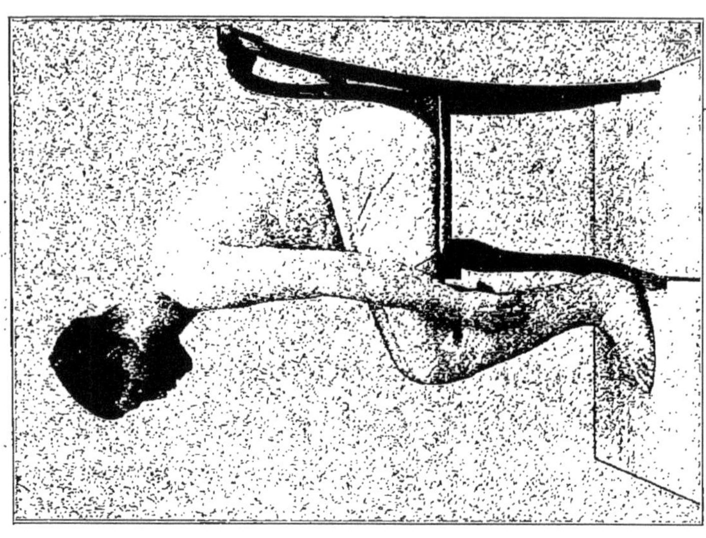

Fig. 54. — Action de se lever II. Rapprochement des pieds. Flexion du tronc.

étranger —; ils les font en soulevant la pointe du pied, et frappent le sol de leurs talons. Il en résulte un aspect caracté-

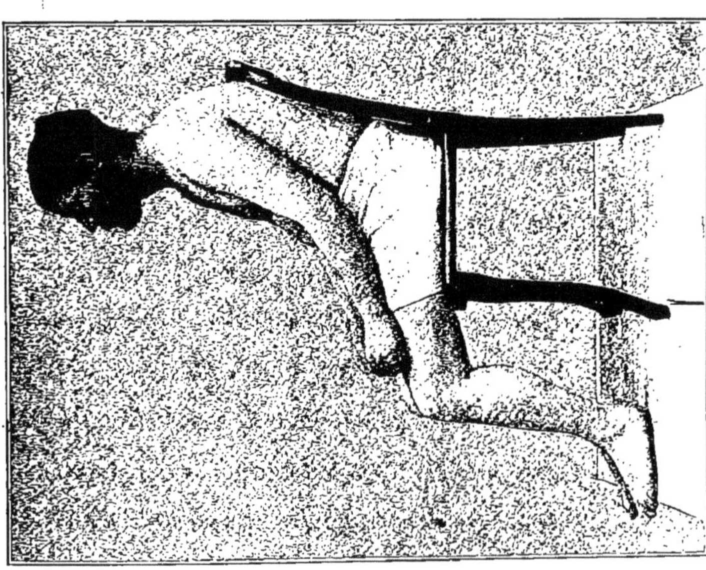

Fig. 53. — Action de se lever I. Position initiale.

ristique, mais qui est, comme on voit, exactement l'opposé de la marche aux mouvements de jambes exagérés, démesurés, et incertains. Laissons de côté ces cas où le trouble moteur du tronc domine le tableau morbide et nous donne la clef de l'atteinte grave portée à la marche, que ne suffit pas à expliquer

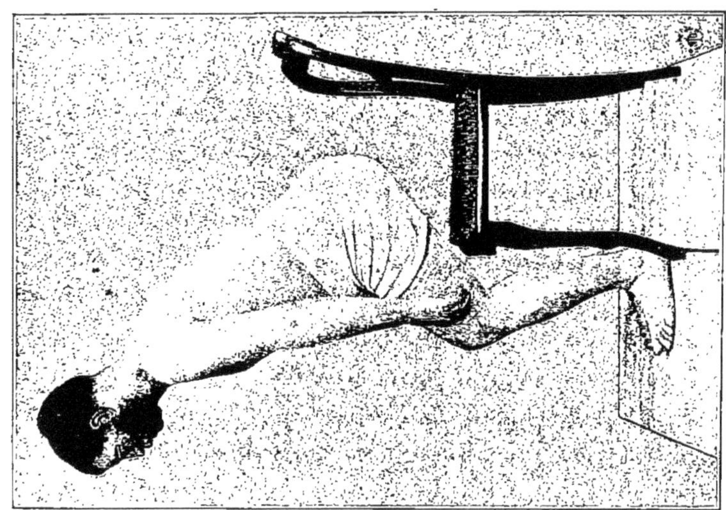

Fig. 56. — Action de se lever IV.
Extension du tronc et des cuisses.

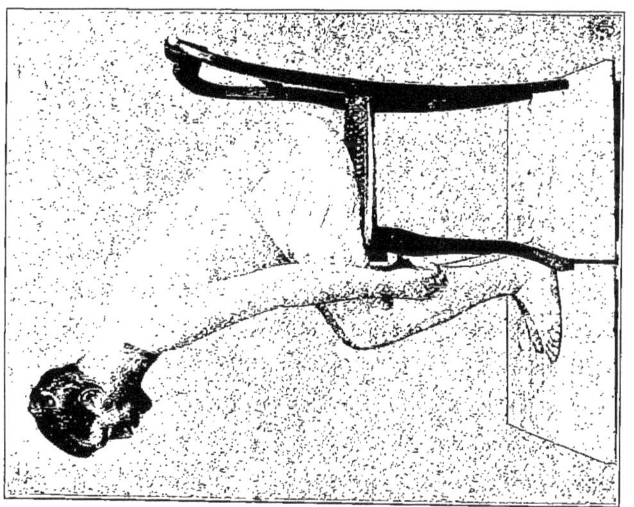

Fig 55. — Action de se lever III.
Suite de la flexion du tronc.

l'état des jambes. Le pas des tabétiques moyennement atteints diffère déjà entièrement de celui de l'homme sain, par la position du tronc pendant la marche. Le tronc reste sur la jambe d'appui, c'est-à-dire sur la jambe postérieure, et tandis que dans la marche normale les mouvements du tronc sont les facteurs principaux de l'exécution du pas, ici au contraire c'est le tronc qui suit quand le pas est fini. En examinant les figures 44 et 45,

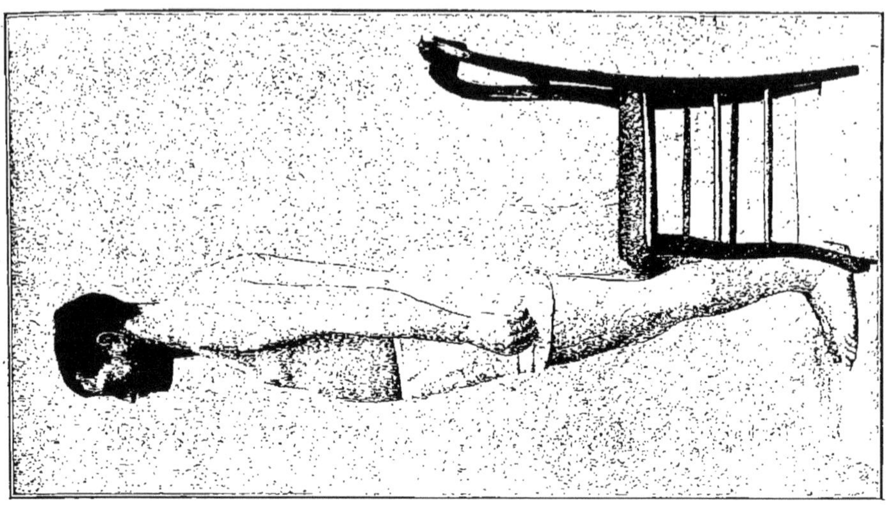

Fig. 58. — Action de se lever VI. Continuation du mouvement. — Achèvement de l'acte de se lever.

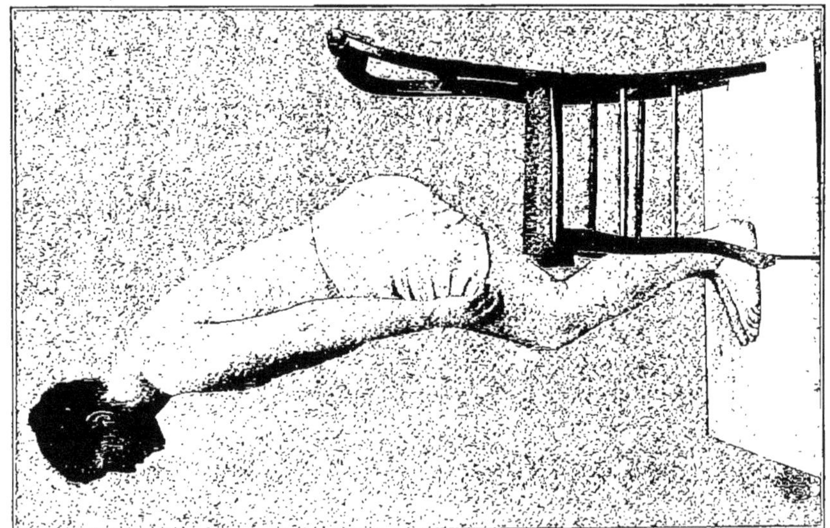

Fig. 57. — Action de se lever V. Suite de la phase IV.

qui représentent des pas moyens et grands exécutés par des tabétiques, on saisit cette attitude caractéristique et la comparaison de ces figures avec les figures 42 et 43, qui représentent un homme sain, permet de se rendre compte du trouble pathologique dans tous ses détails.

Marche de côté. — La marche de côté se prête particulièrement à l'étude de la locomotion pour le débutant en cette matière, car elle représente un mouvement plus simple que la marche en avant. Cette simplicité relative est due à ce que le tronc et les jambes qui se rapprochent se meuvent dans un même plan perpendiculaire à la base. Il en résulte que le tronc n'a pas à s'incliner en avant. La marche de côté est donc plus facile à nos malades que la marche en avant; elle constitue l'exercice le mieux approprié à l'étude de quelques-unes des plus importantes parmi les règles fondamentales des déplacements volontaires. L'analyse de la marche de côté y montre cinq ou six phases dont l'explication sera complétée par l'examen des figures 46-52.

La position initiale est la station verticale ordinaire, dans laquelle le poids du corps est régulièrement réparti sur les deux jambes (fig. 46). Supposons que le mouvement doive se faire à droite : la phase I (fig. 47) consiste dans l'inclinaison du tronc sur la jambe gauche, donnant à la jambe droite la liberté pour se mouvoir. La phase II (fig. 48) est constituée par le déplacement latéral de la jambe droite et le placement du pied sur le sol. La phase III (fig. 49) comporte la répartition égale de tout le poids du corps sur les deux jambes. Les phases IV et V (fig. 50 et 51) représentent l'inclinaison du tronc sur la jambe droite pour libérer la jambe gauche. La phase VI consiste dans le rapprochement de la jambe gauche près de la droite (fig. 52), ce qui nous ramène au point de départ et permet de recommencer le mouvement. A la fin de la phase II, quand le pas est grand, l'homme normal porte le pied à terre, d'abord par sa pointe; pendant que la jambe exécute son mouvement de côté, le pied se met en flexion plantaire. De cette façon, le pied est allongé, d'où la possibilité de trouver un point d'appui provisoire pour la jambe en mouvement, avant que le tronc ne s'appuie sur elle. Lorsqu'au moment suivant le tronc viendra s'appuyer sur la jambe dont le pied est en flexion plantaire, le talon s'abaissera. On voit que la flexion plantaire du pied donne de la sécurité au mouvement de côté, même dans l'exécution d'un grand pas. Plus le pas est petit, plus cette précaution devient superflue; aussi disparaît-elle quand il s'agit de tout petits pas de côté. Dans la répétition méthodique de ce mouvement chez nos malades, exercice dont nous reparlerons plus loin, le résultat ne se fait pas longtemps attendre, *pourvu que l'on veille à ce que la jambe qui doit se mouvoir soit déchargée régulièrement du poids du tronc.*

Se lever et s'asseoir. — Les figures 53 à 57 nous montrent comment on se lève d'un fauteuil de moyenne élévation. Dans la position indiquée par la figure 53, où le corps est appuyé en arrière et les jambes allongées en avant, il est *impossible* de se lever : même en inclinant fortement le corps en avant, le centre de gravité sera toujours en arrière des talons. Le premier mouvement à faire — et normalement chacun l'exécute de suite inconsciemment — c'est de ramener les jambes (fig. 54). L'homme sain qui ne craint pas de se tenir en équilibre sur ses orteils, porte ses pieds assez loin en arrière pour que les talons se soulèvent plus ou moins et que les pieds reposent par leur pointe sur le sol. Ainsi le tronc peut être fléchi en avant au maximum; une fois levé, et le tronc quelque peu incliné, on est tout disposé à exécuter un pas en avant. Nos figures se rapportent cependant à la manière de se lever, les pieds reposant complètement à terre : c'est de cette façon que tous les malades doivent s'exercer, pour économiser le travail musculaire et s'éviter le danger de l'équilibre sur la pointe des pieds. Dans la figure 54, on remarque, simultanément avec le retrait des pieds, une légère flexion du tronc en avant. Dans la figure 55, ce mouvement du tronc s'est accentué, de sorte que le centre de gravité se projette exactement au niveau des talons. A la figure 56 commence l'élévation, à laquelle contribuent les extenseurs de la cuisse ainsi que ceux de la colonne vertébrale. Pendant que (fig. 56) l'angle formé par la cuisse et la jambe s'agrandit, et qu'en même temps le siège se rapproche de la ligne du centre de gravité, comme la base fournie par les pieds reste à la même place, il faut pour empêcher l'excès de poids en avant, que le haut du corps se redresse, c'est-à-dire se porte en arrière. Ces deux mouvements qui se complètent, continuent dans la figure 57 et aboutissent finalement à la position verticale. L'acte de « se lever » nous montre un exemple des plus instructifs de la manière dont le corps, partant d'une position donnée, se porte dans une autre position voulue, sans compromettre son équilibre à n'importe quelle phase du mouvement. Ici comme dans d'autres circonstances, nous voyons qu'à chacune des positions relatives de la cuisse et de la jambe, correspond une position déterminée du tronc. Il est évident que dans l'éducation de nos malades, nous trouverons l'application de ces règles de coordination qu'ils ont désapprises, règles qui régissent inconsciemment l'homme sain.

S'asseoir est un acte dont les phases sont absolument identiques à celles du précédent, mais s'exécutent en sens inverse. Les figures 57-59 le représentent donc parfaitement. Quand on apprend cet acte à un malade, il faut surtout insister sur l'inclinaison constante du tronc en avant. Les figures montrent le degré que doit conserver cette inclinaison. On voit que le tronc doit être fort courbé en avant, parce qu'ainsi seulement on peut éviter de « retomber assis sur la chaise », anomalie qui constitue la règle dans le tabes.

Monter et descendre. — Si nous schématisons la façon de monter un escalier, nous remarquons que l'élévation du corps d'une marche sur la marche immédiatement supérieure se produit par la jambe qui appuie sur cette dernière et cela essentiellement par la force du muscle quadriceps crural. Il faut préalablement porter le poids du tronc sur la jambe antérieure, ce que l'on rend possible ou plus facile en se soulevant sur la pointe du pied de la jambe restée derrière (fig. 59).

La forte inclinaison du tronc en avant, nécessaire pour continuer le mouvement (fig. 60), explique aussi clairement pourquoi nous posons le pied antérieur, plutôt que de l'appuyer sur la pointe (orteils) en entier. C'est parce que cette forte flexion en avant n'est possible que lorsque le centre de gravité est reporté sur la pointe du pied. L'importance de la flexion du genou n'est pas moins évidente dans ce mouvement. Pour descendre, le haut du corps doit de même être porté sur la jambe placée en

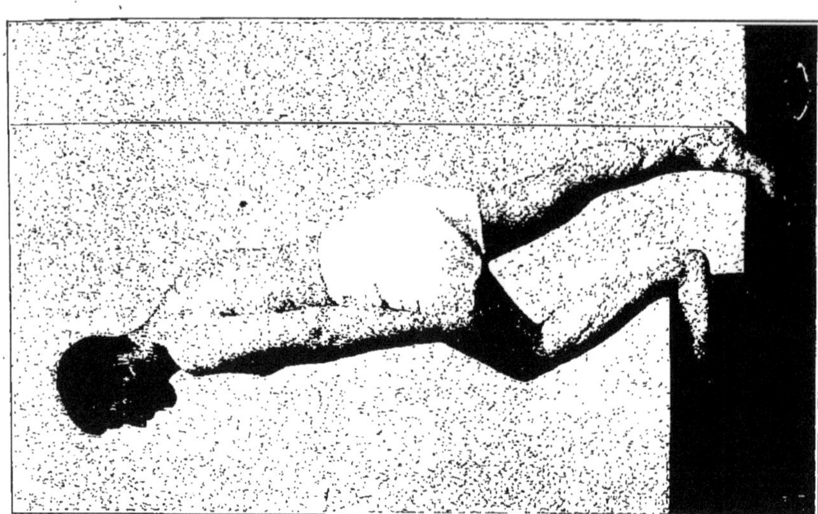

Fig. 60. — Action de monter. État normal. Phase II.

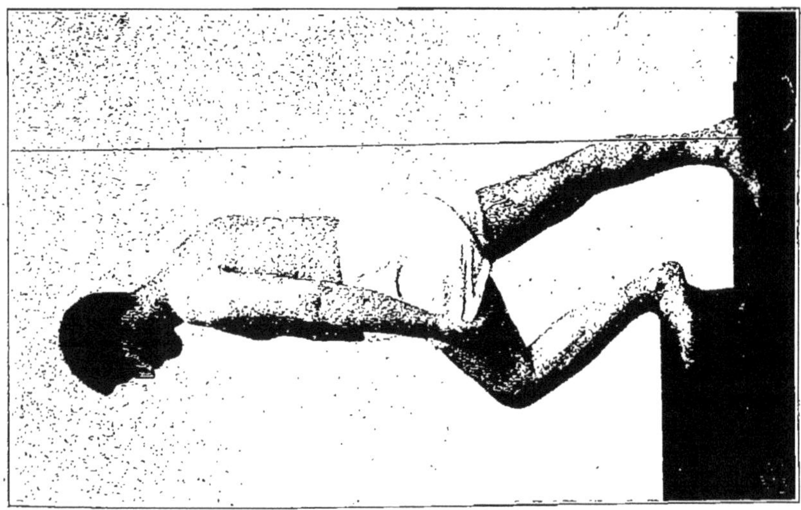

Fig. 59. — Action de monter. État normal. Phase I.

avant, et sur la pointe du pied de cette jambe. Mais ici, c'est le poids du corps qui est utilisé, le tronc et la jambe tombent en quelque sorte sur la marche placée immédiatement au-dessous. C'est là que se montrent chez nos malades des troubles caractéristiques. Le maintien en équilibre du tronc pendant ce mouvement d'une pointe de pied sur l'autre, le grand travail musculaire déployé pour soulever le tronc, tandis que tout le poids du corps repose sur une jambe, enfin cette espèce de chute

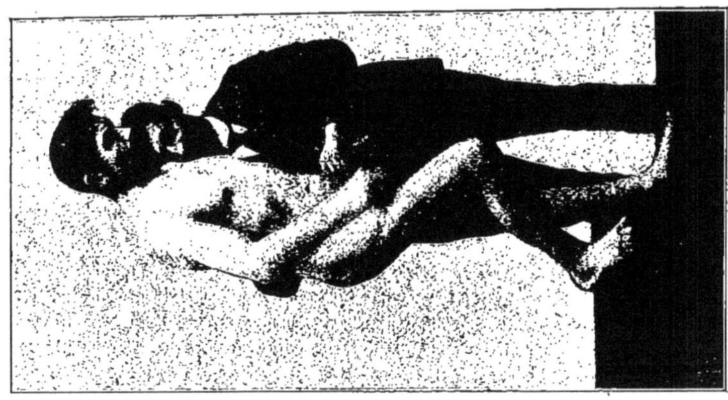

Fig. 62. — Descente dans le tabes dorsal.

volontaire sur la pointe du pied, tous ces actes sont si complexes, qu'il est facile de comprendre pourquoi ils apparaissent troublés dès les tout premiers débuts de l'incoordination tabé-

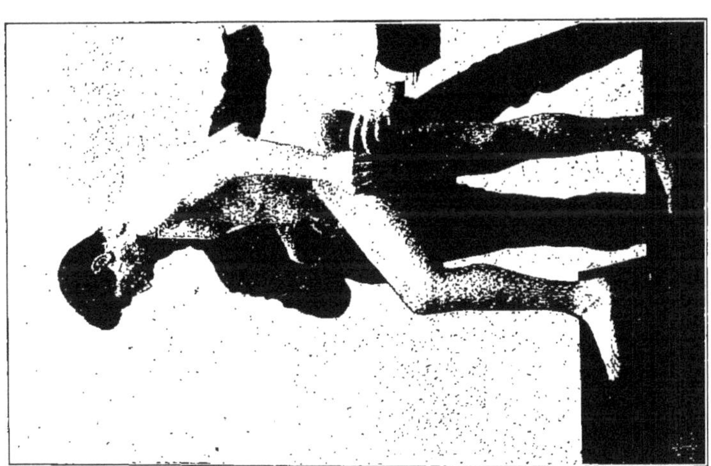

Fig. 61. — Mouvement exécuté pour monter dans le tabes dorsal. Tout le pied s'applique sur la marche. Le tronc n'est pas incliné en avant.

tique. Les anomalies se manifestent d'abord par le fait qu'au lieu de poser la pointe du pied, les malades ont tendance à appuyer toute la plante (fig. 61); puis, comme conséquence de ce fait, par l'inclinaison insuffisante du tronc en avant (fig. 61). Il en résulte que dans les cas avancés, monter un escalier sans tenir la rampe ou sans être soutenu par un bras est mécaniquement impossible au patient. La descente se fait d'une manière si typique, qu'elle suffit pour établir le diagnostic (fig. 62). Le pied tout entier est sur la marche, de sorte qu'il en occupe toute

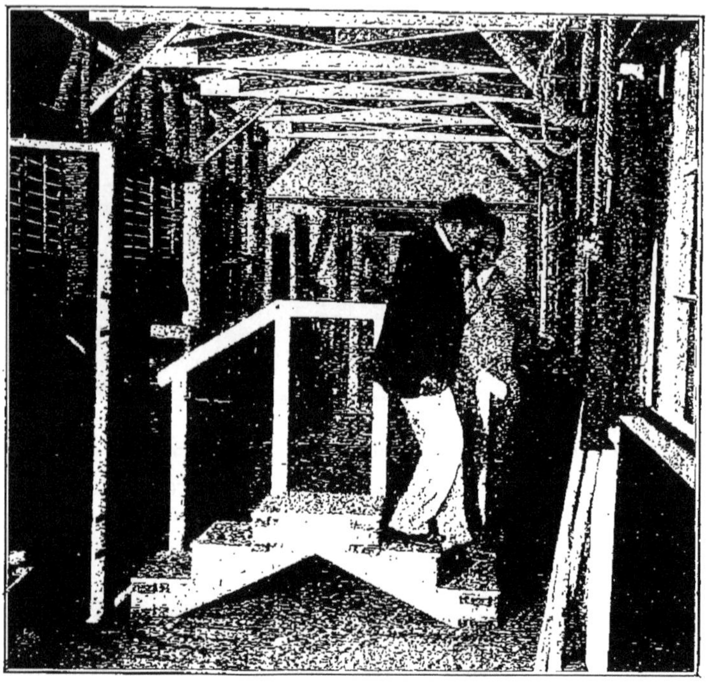

Fig. 63. — Marche en descendant dans le tabes dorsal.

la largeur, s'applique solidement sur le bois de la marche. Le haut du corps ne se laisse plus tomber sur la jambe antérieure, mais reste sur la jambe de soutien, qui prend par suite une position caractéristique, inclinée d'arrière en avant (fig. 62 et 63), etc.

Précautions à prendre dans le traitement.

1° *Irritation spinale.* — Bien que notre traitement soit à essayer dans tous les cas d'ataxie tabétique, car il donne les meilleurs résultats parmi toutes les méthodes employées contre cette maladie, il existe cependant dans le tabes une série d'états qui exigent des précautions spéciales ou une manière particulière d'appliquer la cure d'exercice. Dans le choix du moment propice à l'application de cette cure, il faut prendre pour règle qu'il ne doit y avoir aucun symptôme d'excitation méningée de la moelle épinière. L'irritation spinale peut exister au début de la maladie, mais elle peut aussi survenir à n'importe quel stade. Elle se manifeste par des paresthésies à forme de douleurs sourdes, d'intensité variable mais peu considérable, continues, et siégeant ordinairement dans les muscles du dos, souvent aussi dans les muscles des membres. Dans la plupart des cas, elles disparaissent après quelques semaines. Elles doivent être considérées comme l'expression d'un nouvel assaut du processus morbide : en fait, elles se combinent très souvent avec une aggravation des troubles sensitifs et des états paralytiques. Jadis, avant l'emploi du traitement par l'exercice, j'avais déjà attiré l'attention sur cette complication : avec l'expérience que j'ai acquise depuis lors, je ne puis qu'insister encore plus pour mettre en garde contre elle. Il faut attendre jusqu'à ce que les signes d'excitation soient passés; heureusement les cas sont rares où ces signes persistent longtemps. Notre traitement ne convient absolument pas à de tels malades. En revanche, il n'est pas contre-indiqué chez les tabétiques qui souffrent de crises plus ou moins fortes de douleurs lancinantes. Le traitement interrompu peut être repris dès la fin de la crise, qui ne dure ordinairement que quelques heures, un ou deux jours au plus. Un fait digne de remarque, c'est que certains de nos patients croyaient avoir trouvé, dans l'exécution d'une série d'exercices, un moyen actif pour prévenir l'explosion d'une crise imminente ou du moins pour la couper.

2° *Cécité*. — Nous savons que le sens de la vue est l'auxiliaire le plus important dans l'exécution des exercices systématiques; aussi la question se pose-t-elle, de savoir si notre traitement est applicable aux tabétiques aveugles. A ce sujet, il faut d'abord rappeler un fait encore insuffisamment expliqué jusqu'ici : c'est que les tabétiques devenus aveugles à un stade précoce, ne deviennent que rarement très ataxiques, et que la survenue de la cécité améliore une ataxie considérable préexistante. Nous aurons donc à faire, en l'occurence, à des cas plus bénins, où la sensibilité aux mouvements suffit encore à fournir matière à de beaux résultats. Une grande ataxie, unie à des troubles sensitifs graves et à la cécité, constituerait en tout cas un ensemble sans espoir.

3° *Hypotonie*. — Nous avons déjà traité en détail ce symptôme dans la partie générale et nous aurons encore à y revenir plus loin. Si un degré moyen d'hypotonie n'apporte aucune espèce de changement à la méthode ou au plan du traitement, un état hypotonique très prononcé, modifiant considérablement la position des genoux, peut rendre nécessaire une correction préalable au moyen d'appareils orthopédiques (voy. le paragraphe *Résultats*).

4° *Maladies de cœur*. — Elles n'excluent pas notre traitement. Naturellement, elles invitent à surveiller la durée des exercices et leur choix. Le contrôle continuel du pouls, recommandé dans tous les exercices des tabétiques, devient ici une prescription stricte. Tant que le pouls n'a pas repris sa fréquence habituelle, le médecin a pour devoir de ne pas laisser continuer l'exercice, quand bien même le malade assurerait ne pas être fatigué (perte de la sensation de fatigue).

5° *Surveillance et règles générales de prudence pendant le traitement*. — Le malade qui se tient debout tout seul est exposé à une série de dangers qui doivent être bien connus du médecin. Le danger le plus grave est la chute, et il est d'autant plus grave que celle-ci peut survenir subitement, sans signe précurseur. Il arrive fréquemment qu'un malade qui se tenait debout immobile ou exécutait un mouvement, se trouve tout d'un coup par terre, sans qu'une oscillation, ou un cri aient éveillé l'attention de son entourage. Aussi est-ce un accident qui se produit même quand le malade a à côté de lui quelqu'un qui l'accompagne. Il nous est arrivé, dans les premiers temps où nous nous occupions de semblables malades, qu'un tabétique, flanqué de domestiques de chaque côté, mais non tenu par eux, se soit trouvé brusquement par terre, ayant sous lui un de ses compagnons : celui-ci, voulant retenir ce corps dans sa chute brusque, avait lui-même perdu l'équilibre. Ce mode particulier de chute chez les tabétiques a une explication physiologique. La chute provient de la flexion brusque des deux genoux. Que le genou du tabétique, qui normalement s'appuie à fond dessus, vienne à subir une flexion même légère, (et, en raison de la perte de la sensibilité articulaire, cela arrive facilement sans que le malade en ait conscience) : le poids du corps, n'étant plus équilibré, fait tomber forcément le malade, sans que celui-ci en soit averti un moment auparavant par la moindre instabilité. Un de nos malades, homme énergique et rendu audacieux par une grande amélioration, entreprit de se lever de son lit, puis d'y rentrer dans l'obscurité : à son grand étonnement, il se trouva brusquement sur le plancher, sans avoir eu la moindre sensation de chute.

Une chute produite par un manque d'attention, en dehors des blessures sérieuses qui en sont souvent le résultat et sur lesquelles nous reviendrons, a toujours une influence particulièrement fâcheuse sur la suite de la cure, même quand elle n'a occasionné aucune lésion. La chose est facile à comprendre, quand on songe que les malades ne peuvent déjà exécuter les mouvements simples de la vie courante qu'au prix d'une attention et d'un effort soutenus. Dès lors, si on leur commande un mouvement déterminé, dont l'exécution doit être conduite absolument de la manière indiquée, en un mot un exercice ; si d'autre part il n'y a pas la certitude absolue de pouvoir éviter une chute, qu'arrive-t-il? C'est qu'on essaye de se protéger par ses propres forces, à l'aide de contractions exagérées et d'une attention forcée. On ne peut le faire qu'au prix d'une tension exagérée et d'une excitation psychique. Combien un pareil accident peut devenir funeste par son action indirecte sur les malades, c'est ce que montre bien l'observation de maint tabétique, chez qui une chute de ce genre, sans aucune suite, a marqué la perte de la motilité volontaire. Doués d'une force de volonté insuffisante, et instruits par l'expérience de ce qu'ils ne peuvent compter ni sur ceux qui les accompagnent, ni sur leurs propres membres, les malades préfèrent renoncer à marcher seuls.

L'inactivité des muscles et le manque de tout exercice, c'est-à-dire du meilleur moyen de combattre l'incoordination croissante, font le reste, et l'on trouve ainsi des malades cloués depuis une ou plusieurs années dans leur fauteuil roulant, chez qui les recherches permettent de faire remonter cet état à un simple accident qu'ils ont eu jadis. Aussi, dans la vie privée du tabétique comme dans son traitement, doit-on considérer cette loi comme absolument stricte : éviter en toute circonstance les accidents, même les plus légers. C'est pourquoi nous faisons surveiller, *sans exception*, pendant chaque exercice, nos malades gravement et moyennement atteints, par deux aides, un de chaque côté, et ceux qui sont légèrement atteints, par un seul. Ce n'est que dans les cas les plus légers et seulement quand nous avons été complètement rassuré par l'observation, que nous nous risquons à les laisser faire leurs exercices sans surveillance spéciale. Il est même des malades qui ne se contentent pas des deux personnes qui se tiennent à leurs côtés, et en demandent encore une troisième par devant.

La surveillance sérieuse d'un tabétique pendant ses exercices n'est donc pas du tout une tâche facile. Il faut autour des malades des gens intelligents qui, sans les toucher, leur inspirent une foi absolue en l'impossibilité d'un accident. La surveillance est en outre particulièrement fatigante : la soudaineté de la chute, qui se produit sans aucun signe d'alarme, exige que les mouvements soient suivis avec une attention continue; le surveillant ne doit tenir le sujet que lorsque celui-ci menace vraiment de perdre l'équilibre, et non à chaque oscillation. Tout cela ne s'apprend que par une longue pratique. Quand il y a menace de chute, il est de règle qu'on ne peut aider le malade qu'en le soutenant dans le creux de l'aisselle, tout contre le corps. Il est strictement défendu de le saisir par la main ou par le bras; car non seulement on n'empêcherait le plus souvent pas la chute, mais encore il y aurait risque d'entorses, de luxations et de fractures. Ce n'est que quand il est déjà maintenu sous l'aisselle, que le patient peut saisir la main ou le bras du surveillant. Il en résulte que ce dernier doit se placer de la manière suivante : il se mettra à côté du malade, mais à une distance telle que pendant le mouvement celui-ci ne puisse le toucher ni le tenir par ses vêtements. La main droite du surveillant, s'il est à gauche du malade, sa main gauche s'il se tient à droite, est passée par derrière dans l'angle formé par le tronc et le bras. L'autre main est placée de manière différente suivant les besoins, c'est-à-dire suivant le genre d'exercice. Dans les cas légers elle reste inactive. Le surveillant doit observer avec soin les membres inférieurs, et naturellement avec plus de soin encore lorsque le malade s'exerce les yeux fixés en avant ou en haut, bref quand il ne regarde pas ses propres jambes (fig. 64).

Un accident fréquent pendant les exercices, et qui peut entraîner la chute et l'entorse avec toutes ses conséquences, est la *torsion* du pied. Favorisée par le relâchement de l'articulation tibio-tarsienne, suite de l'hypotonie des muscles circumvoisins elle se produit, comme tous les accidents chez les tabétiques, brusquement et sans prodromes. Pour ce motif, en raison également du relâchement de l'articulation du pied, manifestation presque constante, et enfin, parce que l'altération considérable de la sensibilité articulaire et musculaire rend très difficile la fixation de cette articulation musculaire au moyen d'efforts actifs, il est nécessaire de bien fixer la jointure avec de bons souliers, lacés de préférence, hauts et solides, entourant bien les os. Nous nous sommes servis aussi, au début, de guêtres munies sur un côté d'une lame d'acier invisible, suffisamment légère, et pouvant facilement se boutonner sur n'importe quelle espèce de chaussure. De préférence le soulier sera large. Les bottines portées en Angleterre et en Amérique sont avantageuses, parce que leur semelle est débordante et qu'ainsi l'appui plantaire est suffisamment agrandi sans que la forme soit changée.

La façon dont sont faites les semelles, est de la plus haute importance pour la sûreté de la marche, en plein air comme

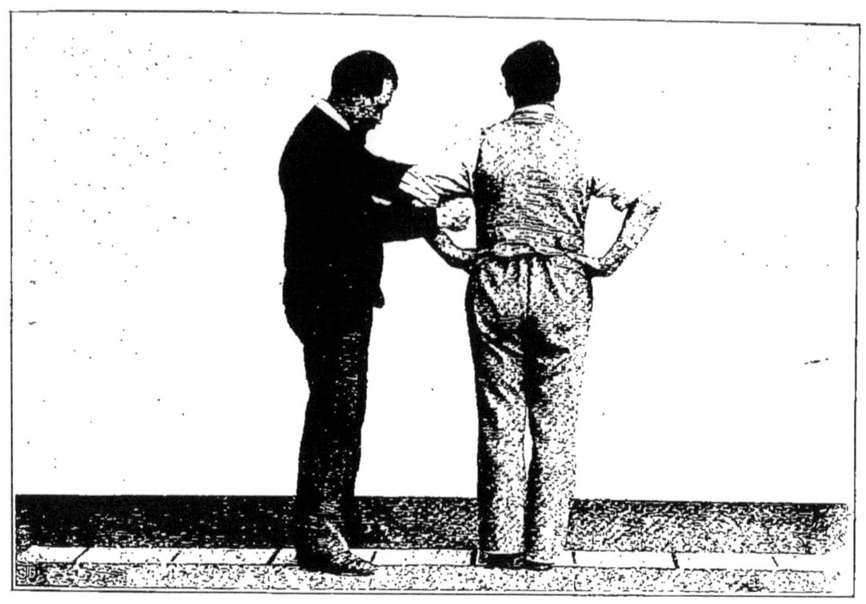

Fig. 64. — Surveillance d'un malade pendant l'exercice.

dans une chambre. Le cuir lisse est très dangereux. Certains malades rendent leurs semelles rugueuses en les raclant avec un couteau. Pour les mouvements en chambre, des semelles en caoutchouc, collées sous la semelle de cuir, répondent à tous les desiderata. La semelle de caoutchouc ne doit pas être trop grosse; il faut qu'elle soit rugueuse et suffisamment durable. Si le talon du soulier est large et sans clous polis, le revêtement de caoutchouc y sera le plus souvent superflu. Un défaut des semelles en caoutchouc, c'est qu'elles glissent sur le sol mouillé. On a pour cela des semelles en feutre, qui sont peu durables, ou mieux des semelles en cuir de buffle.

Les *cannes* auront une bonne poignée et seront munies d'un bon bout de caoutchouc, large, bien fixé et rugueux.

Pour le traitement des malades graves, on leur entoure la poitrine d'une ceinture (fig. 65), fabriquée exprès pour cet usage. Elle est pourvue de poignées et empêche absolument toute chute.

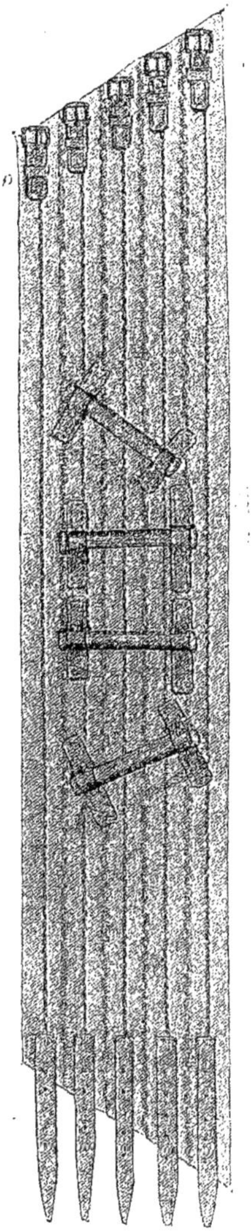

Fig. 65.

Nous en reparlerons encore.

Il n'est pas inutile de rapporter ici un certain nombre d'accidents qui nous sont arrivés dans nos premiers essais, accidents dont l'exemple servira d'avertissement.

1er CAS[1]. — *Fracture de la cuisse juste au-dessous du genou.* — Un tabétique de quarante ans, homme très vigoureux, exécute, par ordre du médecin, des mouvements passifs de la hanche, assis les jambes croisées : le pied repose sur le genou de la jambe inactive. Un domestique appuie ses mains sur le genou de la jambe placée au-dessus, et pousse la cuisse en dehors. Dans un de ces exercices, la fracture se produisit sans douleur. Guérison avec un gros cal et 5 centimètres de raccourcissement.

2e CAS. — Tabétique de quarante-cinq ans, sans embonpoint particulier. Anémique. A lu un article sur la gymnastique appliquée au tabes. Le masseur lui fait faire des mouvements passifs, entre autres, flexion de la hanche, la jambe allongée. La sensation normale de douleur et de tension produite par ce mouvement fait totalement défaut. Il résulta de cet exercice une déchirure partielle des muscles fléchisseurs avec un épanchement sanguin énorme.

1. Frenkel. Ergebnisse und Grundsätze bei der tabischen Ataxie. *Deutsch. Med. Wochenschrift*, 1896. N° 51.

3e CAS. — Tabétique de cinquante-cinq ans. Médecin. Sur les instances d'un confrère, il fait de la « gymnastique manuelle suédoise ». Au bout de huit jours il lui est impossible de se tenir debout et de se mouvoir. Luxation du pied avec fort gonflement de l'articulation et du dos du pied.

4e CAS. — Femme de quarante-huit ans, atteinte de tabes dorsal. Marche avec peine à l'aide d'une canne et soutenue par un bras. Des mouvements actifs sont entrepris avec grande prudence, au moyen des appareils de Zander, pendant une à deux minutes à chaque appareil. Aggravation immédiate. Après la troisième séance la malade doit être portée. Les jambes refusent tout service; même dans le décubitus, les plus petits mouvements sont à peine possibles. Cet état persiste pendant de longs mois ; puis survient une très lente amélioration grâce au traitement par les exercices.

La plupart des accidents qui résultent d'un défaut de surveillance ou de l'ignorance des règles du traitement, sont du genre de ceux que nous venons de rapporter. Les fractures osseuses prédominent. Elles ne sont parfois reconnues que plusieurs jours ou plusieurs semaines après, en raison du manque de douleur. Puis viennent les déchirures de tendons et les luxations. La large vulgarisation dont a bénéficié le traitement par les exercices, fait qu'on a pu observer souvent des états parétiques, dus à l'application irréfléchie de mouvements non réglés, parfois absolument insensés et déconcertants, que les malades entreprennent sur l'ordre du médecin. Pour ne prendre qu'un exemple, nous citerons les mouvements inutiles et sans difficulté, consistant à faire rapidement décrire en l'air aux jambes des lettres de l'alphabet.

Vêtements.

Les exercices sont fatigants, augmentent la fréquence du pouls et mettent facilement le malade en transpiration. D'où la nécessité de porter des vêtements légers et larges. D'autre part les segments de membre mis en mouvement (tronc, jambes) doivent être facilement visibles pour le sujet. Pour les hommes, les vêtements ordinaires suffisent; au besoin on ôte le veston et le gilet. Les femmes feront bien de remplacer leurs robes par une sorte de costume de bain qui permet, mieux que le costume cycliste ordinaire, de se rendre compte de la position des membres; au cours du traitement, l'exécution correcte des mouvements avec des vêtements de femme, constitue un exercice spécial.

Salles d'exercice et appareils.

Pour types des salles d'exercices et de leur installation, nous prendrons celles qui sont destinées au traitement en commun de plusieurs malades. Le traitement en commun a sur le traitement particulier des avantages indiscutables. Le principe, extrêmement important, de faire des exercices courts, séparés par de longs intervalles mais souvent répétés, est évidemment mieux observé si pendant qu'un malade s'exerce, les autres se reposent. Le traitement particulier expose au danger d'allonger chaque exercice et de raccourcir les pauses. Comme la sensation de fatigue, qui avertit normalement, est ici le plus souvent abolie ou affaiblie, il est d'autant plus nécessaire de ne pas commencer un nouvel exercice avant que le rythme du cœur ne soit redevenu normal et que la transpiration n'ait cessé. En outre, point important, il ne suffit pas de donner aux malades des instructions sur les mouvements à exécuter eux-mêmes : il est encore presque indispensable de leur démontrer l'application des principales règles des mouvements, sur d'autres malades ou des hommes sains. Les explications précises qui doivent accompagner l'exécution pratique d'un exercice, frappent naturellement bien d'avantage le malade, lorsque celui-ci assis sur une chaise, peut suivre cet exercice exécuté par ses compagnons, que s'il doit s'y conformer lui-même, en même temps qu'il lutte contre les difficultés de l'exécution. Enfin certains mouvements ne s'utilisant que dans les relations entre personnes, ne peuvent naturellement pas s'exécuter comme il le faudrait dans les exercices faits par un isolé. Nous renvoyons pour ce point aux exercices dont il sera plus loin question. Pour le traitement dans un institut, ce doit donc être une règle, de ne faire faire en particulier que les exercices au lit : là en effet, la tension relativement moindre, et la sécurité que la position couchée donne aux malades contre les accidents, leur permettent de suivre avec calme et attention les explications du médecin. Les exercices debout, c'est-à-dire les exercices de marche, seront exécutés par petits groupes de 5 à 6 malades, le plus possible de la même catégorie. Lorsque le traitement en particulier ne peut s'éviter, comme dans la pratique privée, il faut choisir une chambre bien éclairée, longue, mais non trop étroite. Les corridors étroits, qui permettent au malade de s'appuyer aux murs à droite et à gauche, ne sont pas bons, du moins pour apprendre les premiers éléments du traitement. Ils donnent au malade et au médecin une fausse idée du mouvement, laquelle apparaît dès que le malade doit l'exécuter dans une chambre ordinaire. Les dessins schématiques dont nous parlerons bientôt et qui doivent être peints sur le plancher de la salle d'exercice, peuvent, dans la pratique privée, être peints à l'huile sur une toile résistante ou mieux sur un linoléum. Pendant les exercices, ces dessins sont placés sur le plancher et solidement fixés. Après l'exercice on les roule et on les enlève.

Grandeur de la salle d'exercice. — Lorsque l'on construit un institut spécialement destiné à la rééducation du mouvement, il importe de donner une grande attention à la longueur de la salle d'exercice, afin de pouvoir éviter aux malades l'obligation de se retourner trop souvent, ce qui les trouble et les fatigue beaucoup. Toutes les exigences seront satisfaites si l'on dispose d'une longueur de 20 mètres. Pour les malades gravement atteints, cette longueur représente le parcours maximum pour un exercice; même aux malades peu atteints, nous ne faisons presque jamais faire le double de cette longueur, en revenant sur leurs pas. De la sorte, ils n'ont à se retourner que le moins possible. Sur la largeur de la salle, des prescriptions spéciales sont inutiles; il suffit qu'elle permette de flanquer facilement le malade d'une personne de chaque côté. Pour les *moyens de repos*, il faut veiller à ce que les malades en trouvent facilement en tous les points de la salle, de façon qu'aussitôt l'exercice terminé, ils ne soient pas obligés de faire un long trajet pour retrouver leur fauteuil. Les chaises seront légères, afin de pouvoir être facilement déplacées. Pour beaucoup de malades, des chaises à dossier sont indispensables, parce qu'ils ne se sentent en sûreté et ne se reposent que sur celles-là. Le problème de la recherche de sièges très légers, solides et munis de dossiers, nous a occupé longtemps sans que nous arrivions à une solution convenable. Nous avons enfin trouvé ces qualités réunies dans de simples fauteuils faits avec des branches fraîches et courbées, comme ceux que l'on met dans les jardins; on les trouve surtout à bon compte sur les marchés de l'Allemagne du Sud. Le bon éclairage de la salle est de la plus haute importance : la lumière venant d'en haut est la meilleure.

Dessins du plancher de la salle d'exercice. — Bien que nous ayons à revenir spécialement sur ces dessins lorsque nous exposerons en particulier chaque exercice, nous croyons devoir en donner dès à présent une vue d'ensemble : elle fournira au médecin un aperçu de la disposition et de l'aspect des salles d'exercice qu'exige notre méthode. Nous n'entreprendrons pas ici la critique des divers appareils destinés aux exercices : elle sera faite plus loin *in extenso*. Disons cependant qu'on peut se passer de ces dessins sur le plancher, et se contenter d'explications très complètes et d'une attention infatigable du médecin, surtout lorsqu'on traite un malade en particulier. En revanche c'est une lourde faute, et une faute qui se paye chèrement, que de vouloir remplacer les dessins par des appareils munis de divisions et d'obstacles mécaniques.

Quant aux dimensions de ces dessins, dont nous allons nous occuper maintenant, voici celles qu'une pratique de plusieurs

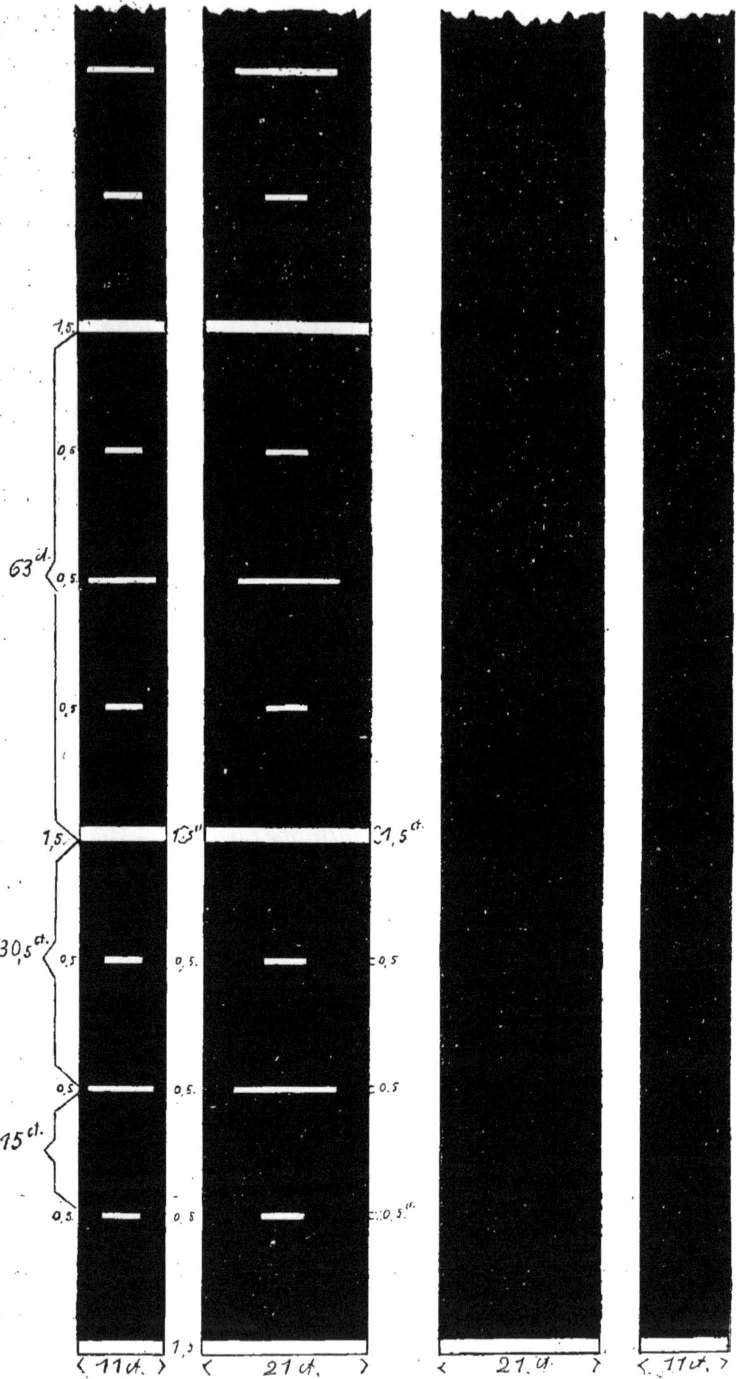

Fig. 66. — Modèle IV. Modèle III. Modèle I. Modèle II.

Echelle 1 : 10.

années nous a fait considérer comme les plus avantageuses.

Premier dessin : Bande noire de 21 centimètres de largeur traversant toute la salle. Cette largeur dépasse un peu celle des deux pieds chaussés et placés parallèlement (fig. 66. Modèle I).

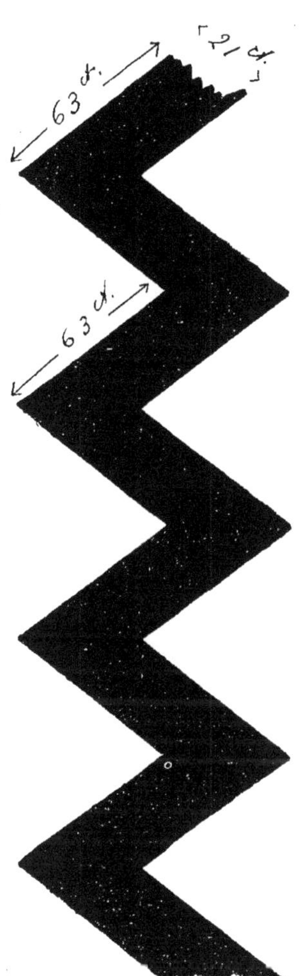

Fig. 67. — Échelle = 1 : 20.

Deuxième dessin : Bande noire identique à la première, mais n'ayant que 11 centimètres de largeur (Modèle II).

Troisième dessin : Une bande noire, large de 21 centimètres comme la première, est divisée en tronçons de 63 centimètres, par des lignes transversales peintes en blanc, larges de 1 centimètre et demi; c'est-à-dire que d'une ligne blanche à l'autre, il y a 63 centimètres, ce qui représente la longueur d'un grand pas ou d'un *pas entier*. Chacune de ces longueurs d'un grand pas est divisée en deux parties égales par une ligne blanche transversale d'un demi-centimètre de largeur, qui ne traverse pas complètement la bande noire. Chacune de ces nouvelles parties, de 30 centimètres et demi environ, peut être appelée *demi-pas*. Les parties provenant de la subdivision en deux de ces demi-pas se nommeront *quart de pas* ou bien *petit pas* (Modèle III).

Quatrième dessin : Bande noire de 11 centimètres de largeur subdivisée comme la troisième (Modèle IV).

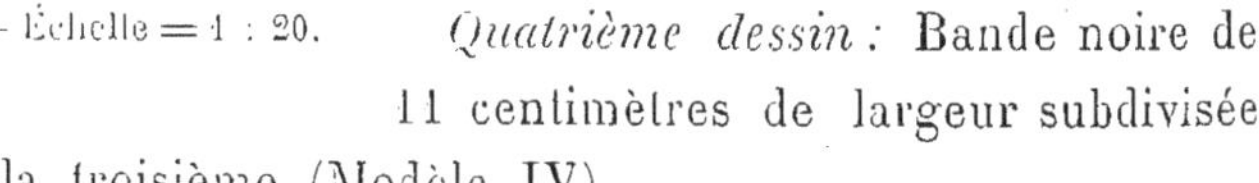

Cinquième dessin : Bande en zigzag. La figure 67 en donne la disposition. La largeur est encore de 21 centimètres, parce qu'elle doit servir pour des exercices où les deux pieds se placent l'un à côté de l'autre. La longueur d'un côté, correspondant au « grand pas », est donc de 63 centimètres. On doit s'en tenir exactement à l'angle donné par le dessin, parce que sans cela les axes de la ligne en zigzag ne seraient plus parallèles aux murs de la salle d'exercice.

Sixième dessin : Empreintes des pieds. Pour reproduire les

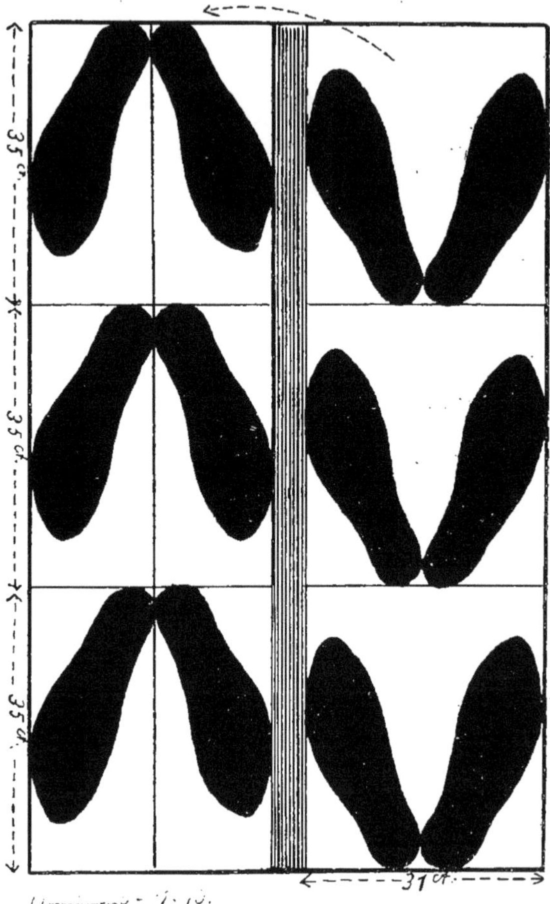

Fig. 68. — Échelle = 1 : 10.

empreintes des souliers sur le plancher, on se sert d'un modèle en carton; en le retournant on peut reproduire le contour de l'autre pied. On fait ainsi 6 à 10 paires d'empreintes de pieds l'une derrière l'autre (et non pas trois seulement comme le représente le dessin). Les empreintes en direction inverse, permettent à l'élève de continuer l'exercice en se retournant (fig. 68).

Septième dessin : Dessin destiné à apprendre à se retourner

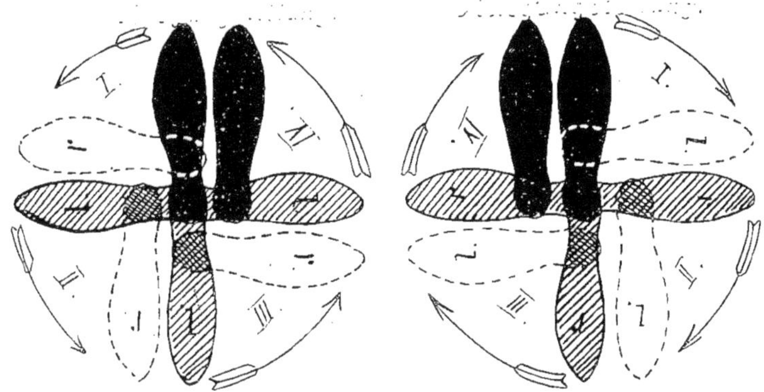

Fig. 69. — Position de début.

sur place. Le schéma de gauche sert pour tourner à gauche. Le schéma identique de droite sert pour tourner à droite. Les

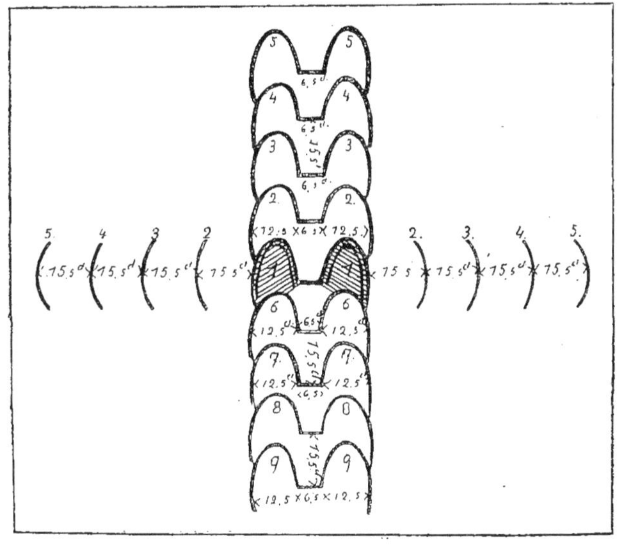

Fig. 70.

empreintes des pieds complètement marquées représentent la position initiale avant le mouvement. Pour tourner à gauche, le mouvement se fait sur le pied gauche, dont le talon tourne sur lui-même sans changer de place. Le pied droit suit de la manière indiquée par la figure. Pour tourner à droite, c'est naturellement le talon droit qui tourne sur lui-même (fig. 69).

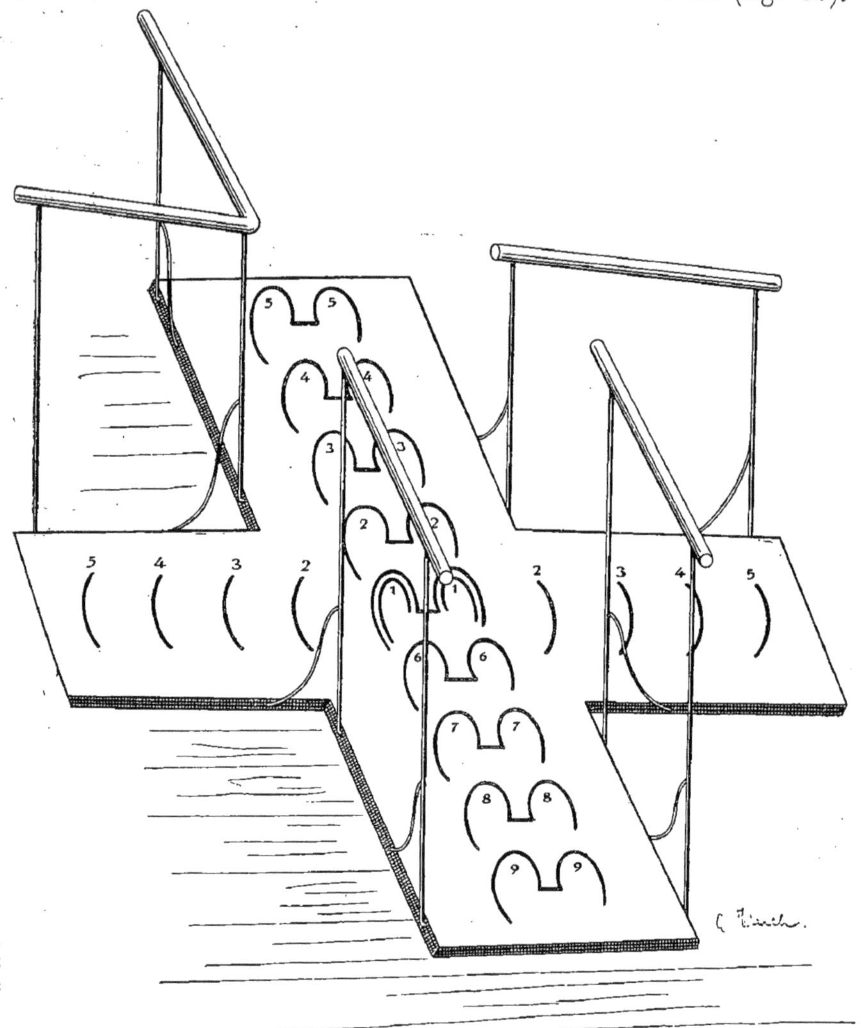

Fig. 71.

Huitième dessin : Les places couvertes de hachures indiquent la position initiale des pieds. Les mesures que porte la figure ne sont pas peintes sur le plancher, mais bien des numéros 1, 2,... 9. Pour tracer les courbes, on peut, comme pour la figure 68, se servir d'un modèle de pied en carton, dont on utilise la partie correspondant aux orteils. Le mode d'emploi sera donné dans la partie spéciale (fig. 70).

Neuvième dispositif : Appareil. Les dessins dont nous venons de parler sont reproduits sur une croix en planches, transportable et munie de rampes dont la disposition se voit sur la figure 71. Nous parlerons ailleurs de son mode d'emploi.

Outre les points de repère peints sur le sol, nous employons dans le traitement des membres inférieurs, mais seulement dans des cas bien déterminés, des appareils simples qui seront représentés plus loin, avec leur description.

Dans le traitement des membres supérieurs, on utilise un certain nombre d'appareils appropriés aux fonctions physiologiques de ces organes, et qui permettent une éducation plus précise de la coordination, normalement inutile pour les membres inférieurs. Pour éviter les redites, nous renverrons au paragraphe consacré au traitement des membres supérieurs : c'est là que nous représenterons et décrirons ces appareils et leur emploi. Pour les membres supérieurs, nous nous servons aussi de modèles schématiques que les malades prennent pour guides dans leurs exercices. Ces modèles peuvent être reproduits en différentes grandeurs et collés sur quelque chose de rigide (carton, planches), pour servir aux exercices de la main dans des positions d'inclinaisons diverses.

Classification générale des exercices.

Une classification bien ordonnée de tous les exercices dont l'ensemble compose notre traitement repose d'abord sur les diverses fonctions des membres malades, ensuite sur la nature et le degré de leur incoordination. Sous le premier rapport, nous pouvons distinguer des exercices pour les membres inférieurs, pour le tronc et pour les membres supérieurs ; nous avons déjà attiré maintes fois l'attention sur ce fait bien connu, que pour les membres inférieurs dont la fonction est de déplacer le corps, les principes directeurs du traitement seront *nécessairement* autres que pour les membres supérieurs : ceux-ci, s'ils ont seulement leur *propre* poids à diriger dans l'espace, doivent exécuter un nombre considérable de mouvements compliqués, d'étendue relativement restreinte.

Pour ce qui est du degré et de la forme si variables de l'incoordination, on constate que d'un malade à l'autre ils sont différents dans les mêmes membres. Ce qu'un traitement rationnel devra viser avant tout, c'est de choisir, parmi tous les exercices applicables à un organe donné, ceux qui sont le plus appropriés et le mieux adoptés à chaque cas particulier, au point de vue de la suite des manœuvres comme à celui du temps, c'est-à-dire de la durée de l'exercice. En pratique, ce choix signifie qu'aux exercices indiqués par tel *acte* déterminé (marcher à reculons, se lever, se retourner, etc.), il y a lieu d'en ajouter d'autres que commandent spécialement les particularités de chaque *cas individuel.*

I. — MEMBRES INFÉRIEURS

Les exercices des membres inférieurs se divisent en :

1° Exercices qui s'exécutent couché, c'est-à-dire sans intervention du poids du tronc et du maintien de son équilibre.

2° Exercices qui s'exécutent assis.

3° Exercices qui s'exécutent debout, exigeant le maintien en équilibre du haut du corps.

4° Exercices qui visent le déplacement dans l'espace du corps en totalité.

1° Exercices dans la position couchée

Remarques préliminaires.

Dans ces exercices — *sauf exceptions indiquées,* — il faut se conformer aux règles suivantes : 1° Les mouvements doivent être poussés au maximum, c'est-à-dire atteindre le plus petit angle possible dans la flexion et l'adduction, décrire le plus grand angle possible dans l'extension et l'abduction. 2° Le talon repose tout le temps sur le lit et glisse sur lui pendant le mouvement. A ce sujet, il est à remarquer que pour chaque phase du déplacement sur le lit, la grandeur de l'angle formé par la cuisse et la jambe au genou est déterminée (fig. 72). C'est là un point important, dès qu'on demande au malade de mouvoir son talon parallèlement au lit mais sans le toucher (voir

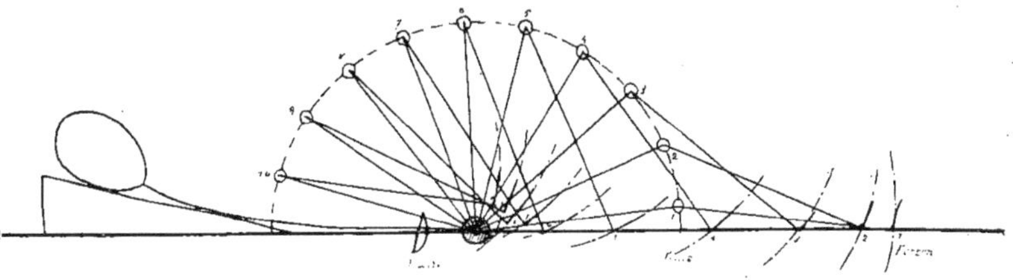

Fig. 74.

les exercices suivants). 3° Les yeux sont ouverts et suivent attentivement le travail.

DESCRIPTION PARTICULIÈRE DES EXERCICES

Le malade est couché sur le dos sur un matelas, le tronc peu élevé, la tête, par contre, aussi haute que possible pour bien voir les mouvements.

Position initiale pour chaque exercice : les deux jambes sont étendues l'une à côté de l'autre et *reviennent à cette position après chaque exercice*, ce que l'on exprimera par le mot « extension » (en abrégé : ext.).

1. Fléchir une jambe au genou et à la hanche, — l'étendre. Ce qui s'indique comme suit : J. f. ± ext.

2. Fléchir une jambe au genou et à la hanche, — porter en dehors la jambe fléchie (abduction) — ramener la jambe (adduction) — l'étendre.

J. f. ± f. abd. ± f. add. ± ext.

3. Fléchir une jambe au genou et à la hanche, mais seulement jusqu'à mi-chemin, — l'étendre.

J. f/2 ± ext.

4. Fléchir une jambe au genou et à la hanche jusqu'à mi-

chemin — la porter en dehors (abduction) — la ramener en adduction — l'étendre.

J. f/2 ± f/2 abd. ± f/2 add. ± ext.

5. Fléchir une jambe au genou et à la hanche — pendant la *flexion* un temps d'arrêt à la volonté du malade — l'étendre.

J. f. (arrêt à volonté) ± ext.

6. Comme l'exercice 5 mais l'arrêt sera commandé par le médecin.

J. f. (arrêt au commandement) ± ext.

7. Plier une jambe au genou et à la hanche — l'étendre — un temps d'arrêt à la volonté du malade pendant l'*extension*.

J. f. ± ext. (arrêt à volonté).

8. Comme l'exercice 7, mais l'arrêt sera commandé par le médecin.

J. f. ± ext. (arrêt au commandement),

9. Fléchir les deux jambes à la fois aux genoux et aux hanches — les étendre.

J. J. f. ± ext.

10. J. J. f. ± ff. abd. ± ff. add. ± ext. (Voir n° 2 et suivants).

11. J. J. f/2 ± ext.

12. J. J. f/2 ± ff/2 abd. ± ff/2 add. ± ext.

13. J. J. (arrêt à volonté) ± ext.

14. J. J. f. (arrêt au commandement) ± ext.

15. J. J. f. ± ext. (arrêt à volonté).

16. J. J. f. ± ext. (arrêt au commandement).

Pendant l'exécution de ces exercices, une série de faits et de questions se seront imposés à l'observateur :

Durée. — La tendance qu'ont tous les malades à précipiter les mouvements, doit être combattue avec énergie et patience ; ils doivent travailler aussi lentement que possible ; néanmoins une lenteur extrême exige une éducation déjà avancée. Le mouvement se fera régulièrement, c'est-à-dire que le même chemin doit être parcouru dans la même unité de temps. Au début, au lieu d'être réguliers, les mouvements sont toujours saccadés.

Nombre. — Les exercices ne seront pas répétés trop souvent l'un après l'autre (2 à 4 fois) : sans quoi l'attention se fatigue et diminue. On fera mieux d'exercer chaque jambe séparément. Si l'incoordination est inégale, ce qui arrive souvent, le membre le plus atteint sera exercé plus souvent.

Position. — Après la lenteur, ce qu'on obtient le plus difficilement des malades, c'est l'élévation de la jambe jusqu'à la verticale. Pendant les flexions, se montrent plus ou moins des mouvements latéraux, souvent très forts ; pendant les mouvements d'abduction, ce sont des chutes en dehors qui surviennent ; dans les cas graves, elles arrivent aussi dans la flexion et l'extension. Extrêmement fréquente dans les cas graves, est la tendance à laisser *tomber la pointe du pied* à chaque mouvement, c'est-à-dire à mettre le pied en flexion plantaire. A l'état normal, lorsque la jambe se raccourcit dans la marche, la pointe du pied se relève ; en outre l'hypotonie de l'articulation doit être combattue ; aussi faut-il que le malade, avant de commencer un mouvement, porte activement son pied en légère flexion dorsale et le maintienne ainsi durant chacun des exercices.

Étendue des mouvements. — Les angles dont l'amplitude est à considérer pendant les mouvements sont ceux que forment la cuisse et la jambe, le bassin et la cuisse, la cuisse et l'horizontale. Ils sont limités normalement par les appareils ligamenteux, les capsules articulaires et le tonus musculaire (voir le chapitre *Hypotonie*). La perte du tonus musculaire, qui est de règle dans le tabes et entraîne le relâchement des appareils ligamenteux articulaires, modifie la mobilité des segments les uns sur les autres. C'est ainsi que la jambe, qui normalement ne peut approcher de la cuisse que jusqu'à 20 centimètres environ, arrive chez nos malades jusqu'à 10 et 5 centimètres, voire jusqu'au contact. La cuisse fléchie sur le bassin et mise en abduction, reste normalement à une certaine distance du lit ; chez nos malades au contraire elle s'en rapproche jusqu'à reposer dessus. Si dans nos exercices nous laissions aller les mouvements jusqu'à la limite du possible, ce à quoi tous les malades sont fort portés, nous commettrions une grosse faute, car les capsules articulaires et les muscles, déjà détachés, seraient encore plus distendus. Aussi peut-on poser une règle importante :

Les mouvements doivent se tenir en deçà de leur amplitude normale. Dans les exercices d'une seule jambe, le talon pendant la flexion de la jambe arrivera à peu près au niveau du genou de l'autre jambe.

Dans les exercices des deux jambes, celles-ci doivent rester étendues l'une à côté de l'autre *sans se toucher*. Pendant l'exercice, les genoux seront tenus à la même hauteur.

Le talon glisse sur le lit qui ne doit par conséquent pas entraver le mouvement (éviter les couvertures de laine). Un drap de lit bien tendu est ce qui convient le mieux. Si le malade transpire beaucoup, il faut mettre sous lui une toile cirée (pas de caoutchouc).

Si l'on nous demande pourquoi, dès les *premiers* exercices, nous intéressons déjà *deux* articulations, — hanche et genou —, nous répondrons que dans la position couchée c'est ce qui représente les exercices les plus simples et les plus faciles. Dans le décubitus ventral, à la même période, ces exercices sont impossibles, parce que cette position s'oppose au contrôle des yeux.

Abréviations. — Les abréviations indiquées ci-dessus pour représenter les exercices dispensent de redites continuelles.

Elles seront aussi employées avec profit par les malades qui doivent noter régulièrement les exercices exécutés.

Exercices.

17. Fléchir une jambe au genou et à la hanche — l'étendre de façon que le talon ne glisse pas sur le lit, mais passe au-dessus sans le toucher.

Abréviation : J. f. ± ext. libre.

18. Une jambe touche du talon le genou de l'autre jambe, de façon que le talon repose dans l'angle formé par la cuisse et la rotule, — l'étendre.

Abréviation : J. plus haut que R. (rotule) ± ext.

19. Une jambe touche du talon le genou de l'autre, de façon que le talon repose au milieu de la rotule — l'étendre.

Abréviation : J. R. ± ext. (fig. 73).

20. J. plus haut que R., à maintenir quelque temps à volonté en contact — l'étendre.

Abréviation : J. plus haut que R. (arrêt à volonté) ± ext.

21. J. plus haut que R. à maintenir en contact jusqu'à ce que le médecin commande de l'étendre.

J. plus haut que R. (arrêt au commandement) ± ext.

22. J. R. (arrêt à volonté) ± ext.

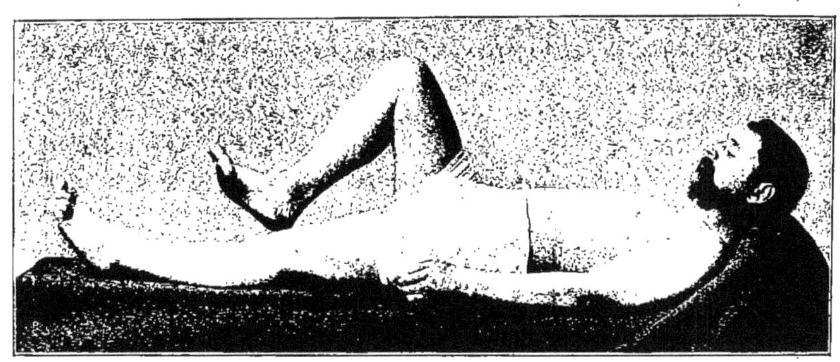

Fig. 73.

23. J. R. (arrêt au commandement) ± ext.

24. Comme l'exercice 19, avec cette modification que le talon d'une jambe ne se pose pas sur la région rotulienne mais à moitié (environ) de la longueur de la jambe (fig. 74).

J. mi-jambe ± ext.

25. J. mi-jambe (arrêt à volonté) ± ext.

26. J. mi-jambe (arrêt au commandement) ± ext.

27. Le talon, au lieu de se poser, à mi-jambe, vient toucher le cou-de-pied de l'autre côté.

J. c-p. ± ext.

28. J. c-p. (arrêt à volonté) ± ext.

29. J. c-p. (arrêt au commandement) ± ext.

30. Le talon posé sur les orteils (O.) de l'autre pied (fig. 75).

J. O. ± ext.

31. J. O. (arrêt à volonté) ± ext.

32. J. O. (arrêt au commandement) ± ext.

33. Le talon se pose d'abord sur la rotule, puis va de là en se soulevant au-dessus de la jambe (sans glisser sur elle) jusque

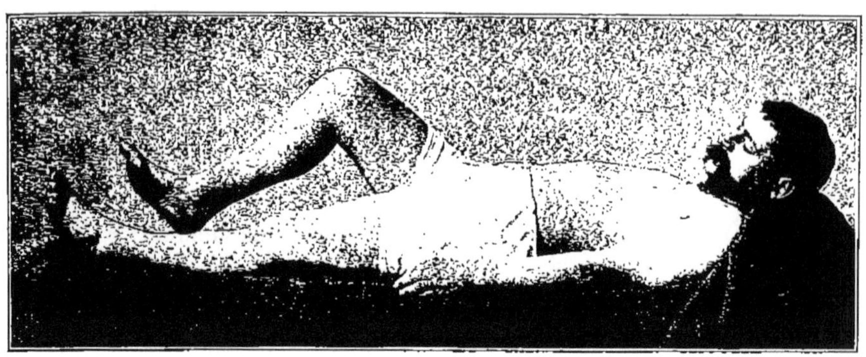

Fig. 74.

vers le milieu de la jambe. puis jusque vers l'articulation du pied et enfin sur les orteils.

J. R. ± mi-jambe ± c.-p. ± O. ± ext.

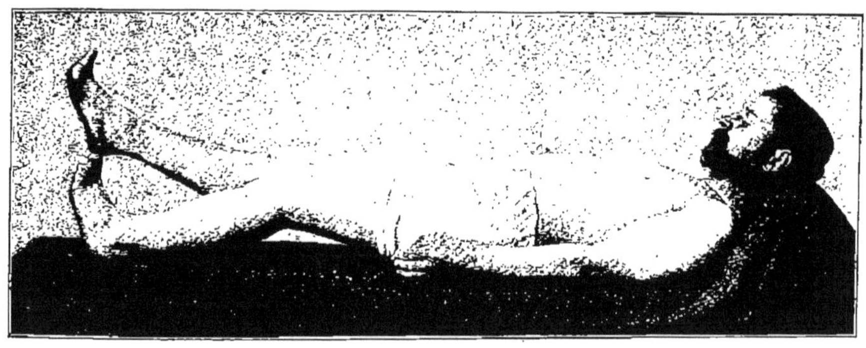

Fig. 75.

34. Commencer par les orteils et retourner à la rotule.

J. O. ± c.-p. ± mi-jambe ± R. ± ext.

35. Fléchir une jambe comme dans l'exercice 1, au genou et à la hanche, de façon que le talon vienne reposer près du genou de la jambe au repos. Placer alors le talon sur la rotule et enfin replacer la jambe dans la position de repos.

J. f. ± R. ± ext.

36. J. f/2 ± mi-jambe ± ext.

37. J. f/4 ± c.-d. ± ext.

38. J. O. ± ext.

39. Dans cet exercice on commence par poser le talon sur le genou de la jambe au repos. Puis on le soulève du genou et on le remet *à côté de celui-ci* sur le lit ; enfin on étend la jambe.

J. R. ± lit ± ext.

40. Talon à mi-hauteur de la jambe. — Talon remis sur le drap de lit à la même hauteur puis étendu.

J. mi-jambe ± lit ± ext.

41. J. c.-p. ± lit ± ext.

42. J. O. ± lit ± ext.

43. La combinaison des exercices exécutés précédemment donne l'exercice suivant, très important et très utile : Talon sur le genou — sur le lit à côté du genou — extension jusqu'à mi-jambe — talon posé sur M. J. (moitié de la longueur de la jambe) — talon posé sur le lit à la même hauteur — extension jusqu'au cou-de-pied — talon sur le cou-de-pied — talon sur le lit à la même hauteur (éventuellement les orteils) — extension.

44. Exercice 43 mais en sens inverse, c'est-à-dire talon d'abord sur les orteils ou l'articulation du pied puis — talon sur le lit à côté de cette articulation — flexion jusqu'à M. J. — posé sur M. J., — etc., etc.

Remarques sur les exercices 17-44.

a. Jusque-là, le talon glissait sur le lit et laissait reposer dessus la plus grande partie du poids de la jambe, d'où une économie de force musculaire, de la plus haute importance ; dans le 17e exercice, on cherche à combiner *le maintien en équilibre du membre soulevé, c'est-à-dire libre en l'air, avec le mouvement à exécuter.* Cette complication qui reviendra souvent dans les exercices suivants, est pour nos malades la source de grandes difficultés. La tendance constante à l'exagération des contractions musculaires, se manifeste ici par le soulèvement excessif du talon. C'est ainsi qu'on arrive facilement à une dissociation des actions musculaires combinées (coordonnées), qui est caractéristique du tabes : le malade (dans cet exercice 17) fléchit fortement la cuisse sur le bassin et soulève le talon en mettant le genou en extension ; alors il pose le membre tout entier sur le lit. C'est ainsi que le malade exécute l'exercice consistant à étendre la jambe, fléchie à la hanche et au genou, sans la faire glisser sur le matelas. Normalement, le mouvement s'exécute de telle manière que l'angle de la cuisse sur le bassin s'agrandit *en même temps* que l'angle de la jambe sur la cuisse.

b. Les positions intermédiaires envisagées dans cette série d'exercices, par exemple l'extension du pied jusqu'à mi-jambe, jusqu'au cou-de-pied, indiquent déjà plus d'exigence dans la coordination. Une jambe qui a appris à exécuter correctement un mouvement de flexion continue jusqu'à sa limite anatomique (quand on parle de « flexion » dans le décubitus dorsal, on a toujours en vue, naturellement, la flexion de la cuisse et celle de la jambe), peut quelquefois se renverser sur le côté si on veut lui faire arrêter le mouvement à mi-jambe ou au milieu du cou-de-pied. On explique ce fait par une loi applicable à tous les tabétiques, à savoir que les mouvements exigeant des contractions musculaires fortes ou poussées à l'extrême et par suite un petit angle, sont plus faciles à exécuter que ceux qui correspondent à un grand angle. Plus l'angle est aigu, plus le mouvement est facile. La cause en est dans l'effort que font les malades pour compenser l'insuffisance de leur sensibilité musculaire par des contractions musculaires plus fortes.

c. Le 22e exercice reproduit l'épreuve ordinaire de l'ataxie (talon sur le genou). Les 18e et 19e sont plus faciles, parce que le talon conserve un meilleur point d'appui ; ils préparent fort bien à l'exercice 22. Il faut combattre la tendance à mettre en abduction la cuisse fléchie, ce qui rendrait illusoire tout l'avantage de cet exercice.

d. L'arrêt plus ou moins long de la jambe dans une position commandée, mérite une attention particulière. Cet exercice de

« coordination statique » exige des innervations quantitatives et qualitatives constantes à chaque instant; il soumet l'attention à une forte tension, et ne doit se faire que le membre soutenu (le talon reposant). C'est un exercice préparatoire aux exercices de coordination qu'on exécutera plus tard debout.

e. Dans les exercices 43 et 44 (comme en partie dans les exercices précédents), on fait décrire aux membres de petits trajets, à points de départ et d'arrivée bien déterminés. Ainsi, par exemple, d'un point du lit voisin de la rotule, le talon doit se porter juste sur cette rotule et inversement. Pour exécuter ce mouvement en partant d'un point donné, il suffit d'une faible augmentation de contraction; mais elle doit être bien graduée en direction et en intensité. Il faut donc une faculté de coordination *relativement* élevée, car la plus petite « faute » d'un seul muscle empêche d'arriver au but. Pour le mouvement « du milieu de la jambe au point voisin du lit », le grand angle que font la cuisse et la jambe dans la position initiale, s'ajoute à la brièveté du trajet comme une difficulté considérable.

Exercices.

45. Talon sur le genou. — *Le talon glisse sur le tibia dans toute sa longueur* jusqu'au cou-de-pied — extension.

J. R. ± gl. jusque c.-p. ± ext.

46. Comme au n° 45. — Au lieu de mettre la jambe au repos après être arrivé sur le cou-de-pied, le talon refait le même chemin en sens inverse en glissant de même le long du tibia.

J. R. ± gl. jusque c.-p. ± gl. jusque R. ± ext.

47. Talon sur le genou. — Le talon glisse sur le tibia jusqu'à la pointe du pied — extension.

J. R. ± gl. jusque O. ± ext.

48. J. R. ± gl. jusque O. ± gl. jusque R. ± ext.

49. Talon sur le genou. — Le talon glisse sur le tibia jusqu'à la pointe du pied, mais en chemin il s'arrête à la moitié de la jambe, sur le cou-de-pied, sur les orteils (O.) — extension.

J. R. ± gl. jusque M. J. ± gl. jusque c.-p. ± gl. jusque O. ± ext.

50. Comme l'exercice 46. Mais pendant l'exercice, on s'arrête en divers points du chemin, au commandement du médecin (halte !), jusqu'au commandement de continuer (allez !)

Remarques sur les exercices 45-50.

a. La valeur coordinatrice de ces exercices est claire pour qui les considère avec attention. Ils comportent le maintien en équilibre du talon sur l'étroite crête du tibia, associé à un changement continuel de position du talon. Tous les muscles de la cuisse, de la jambe et du pied doivent concourir à une coordination délicate, si l'on ne veut pas que le talon glisse constamment sur les côtés. La recherche des façons extrêmement variées dont les divers patients exécutent ces exercices, constitue une étude intéressante pour qui veut pénétrer dans le détail des troubles de coordination.

b. Lorsque dans l'exercice 47 et les suivants, le talon doit toucher les orteils du membre opposé, ce dernier doit être légèrement fléchi au genou.

c. Lorsque dans l'exercice 49, la jambe allongée ne repose que par le talon sur les orteils de l'autre, c'est surtout l'ensemble de sa musculature qui la maintient presque libre en l'air (abstraction faite du faible point d'appui fourni par les orteils). Cet exercice est une bonne préparation à ceux qui suivent, dans lesquels la jambe est tout à fait libre.

d. Une série de combinaisons sont possibles, en intercalant des arrêts, etc. ; c'est l'affaire du médecin qui applique le traitement. A ce moment, il aura reconnu l'importance de ce principe : *La valeur de chaque exercice, au point de vue de ce que nous cherchons, se mesure au rapport entre l'action coordinatrice et le travail musculaire.* Plus sont grande l'action coordinatrice et petite la contraction musculaire nécessaire, liée à chaque acte coordonné, plus est grande la valeur de l'exercice. Tout exercice devient inutile et même nuisible, dès qu'une action coordinatrice relativement petite est liée à une grande dépense de travail musculaire. Voici donc notre loi fondamentale : *Maximum d'action coordinatrice, minimum de travail musculaire.*

Exercices.

51. Fléchir une jambe — élever la jambe de façon à la mettre à angle droit avec la cuisse (la cuisse est ainsi fortement à angle à peu près droit avec le tronc) — extension.

J. f. ± u. L ± ext.

52. Élever une jambe étendue complètement (le pied en légère flexion dorsale). La remettre doucement en place.

53. Élever une jambe allongée (comme au n° 52) — fléchir la jambe sur la cuisse à angle droit (comme au n° 51) — extension.

54. Fléchir une jambe — mettre la jambe à angle droit sur la cuisse (comme 51) — extension du genou qui reste en l'air — la reposer sur le lit.

Remarques sur les exercices 51-54.

a. Dans chacun de ces exercices, la jambe tout entière, à un moment donné, se trouve abandonnée librement en l'air. C'est ce qui, même chez l'homme normal — l'expérience l'enseigne —, exige un grand travail musculaire ; ce travail sera encore plus considérable chez nos malades, pour les raisons exposées plus haut. Le travail de coordination, en revanche, est restreint, faute de limites précises. Aussi les exercices précédents ne doivent-ils être faits que très rarement, et pendant peu de temps, surtout comme épreuves. Il faut notamment être très prudent lorsqu'on fait laisser longtemps en l'air la jambe étendue. Quiconque n'a pas une grande pratique de la méthode fera mieux de laisser ces exercices de côté. Étant donnée l'absence ou la diminution de la sensation de fatigue, ils peuvent devenir dangereux.

b. Dans l'élévation de la jambe allongée, on évitera le tiraillement excessif des fléchisseurs situés à la partie postérieure de la cuisse.

Exercices.

55. Fléchir les deux jambes, les deux malléoles et les deux genoux restant en contact pendant la flexion — les étendre de même.

J. J. f. (serrées) ± ext. (j. serrées).

56. Fléchir les deux jambes bien serrées l'une contre l'autre, mais seulement jusqu'à mi-chemin — extension (voir Exercice 11).

J. J. f/2 (serrées) ± ext. (j. serrées).

57. Comme l'exercice 55, mais s'arrêter à volonté 2-3 fois en chemin.

J. J. f. (serrées) (arrêt à volonté) ± ext. (j. serrées) (arrêt à volonté).

58. Comme l'exercice 57, mais l'arrêt se fera au commandement.

J. J. f. (serrées) (arrêt au commandement) ± ext. (j. serrées) (arrêt au commandement).

59. Fléchir les deux jambes — en laisser une immobile après la flexion, étendre l'autre — replier celle qu'on a étendue — étendre celle qui est restée immobile, l'autre restant en place — replier celle qu'on vient d'étendre — les étendre toutes deux.

J. J. f. ± $J._1$ repos $J._2$ ext. ± $J._2$ f. ± $J._2$ repos $J._1$ ext. ± $J._1$ f. ± J. J. ext.

60. Comme l'exercice 59, mais avec cette complication qu'à chaque *extension* d'une jambe, le talon, au lieu de toucher le lit, glisse à une certaine hauteur au-dessus de lui (voir exercice 17 et remarques sur les exercices 17-44).

61. Comme l'exercice 59, avec cette complication qu'à chaque *flexion* la jambe se meut librement au-dessus du matelas.

62. Comme l'exercice 59 avec la complication que *ni pendant la flexion ni pendant l'extension*, la jambe ne touche le lit.

63. Plier les deux jambes — les étendre sans que les talons touchent la couverture.

J. J. f. ± ext. (libres).

64. J. J. f. (libres) ± ext.

65. J. J. f. (libres) ± ext. (libres).

66. Exercices 59-65, avec la complication suivante : quand les deux membres sont fléchis ou étendus simultanément, on exécute le mouvement avec la même modification que dans l'exercice 55 : « les malléoles et les genoux en contact. »

67. Fléchir une jambe de la façon habituelle — l'étendre *en même temps qu'on fléchit l'autre* — étendre cette dernière.

$J._1$ f. ± $J._1$ ext. $J._2$ f. ± $J._2$ ext.

68. Plier une jambe — la mettre, ainsi fléchie, en abduction et fléchir en même temps celle qui était restée étendue — mettre en adduction celle qui était en abduction et étendre l'autre — étendre celle qui est en adduction.

$J._1$ f. ± $J._1$ abd. $J._2$ f. ± $J._1$ add. $J._2$ ext. ± $J._1$ ext.

69. Plier une jambe — étendre celle-ci, pendant que l'autre, étendue, s'écarte de côté sur la couverture (abduction de la jambe allongée) — ramener cette dernière en adduction.

$J._1$ f. ± $J._1$ ext. $J._2$ en dehors ± $J._2$ en dedans.

70. Plier une jambe — écarter l'autre en dehors sur la couverture — étendre la jambe fléchie et ramener en même temps l'autre en adduction.

$J._1$ fl. ± $J._2$ en dehors ± $J._1$ ext. $J._2$ en dedans.

71. Comme l'exercice 67, mais avec la complication suivante : pendant l'*extension* le talon, au lieu de reposer sur le lit, reste à une certaine hauteur au-dessus.

$J._1$ fl. ± $J._1$ ext. (libre) $J._2$ f. ± $J._2$ ext. (libre).

72. $J._1$ f. ± $J._1$ abd. $J._2$ f. ± $J._1$ add. $J._2$ ext. (libre) ± $J._1$ ext. (libre) (voir 68).

73. $J._1$ f. ± $J._1$ ext. (libre) $J._2$ en dehors ± $J._2$ en dedans (voir 69).

74. $J._1$ f. ± $J._2$ en dehors ± $J._2$ en dedans $J._1$ ext. (libre) (voir 70).

75. Comme les exercices 67 à 70 inclusivement, mais avec la complication suivante : pendant la *flexion*, le talon au lieu de reposer sur le lit, reste à une certaine hauteur au-dessus.

$J._1$ f. (libre) ± $J._1$ ext. $J._2$ f. (libre) ± $J._2$ ext.

Remarques sur les exercices 55-75.

a. Les exercices 55-59 introduisent un nouvel élément dans le contrôle des mouvements : la sensibilité cutanée. Le malade y a pour tâche de mouvoir simultanément ses deux jambes, et cela sous le contrôle attentif des sensations tactiles, provoquées par le contact des extrémités. Comme nous le savons, les yeux doivent suivre soigneusement *tous* les mouvements ; d'où un élément de contrôle surajouté.

b. Dans les exercices 59-75, on peut occasionnellement, chez

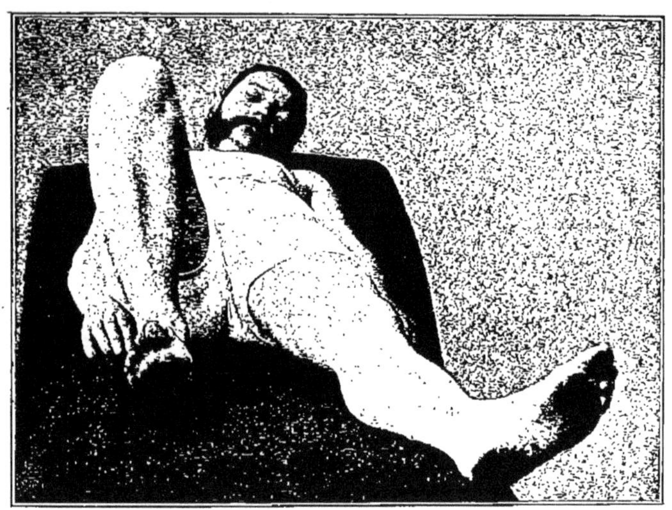

Fig. 76.

des malades choisis, introduire cette même complication du contact. Le médecin décidera s'il convient ou non d'en user largement, suivant le degré des troubles sensitifs.

c. Dans les exercices comportant une phase où un membre se meut en liberté, c'est-à-dire sans que le talon soit guidé, il faut qu'il y ait un temps de repos, le membre soutenu, après chaque phase et non pas seulement après l'achèvement de tout l'exercice. Cela, toujours en vertu de la même règle : épargner la force musculaire.

d. Au numéro 59 apparaît pour la première fois cette tâche : *faire faire en même temps aux deux extrémités des mouvements différents*. On remarquera immédiatement que de tels mouvements, parfaitement exécutés par chaque membre en particulier, deviennent d'une extrême difficulté dès qu'on les fait exécuter en même temps. Les deux moitiés du cerveau n'ont plus seulement ici, comme dans les exercices précédents, à travailler simultanément, il faut encore qu'elles travaillent de façon différente. La tendance de nos malades à transformer les mouvements continus en mouvements successifs entrecoupés de pauses (saccadés), réapparaît ici et ils s'arrangent de façon que, à un moment, ce soit un membre qui travaille, au moment suivant l'autre membre, etc. Il y a là une analogie notoire avec ce qu'on observe chez l'homme sain, lorsqu'il essaye de faire de chaque côté un mouvement différent et *inaccoutumé*, comme de frapper d'une main sur une table en faisant glisser l'autre main dessus, etc.

e. On peut introduire toute sorte de modifications aux exercices ci-dessus, au point de vue de la position initiale, des combinaisons, etc. Il faut s'efforcer de trouver pour chaque jambe ce qui lui convient ; et comme nous avons vu que l'on peut trouver des altérations différentes dans les mouvements particuliers de chaque articulation, et non seulement dans les fonctions d'un membre entier, le médecin averti ne doit pas manquer d'en tenir compte.

Exercices.

76. Le talon sur le genou — le talon glisse le long du tibia, mais sans le toucher, jusqu'au cou-de-pied, et s'y arrête — puis revient de la même façon jusque sur le genou et s'arrête — extension.

J. R. ± gl. (libre) c.-p. (halte) ± gl. (libre) R. (halte) ± ext. (voir 45).

77. Comme l'exercice 76, mais le mouvement se poursuit jusqu'à la pointe du pied, avec repos sur les orteils, puis revient jusque sur le genou de la même manière.

J. R. ± gl. (libre) — O. (halte) ± gl. (libre) — R. (halte) ± ext.

78. Le talon sur le genou — le talon touche la jambe à trois endroits également distants (non en glissant le long du tibia mais en s'en écartant chaque fois) — repos au premier endroit,

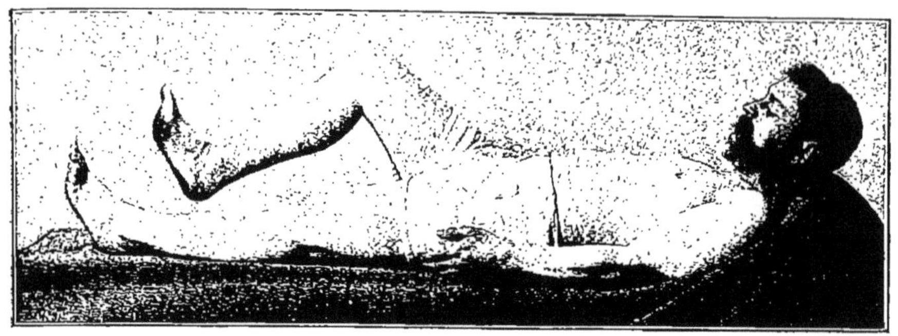

Fig. 77.

au second puis au cou-de-pied et retour au genou de la même manière — extension.

79. Le médecin met son doigt sur divers points de la jambe

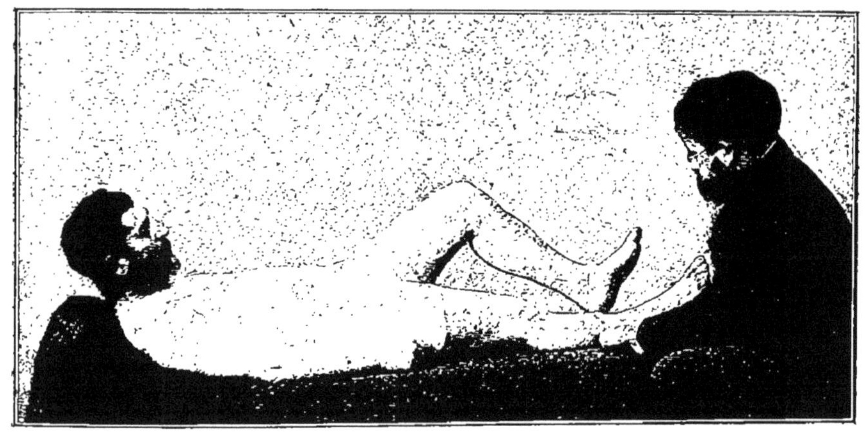

Fig. 78.

du patient. Celui-ci doit essayer de mettre le talon juste sur le doigt (fig. 78).

80. L'exercice commence comme au n° 79; mais au moment où le talon va toucher le doigt, le médecin change celui-ci de place, de sorte que le malade, sans avoir touché le doigt avec son talon, doit le chercher à sa nouvelle place. Au début de cet

exercice fatigant, on se contente d'une seule de ces tentatives contrariées, et à la seconde on laisse le talon se reposer. Plus tard on peut en augmenter le nombre (fig. 80).

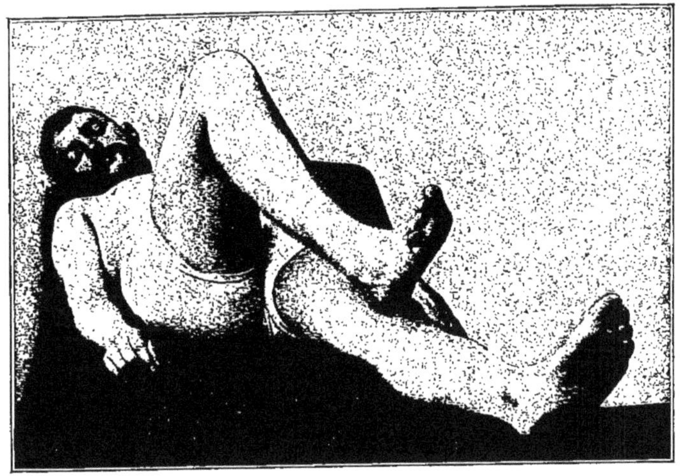

Fig. 79.

81. Le malade doit placer le talon en divers points de la paume de la main du médecin (fig. 80).

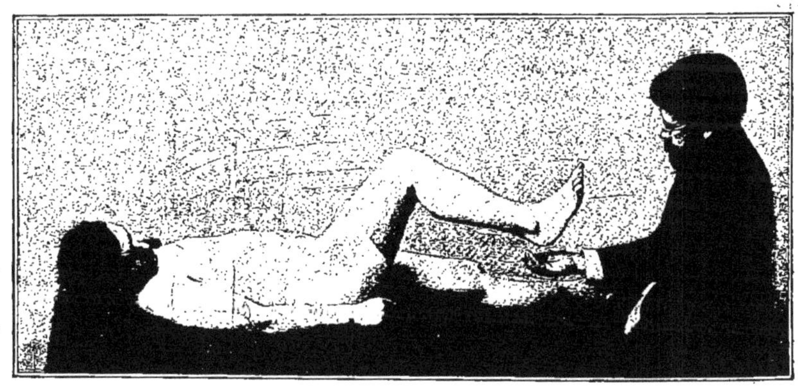

Fig. 80.

82. Le talon sur le genou de la jambe étendue — pendant que le talon repose, on plie au genou la jambe restée en extension et on lui fait ensuite reprendre l'extension (fig. 81).

$J._1$ R. $\pm$ $J._2$ f. $\pm$ $J._2$ ext. $\pm$ $J._1$ ext.

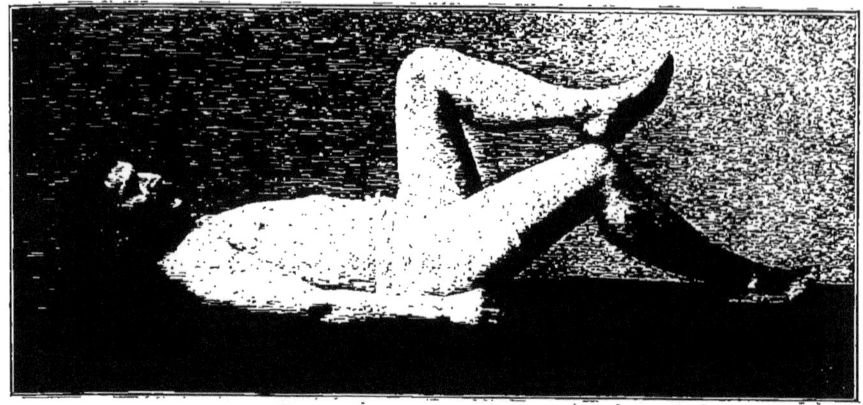

Fig. 81.

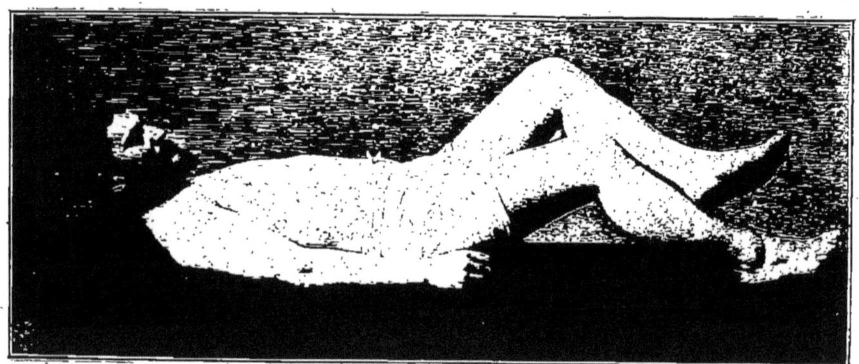

Fig. 82.

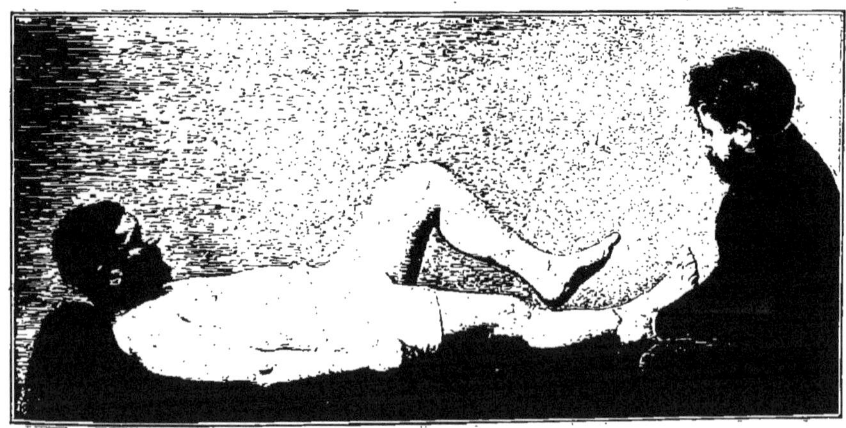

Fig. 83.

83. Le talon au milieu de la jambe. Le reste, comme au n° 82. (fig. 82).

$J._1$ mi-jambe ± $J._2$ f. ± $J._2$ ext. ± $J._1$ ext.

84. Le talon sur le genou de la jambe étendue — pendant que cette dernière se fléchit et s'étend, la première se met successivement en abduction et en adduction (fig. 79).

$J._1$ R. ± $J._1$ abd. $J._2$ fl. ± $J._1$ add. $J._2$ ext. ± $J._2$ ext.

85. Fléchir les deux jambes — les étendre ; l'une glissant sur le lit, l'autre restant à une certaine hauteur au-dessus.

$J._1$ $J._2$ f. ± $J._1$ ext. $J._2$ ext. (libre).

86. $J._1$ f. (libre) $J._2$ f. ± $J._2$ ext. (libre) $J._1$ ext.

87. Fléchir une jambe ; en même temps, écarter de côté sur le lit l'autre jambe étendue — étendre la jambe fléchie, mettre en adduction celle qui était en abduction (étendue).

$J._1$ f. en dehors ± $J._1$ ext. $J._2$ add. (étendue)

88. Le talon sur le genou — pendant que ce talon descend en glissant le long du tibia de la jambe étendue, celle-ci se fléchit — le même talon revient en glissant jusqu'au genou de l'autre jambe pendant que celle-ci se remet en extension.

$J._1$ R. ± $J._1$ gl. — c.-p. $J._2$ f. ± $J._1$ gl- R. $J._2$ ext. ± $J._1$ ext.

Remarques sur les exercices 76-88.

a. En ce qui concerne les exercices 76 et 77, il est à noter que la flexion *sans toucher* le tibia est beaucoup plus difficile que l'extension. On ne la fera donc faire que plus tard ou moins souvent.

b. Dans l'exercice 78, la jambe s'efforce de toucher des endroits déterminés par le patient lui-même ; c'est un exercice préparatoire à l'exercice suivant, n° 79, évidemment plus difficile : Ce dernier exige une coordination déjà plus sûre, car la jambe y doit toucher des points désignés par le médecin. Cette catégorie de manœuvres, qui est pour ainsi dire le couronnement du système des exercices exécutés dans la position horizontale, est susceptible d'un grand nombre de modifications. Ainsi, on peut changer la position initiale ; on peut par exemple présenter le doigt au malade, celui-ci ayant la jambe allongée ou fléchie au genou, ou le talon sur le genou, etc., etc. On peut encore faire varier dans de larges limites la cadence des mouvements, commencer lentement pour permettre chaque fois au membre de se reposer, ou aller jusqu'au changement de position continuel à chaque seconde ou demi-seconde. Étant donnée cette règle, qu'un mouvement coordonné est d'autant plus difficile que le trajet à faire et le changement de direction sont plus petits, le médecin pourra, en déplaçant le doigt d'un ou de quelques centimètres, exiger des actes de coordination de plus en plus difficiles. L'exercice 80 (tentatives contrariées) apprend au malade à transformer en un autre le mouvement projeté et déjà commencé, dans les cas où la nécessité s'en fait sentir. La sûreté du déplacement d'un membre comme du corps tout entier (locomotion), chez l'homme sain, dépend précisément de cette faculté, qui est le fruit d'un long exercice et s'acquiert pendant les premières années de la vie : pouvoir, à chaque moment, interrompre un mouvement volontaire déjà commencé ou le changer pour un autre dès que l'exige une modification, soit dans les objets du monde extérieur, soit dans l'impulsion motrice du sujet. C'est ainsi par exemple que nous surmontons rapidement et sans hésitation les obstacles qui s'opposent à notre marche. Or, chez nos malades, c'est justement cette faculté qui se perd tout d'abord ; et c'est ce qui donne à tous leurs changements de mouvements, c'est-à-dire à tous leurs actes, un caractère d'insécurité. Ainsi cette série d'exercices, que le médecin doit fréquemment varier et modifier, se caractérise comme appartenant à la classe la plus élevée des exercices de coordination. Elle répond à la loi fondamentale : « Maximum de coordination et minimum de dépense musculaire ». Dans les stades du tabes où l'ataxie est encore très peu accusée, cette catégorie d'exercices doit tenir la plus large place dans le traitement. De même dans les cas de soi-disant préataxie, où la sûreté des mouvements est déjà diminuée, dans ceux extrêmement rares de préataxie véritable, c'est-à-dire d'intégrité complète des mouvements coordonnés, on les utilisera comme moyen prophylactique contre l'incoordination menaçante.

c. Les exercices 81-88 sont avec diverses variations la suite des *mouvements différents simultanés*, commencés dans la série précédente. Ils sont choisis de telle sorte que chacun contienne un ou plusieurs éléments de complication de plus que celui qui précède. C'est affaire à la réflexion et à l'habitude du médecin de les appliquer rationnellement. Ici avant tout on doit prendre garde au surmenage.

d. Dans l'exercice 88 et dans les exercices similaires que le médecin pourrait inventer, il est à remarquer que les *deux* jambes se meuvent réellement; il ne faut pas que l'une reste immobile à attendre l'autre.

2° Exercices pour l'ataxie grave (stade dit paralytique du tabes dorsal)

Remarques préliminaires.

Dans la partie générale, nous avons cherché à montrer que ces cas, en dépit de l'abolition des mouvements volontaires, ne sauraient être considérés comme de vraies paralysies avec lésions des zones motrices du système nerveux, car ils peuvent se transformer en ataxie, et que par suite ils relèvent encore de notre traitement. Ce sont des états qui se rencontrent rarement aujourd'hui dans la pratique privée, mais que l'on observe plus souvent dans les hospices. Ils exigent un traitement particulièrement soigneux et prudent, une patience inlassable aussi bien de la part du médecin que de la part du malade. D'autant plus grande au reste est la satisfaction qu'on éprouve à voir « se lever » un malade cloué sur son lit depuis des années. Dans de tels états, les exercices de coordination proprement dits seraient naturellement sans objet. Le malade est « paralysé » et les véritables exercices de coordination reprennent leurs droits seulement *quand notre traitement aura refait de ces membres paralysés, les membres ataxiques qu'ils étaient auparavant*. Dans ce but, on fait appel aux contractions musculaires les plus simples, à celles qui intéressent un seul muscle ou un groupe de muscles de mêmes fonctions. On commence donc par limiter, si possible, les mouvements à une seule articulation.

Nous avons des exercices pour :

α) Les *orteils :* flexion, extension, adduction, abduction d'un orteil, de plusieurs ou de tous ensemble.

β) Le *pied :* flexion plantaire, flexion dorsale ; élévation du bord externe, élévation du bord interne ; rotation du pied sur son articulation.

γ) La *jambe :* (dans la position assise, les jambes pendantes) extension de la jambe ; flexion de la jambe.

δ) La *cuisse :* rotation en dedans ; rotation en dehors ; abduction (en glissant sur le lit), adduction (en glissant sur le lit).

Croiser les jambes.

Remarques sur les exercices α-δ.

a. Les mouvements isolés des orteils sont le plus souvent rudimentaires, même chez les sujets sains. Il ne faut naturellement pas l'oublier : par contre, il ne faut pas négliger absolument ces mouvements, car le tabes entraîne avec une fréquence extraordinaire la position vicieuse des orteils. Cette position consiste dans l'hyperextension de la première phalange et dans la flexion forte de la seconde ou de la seconde et de la troisième.

b. La fréquence du pied ballant, chez les tabétiques confinés au lit (pseudo-parésie tabétique des péroniers), entraîne la nécessité d'exercer avec soin les muscles correspondants, moteurs du pied.

c. Pour l'exercice de l'extension de la jambe, il faut choisir la position pendante de la jambe — le malade assis sur le bord du lit — parce que, dans la position couchée, il faudrait mobiliser en même temps la hanche, ce qui est à éviter. Du reste il ne faut pas perdre de vue que l'extension (élévation) de la jambe pendante et sa flexion (abaissement) mettent en jeu le même groupe de muscles, à savoir l'extenseur (quadriceps); le mouvement de flexion est la résultante du poids de la jambe et de la contraction des extenseurs. Quant à l'action isolée des fléchisseurs de la jambe, on ne doit provisoirement pas l'essayer : elle n'est en effet possible que dans le décubitus ventral, c'est-à-dire sans le contrôle des yeux, ou en cas de résistance, deux conditions auxquelles on ne peut songer lorsqu'on a affaire à des malades aussi avancés que dans le stade en question.

d. Dans la rotation, il faut éviter *une rotation excessive en dehors*, par crainte du tiraillement des rotateurs internes : ils sont le plus souvent si hypotoniques que le bord externe du pied se rapproche du lit ou même repose dessus.

e. Le plus souvent, ces exercices fatigueront fort les malades et amèneront chez eux de la dépression psychique et de l'énervement. C'est ce qu'on cherchera à éviter en faisant les exercices courts, en les séparant chaque fois par de longues pauses, en ne refusant pas l'aide de la main du médecin, qui devra constamment explorer le pouls. Jusqu'à quel point les appareils peuvent-ils être utiles à cette période ? C'est ce que nous déterminerons dans le chapitre suivant.

3° Exercices dans le décubitus avec dispositifs spéciaux (appareils)

Quelle est la valeur des appareils, à quel danger expose leur emploi correct, c'est sur quoi nous reviendrons en détail un peu plus loin. Nous nous servons, dans des cas particuliers et pour un but spécial, d'appareils simples combinés pour les exercices à faire au lit. *Il n'est pas besoin de dire plus explicitement ici que ces exercices ne sauraient en aucune façon remplacer ceux que nous avons décrits dans les chapitres précédents.*

89. Une jarretière au milieu de laquelle est fixé, entre les rubans élastiques, un petit disque de bois de 5 centimètres de diamètre, est mise autour de la jambe nue : on la place d'abord près du genou, puis à différentes hauteurs le long de la jambe. Le malade essaye de toucher le disque de bois avec le talon

opposé et d'y reposer celui-ci pendant un certain temps (fig. 84).

90. (Fig. 85). Une barre de bois est fixée sur un support en fer. Ce support permet de la mettre à différentes hauteurs, comme de la rapprocher ou de l'éloigner du corps. La tâche consiste, comme la figure 85 le rend facilement saisissable, à porter la jambe sur la barre, à l'y reposer quelque temps, puis

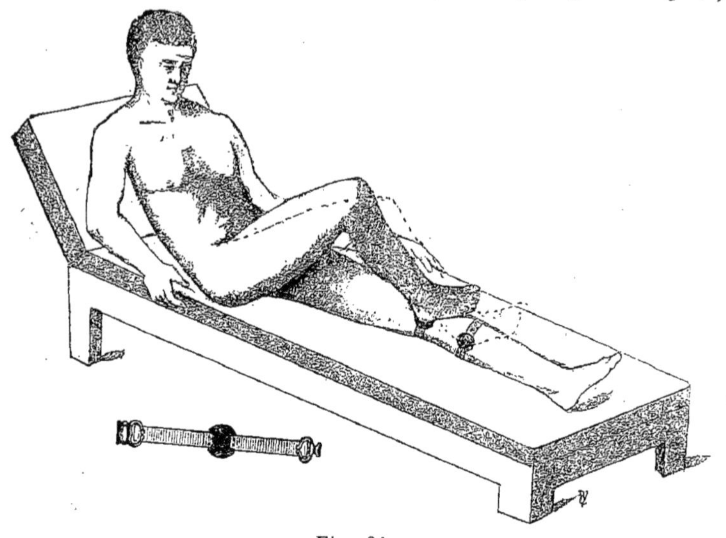

Fig. 84.

à la remettre sur le lit. On commencera par mettre la barre à une hauteur telle, que la jambe qui y repose reste à angle obtus avec la cuisse, c'est-à-dire que le membre ne soit pas en extension complète. La barre ne doit pas non plus être trop près du corps, afin qu'il ne soit pas nécessaire de ramener trop la jambe vers soi pour l'y placer. Il faut arriver, dans ce mouvement, à ce que la jambe ne touche pas la barre avant d'être *sur* elle. Plus la barre sera près du corps, plus ce sera difficile. Plus la barre sera élevée, plus l'effort nécessaire pour soulever la jambe sera considérable. On peut essayer les exercices suivants :

90 α. Hauteur de la barre, 40 centimètres ; distance en deçà du pied, 10 centimètres (fig. 85). Une jambe est fléchie au genou, soulevée et placée sur la barre — repos — retour par la même voie à la position initiale.

90 β. Hauteur de la barre, 55 centimètres ; distance en deçà du pied, 10 centimètres. Même exercice que 90 α.

90 γ. Hauteur de la barre, comme dans l'exercice 90 α ; distance en deçà du pied, 20 centimètres. Même exercice que 90 α. (La barre a été rapprochée vers la tête).

90 δ. Hauteur de la barre, comme dans l'exercice 90 α ; dis-

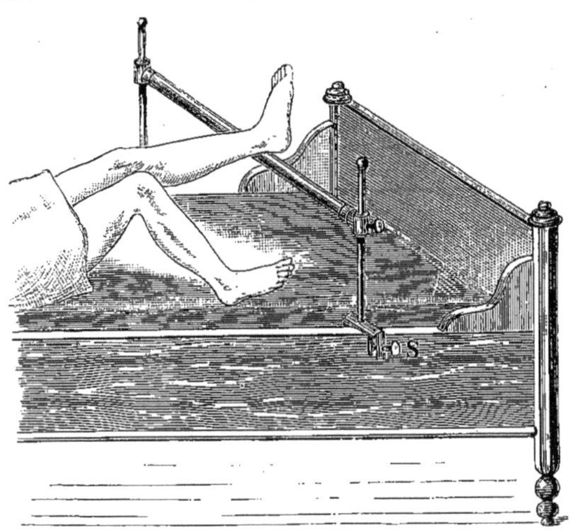

Fig. 85.

tance telle que la barre arrive juste au-dessus du genou. Même exercice que 90 α.

90 ε. Avec une hauteur de 55 centimètres et une distance en deçà du pied d'environ 15 centimètres, de façon que la barre se trouve à peu près au-dessus du milieu de la jambe, on place une jambe sur la barre. — Pendant qu'on la ramène sur le lit, l'autre jambe exécute *en même temps* le mouvement d'élévation pour arriver sur la barre.

90 ζ. Les deux jambes sont portées à la fois sur la barre — puis ramenées ensemble sur le lit.

91. (Fig. 86). L'appareil destiné à cet exercice consiste en une planche (*a*), large de 32 centimètres et longue de 65 centimètres, et d'un cadre (*b*). Ce cadre est mobile, ses montants (*c*) et (*d*) glissant dans des rainures pratiquées dans la face inférieure de la planche, de sorte que le cadre peut être allongé ou raccourci

suivant les besoins. La barre transversale (*e*) porte une bande de feutre. La planche présente deux rangées de cavité elliptiques de 10 centimètres dans leur plus grand diamètre. L'appa-

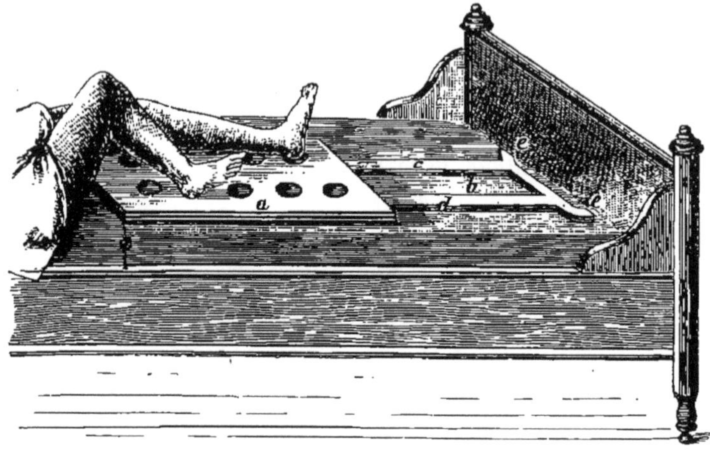

Fig. 86.

reil est placé sur le matelas, la barre transversale (*e*) touchant par sa bande de feutre le pied du lit, pour l'immobiliser. Le cadre est alors allongé dans le lit jusqu'à ce que la planche arrive à la

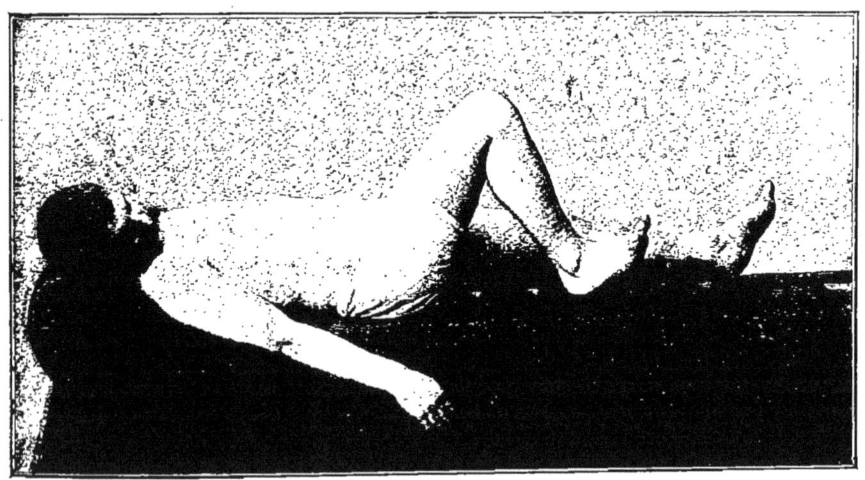

Fig. 87.

hauteur du trochanter, c'est-à-dire pas tout à fait jusqu'au siège du malade dont les jambes reposent sur l'appareil (fig. 87). La figure permet de comprendre facilement l'exercice. On le pratique d'abord avec une seule jambe : le talon doit être placé successivement dans chaque trou et cela dans les deux sens.

Voici quelques exercices particuliers :

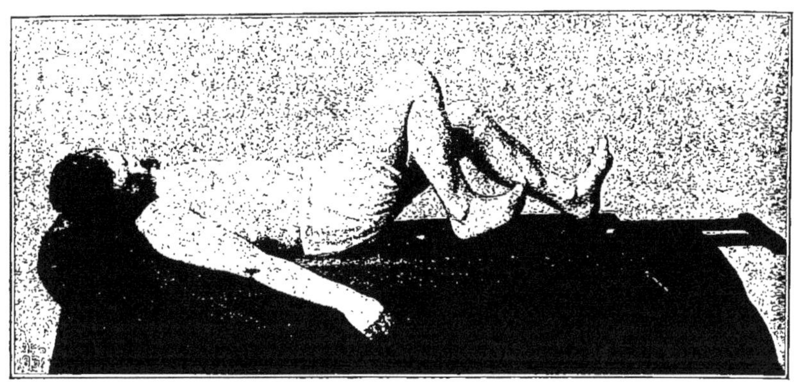

Fig. 88.

Exercice 91 α. Une jambe dans le trou 1 puis dans les trous 2, 3, 4, 5.

91 β. Comme α, mais on saute un trou à l'aller et au retour.

91 γ. Au commandement du médecin, le malade met un talon dans un des trous qu'a choisi et désigné (par son numéro) le médecin.

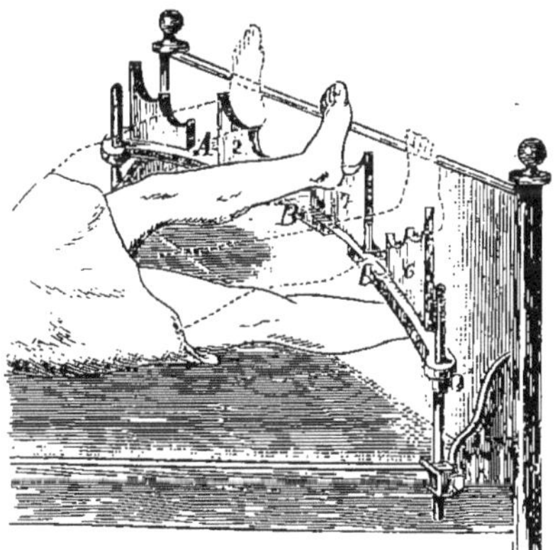

Fig. 89.

91 δ. Les deux talons sont successivement mis dans les deux trous correspondants et retirés.

91 ε. Comme l'exercice δ mais on sautera un des trous.

91 ζ. On place un talon dans le trou le plus rapproché et l'autre dans le plus éloigné; puis pendant que l'un remonte successivement, l'autre descend, etc. (fig. 88).

92. (Fig. 89). Au lieu de la barre de bois employée dans l'exercice 90, nous nous servons ici d'un appareil également en bois

dont la disposition est facile à comprendre par l'examen de la figure ci-contre. La planche de soutien (*a*) est concave, et sa concavité tournée vers le visage du sujet ; des planchettes collées sur cette planche portent deux entailles suffisamment grandes pour admettre le talon, même recouvert d'un bas et d'un soulier. La hauteur des planchettes est de 20 centimètres, leur largeur

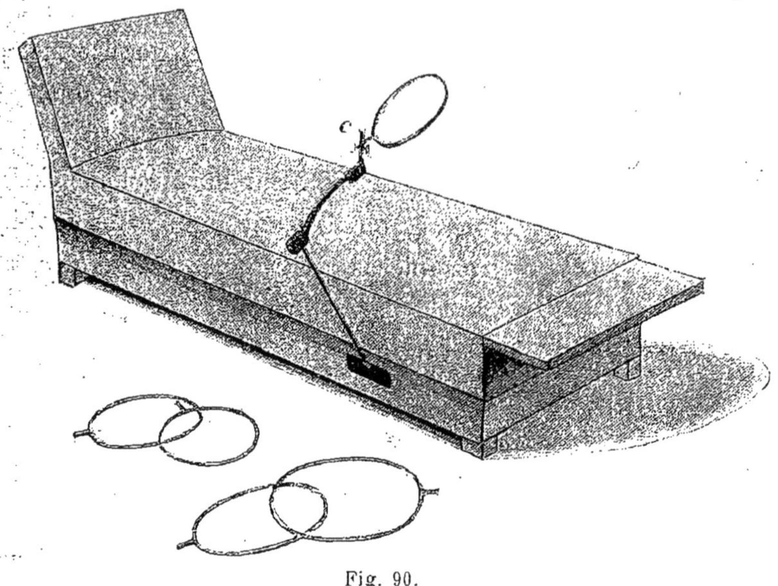

Fig. 90.

de 15 centimètres et elles sont distantes l'une de l'autre de 10 centimètres.

Une monture en fer supporte le tout, comme on l'a vu sur la figure 85 pour l'exercice 90 ; on peut donc élever l'appareil ou le déplacer horizontalement : il suffit pour comprendre de se reporter à ce qui a été dit pour l'exercice 90. Le sujet place la jambe dans les intervalles A, B, C, ou dans les entailles numérotées de 1 à 8. Voici des exercices rangés par ordre de difficulté ;

Exercice 92 *α*). On place une jambe en A — retour à la position de repos ; puis en B avec retour au repos et enfin en C avec retour à la position initiale.

92 *β*). On porte la jambe directement de A en B, de B en C et inversement.

92 *γ*). On place la jambe successivement aux endroits 2, 4, 6

et 8 mais en revenant à la position de repos après avoir touché chacune des entailles.

92 δ). Comme l'exercice 92 γ mais avec un arrêt après chaque numéro.

92 ε). Comme les exercices γ et δ mais dans les entailles 1, 3, 5 et 7.

92 η). On porte la jambe de 1 à 2, de 3 à 4, de 5 à 6 et de 7 à 8. On peut entre chaque exercice mettre la jambe au repos sur le lit ou sur A, B ou C.

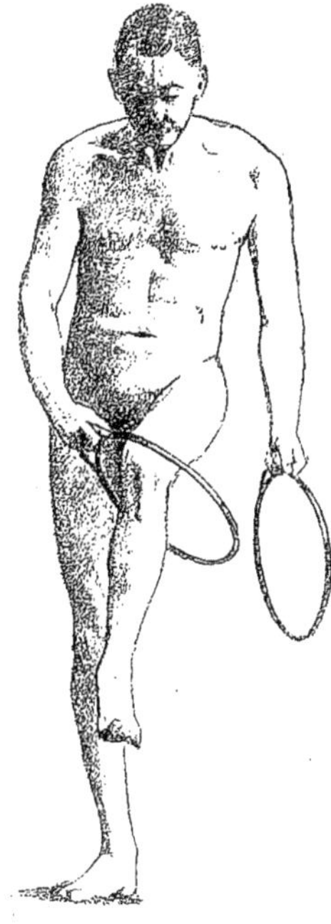

Fig. 91. — Le malade est supposé couché.

93. (Fig. 90). Sur le côté d'une chaise longue, on fixe une tige de fer dont les trois pièces assemblées en *a*, *b*, *c*, au moyen d'articulations à boules et de vis, peuvent être fixées dans toutes les positions.

L'extrémité supérieure libre *c* présente un trou : on peut y introduire le pivot que porte chacun des anneaux circulaires. Il faut une série de cercles métalliques de différents diamètres, le plus petit ayant 26 centimètres, le plus grand 50. Voici comment on se sert de cet appareil :

Le malade est couché sur la chaise longue ; il suit, du bout du pied étendu, le contour du cercle :

Le pied ne doit pas être laissé libre en l'air, mais s'appuyer légèrement sur le cercle. L'exercice est plus facile avec un grand cercle qu'avec un petit. Les articulations de la tige, les inclinaisons dont l'anneau est susceptible sur son pivot, permettent de placer l'appareil des façons les plus diverses par rapport au corps du patient, car la position de l'anneau est variable dans toutes les directions de l'espace et sous toutes les inclinaisons. C'est un exercice difficile, rarement indiqué et dont doivent s'abstenir les commerçants.

Exercice 94. (Fig. 91). On prend deux cercles de bois de 20 centimètres de diamètre, munis de poignées. Le médecin en tient un et en fait varier la position, la hauteur, l'inclinaison, mais toujours de façon à ce que le malade puisse passer la jambe au travers et la retirer. Au début, naturellement, il ne faut pas exiger trop sévèrement que le sujet entre ou sorte la jambe sans toucher l'anneau. On peut modifier l'exercice de diverses manières : ainsi on peut faire passer une jambe dans les deux anneaux, ou bien les deux jambes à la fois, chacune dans un anneau; le malade peut encore tenir lui-même — aux lieu et place du médecin — le ou les anneaux.

Remarques sur les exercices 89-94.

Qu'y a-t-il à dire d'une façon générale, sur l'emploi des appareils? C'est ce qu'on a vu déjà en partie plus haut, et ce dont nous traiterons encore en détail ultérieurement.

Exercice 89 : La rondelle de bois remplace le doigt du médecin; elle fournit, grâce à sa surface relativement considérable, un bon point d'appui, et peut être employée avec profit pour apprendre à maintenir un membre au repos à un endroit voulu (Education de coordination statique). Dans *les exercices exécutés les yeux fermés* dont il sera question plus loin, elle supplée à l'insuffisance de la sensibilité cutanée par les sensations tactiles qu'elle provoque (dureté, fraîcheur).

Exercice 91 : Il est facile de voir que l'on exécute avec cet appareil un grand nombre de mouvements déjà préparés par la série des « exercices libres ». Il peut également servir pour les mouvements qu'on fait les yeux fermés.

Exercice 92 : Remarquez que le passage de 1 à 2, de 3 à 4, etc. est plus difficile que celui de 1 à 3, de 3 à 5 ou de 2 à 4 et de 4 à 6. Si le malade exécute ces mouvements les jambes nues, il est préférable de faire arrondir les angles aigus de l'appareil. Ces exercices comportant la combinaison d'un travail musculaire sérieux (élévation de toute la jambe) et d'un travail de coordination relativement délicat, on doit être prudent dans son emploi.

Exercice 93 : En raison de la grande tension musculaire qu'il nécessite, on n'emploie plus guère cet appareil dans les cas ordinaires d'ataxie. Il date des tout premiers temps de notre méthode et peut en quelque sorte servir à rappeler le médecin à la prudence. Il n'est utile que pour parer à des états pseudo-parétiques de la musculature du péroné, pourvu que l'anneau soit placé de telle façon que le pied se trouve en flexion dorsale pendant l'exercice. Il peut encore en trouver un emploi prudent et limité dans le traitement prophylactique de la préataxie.

Exercice 94 : Dans les cas légers on peut l'employer également pour les exercices à faire les yeux fermés.

De l'emploi de dispositifs spéciaux (appareils) dans le décubitus.

Dans le traitement de l'ataxie des membres supérieurs, la nécessité absolue d'une coordination délicate oblige à se servir d'appareils qui exigent un degré de coordination exactement mesuré : dans celui des membres inférieurs, le malade étant couché, l'emploi d'appareils est admissible, mais non indispensable.

Ce qui rend si critiquable l'emploi des appareils dans les exercices en position verticale, c'est, sans parler de l'inutilité pratique de rechercher une coordination délicate, le défaut qu'ils ont de faire reposer tout le poids du corps sur une seule jambe : circonstance dangereuse, qui ne se produit pas dans la position couchée. Indépendamment de ce point, les appareils doivent être construits de telle façon, qu'ils n'ajoutent pas de complications aux mouvements dits libres, mais au contraire les facilitent par des proportions déterminées. C'est là un principe absolument inverse à ce que recherchent les défenseurs du « traitement par les appareils ». En particulier, faisons remarquer que la plupart des dispositifs décrits ci-dessus donnent à la jambe soulevée la faculté de se reposer avant de retourner à sa place. La rondelle de bois fixée à la jarretière, dans l'exercice 89, offre au talon un plus grand point d'appui que la crête du tibia ou le doigt du médecin. Dans l'appareil destiné à l'exercice 91, le talon peut se reposer dans les trous à chaque phase du mouvement. Quiconque se sert des appareils qui exigent l'élévation en totalité de la jambe étendue, devra toujours se souvenir que c'est là un des mouvements les plus pénibles dont soit capable le membre inférieur : il ne faut donc faire exécuter un tel mouvement que très rarement et pendant un temps très court. Nous ne nous lasserons pas de revenir sur ce point, en raison des désastres que l'ignorance de ce danger a déjà entraînés au détriment de nombreux malades. Dans un institut, ou pendant un traitement régulier dirigé par un médecin, on peut se passer d'appareils : on les remplace même avantageusement par des « exercices libres », étant donnée la tendance à exécuter négligemment les mouvements qu'entraîne l'emploi de tout appareil. Par contre, les malades forcés d'interrompre le traitement et désireux, loin de toute surveillance médicale, de conserver jusqu'à sa reprise les résultats acquis, peuvent employer chez eux les appareils décrits : mais il faut leur enlever l'illusion qu'ils puissent ainsi s'attendre à de *grands progrès*. Il sera donc bon que les appareils ne soient pas la propriété des malades, mais celle du médecin, de façon qu'il puisse les leur retirer n'importe à quel moment. Ici, comme dans l'électrothérapie pratiquée par le malade lui-même, un contrôle constant pourra seul empêcher la violation du principe le plus essentiel en thérapeutique : « non nocere ».

Autres appareils employés.

D'autres médecins, qui n'ont porté à notre méthode qu'un intérêt restreint, ont construit et prôné des appareils qui nécessitent une mention plus détaillée, certains se recommandant de noms qui font autorité. Ces auteurs vont directement à l'encontre de nos idées sur la valeur des appareils, dans le traitement de l'ataxie des membres inférieurs. Tandis que nous ne voyons dans cet emploi qu'un côté accessoire de la thérapeutique, utile seulement dans certaines circonstances indiquées plus haut, et exigeant toujours une grande prudence et une grande expérience, ils le considèrent, non seulement comme un important perfectionnement de la technique, mais même comme l'auxiliaire le plus essentiel du traitement. Leyden lui-même, à la recommandation duquel notre méthode a dû le principal de l'intérêt qu'elle a excité dans le monde médical, a beau affirmer que lui non plus ne considère nullement les appareils comme essentiels dans la méthode, il n'en est pas moins manifeste à la lecture de ses publications et de celles de ses élèves, que c'est à l'emploi des appareils et notamment de certains appareils nouvellement construits, qu'ils attachent la plus grande importance. Du moins, en dépit de l'opinion de Leyden que nous venons de citer, ne peut-on se défendre de cette impression que, dans les cas ordinaires, on ne fait chez lui pour ainsi dire que des exercices au moyen d'appareils. Jakob ne parle de mouvements dans les positions assise et couchée (sans appareils), qu'à l'occasion du troisième stade de l'ataxie. La question ne peut naturellement être résolue que par l'analyse des mouvements commandés par chaque appareil, ainsi que de leurs rapports, d'une part avec la forme et le degré d'incoordination, dans chaque cas de tabes, et d'*autre part avec le but idéal du traitement par les exercices*. Il eût été du plus haut intérêt que la discussion d'une question si importante, de la solution de laquelle dépend pour nous tout l'avenir de notre méthode, eût été menée d'une manière plus concrète : chaque auteur aurait dû prendre quelques cas typiques de tabes, bien étudiés au point de vue de leurs troubles moteurs, et nous mettre systématiquement sous les yeux sa manière de procéder. L'importance relative du traitement libre et des appareils, les résultats obtenus et le temps mis à les obtenir, auraient autorisé une discussion bien mise au point et détaillée. Nous ne pouvons nous défendre de l'espoir, peut-être trop optimiste, que cette manière de procéder ne pourrait qu'être favorable au traitement sans appareils et profitable aux malades, en basant tout perfectionnement sincère de la méthode sur son importance véritable, même pour son inventeur.

Nous ne possédons pas un tel ensemble de matériaux objectifs ; il faut donc nous borner à une critique des appareils, tels que nous les font connaître les figures et les descriptions, et à l'exposé des données rares et malheureusement sommaires qui nous sont fournies sur les résultats obtenus. Ne pouvant figurer ici les appareils en question, nous renvoyons aux publications suivantes :

Goldscheider : Ueber Bewegungstherapie bei Erkrankungen des Nervensystems (*Dtsch. med. Woch.*, 1898, n°s 4 et 5).

Jakob : Ueber die compensatorische Uebungstherapie bei der Tab. dors. (*Dtsch. med. Woch.*, 1898, n°s 8 et 10).

Leyden et Jakob : Charité-Annales, XXIII Jahrg.

Nous ne nous occuperons ici que des appareils de Goldscheider et de Leyden-Jakob, qui sont faits pour les positions assise et couchée, c'est-à-dire où n'intervient pas le poids du corps. Nous aurons à considérer en temps et lieu les appareils destinés aux exercices de station verticale et de marche.

Parmi les appareils de Leyden, nous trouvons d'abord l'appareil à grille. En voici la description telle que la donne l'auteur : « Vous voyez cette grille de quatre barres d'étoffes disposées horizontalement et ces quatre autres barreaux placés verticalement. Tous les huit sont mobiles les uns sur les autres, de sorte que l'on peut construire une série de carreaux grands ou petits. Les barres horizontales sont en étoffe et non simplement en bois, pour que le malade ne puisse se blesser s'il manque le carreau ou laisse brusquement retomber la jambe. La grandeur des carreaux est réglée suivant le degré d'ataxie, et on les fait de plus en plus étroits à mesure qu'augmente la sûreté des mouvements. Le malade s'assied donc sur une chaise devant l'appareil et bien au milieu ; au commandement, il passe le pied dans le carreau qu'on lui désigne. Au début, tout au moins dans les cas d'ataxie quelque peu avancée, il manque presque chaque fois le barreau ; mais après quelques heures d'exercice, sa sûreté augmente déjà visiblement ; après quelques semaines, le patient est capable de mettre rapidement et exactement le pied dans le même carreau rétréci ».

Voyons un peu quelle est l'efficacité de ce dispositif. D'abord il exige du patient trop ou trop peu. Si c'est dans un des carreaux de la dimension maxima que le sujet doit passer la jambe, la surface à atteindre est si étendue, que la jambe ataxique la trouve sans la moindre difficulté. Si l'on prend au contraire un carreau plus petit, de manière que le malade éprouve une certaine peine, le danger de l'exercice apparaît aussitôt. En effet, pendant qu'elle hésite, la jambe tout entière reste suspendue en l'air et jusqu'au moment où elle a la chance d'atteindre l'ouverture, force est de *soulever la totalité de son poids*. Nous avons déjà dit combien cela est dangereux. Le travail de coordination qu'exige l'exercice, est à chaque instant troublé par le poids de toute la jambe ; en revanche, au moment ou l'influence du poids cesse, le travail de coordination s'arrête aussi, la jambe repose sur le drap et l'exercice est fini. Une simple comparaison avec la plupart de nos « exercices libres », qui exigent un travail délicat de coordination mais éliminent la pesanteur, fait apparaître clairement l'infériorité de cet appareil. Si maintenant on oppose à ce dispositif un de ceux que nous avons décrits, indépendamment de la grande prudence que nous exigeons particulièrement dans l'emploi des appareils, on ne trouve dans aucun des nôtres le mouvement limité *dans toutes les directions* comme il l'est ici par les quatre côtés des carreaux : il est toujours au moins entièrement libre d'un côté et, en partie des autres, ce qui constitue une différence énorme au point de vue de la difficulté.

En revanche, l'appareil de Jakob abandonne justement à la volonté du malade la partie du mouvement qui devrait au contraire être parfaitement déterminée, à savoir les positions de la cuisse et de la jambe depuis le commencement de l'exercice, où on les détache du sol, jusqu'au moment où la jambe approche du carreau. Il est évident que des éventualités innombrables sont alors possibles : la cuisse peut, par exemple, être soulevée seule jusqu'à la hauteur voulue, et la jambe alors seulement étendue ; ou bien ces deux mouvements se font en même temps ; ou la cuisse est d'abord écartée etc. Parmi ces modes, l'homme sain n'en choisit qu'un, le mieux approprié ; l'ataxique choisira le mieux approprié pour lui, c'est-à-dire le mouvement incoordonné : les détours, les zigzags, etc. Si Jakob objecte que l'on règle cette phase de l'exercice par des recommandations verbales, force lui est alors d'admettre que pendant la partie la plus importante de l'exercice, l'appareil *ne sert à rien*, mais bien la recommandation, ce qui revient à l'exercice libre. Les plus grandes contradictions se trouvent donc ici réunies sans la moindre raison : difficulté de coordination poussée à l'extrême, quand le carreau est petit, en même temps que charge du poids de toute la jambe pendant un temps plus au moins long (jusqu'à ce que le carreau soit atteint) ; et avec cela, liberté complète dans la partie la plus importante de l'exercice. Quant au passage de la jambe d'un carreau à l'autre, on peut en dire tout autant. D'autre part, l'auteur nous affirme qu'après quelques heures la sûreté augmente et que « *après quelques semaines*, le patient est capable de mettre rapidement et *exactement le pied dans le même carreau rétréci* ». Comme ni dans ce travail, ni dans le suivant, il ne nous dit dans quel état étaient les malades ainsi traités, nous ne savons pas si ce résultat est raisonnablement proportionné au temps employé. Ce qui est certain, c'est que *quelques semaines sont un temps énorme pour apprendre un seul exercice*. Ainsi l'auteur a prononcé lui-même l'arrêt de mort de son appareil. Toutefois, il résulte cependant de ses assertions, qu'un mouvement incoordonné est amélioré par la méthode. Il y a dix ans, lorsque l'idée que, par l'exercice, on pouvait améliorer un mouvement ataxique dans le tabes, nous était encore étrangère et incompréhensible, pareille assertion aurait eu une grande importance théorique. Aujourd'hui, c'est une période dont nous sommes sortis et il n'est plus permis de recommander une méthode uniquement parce qu'elle procure une amélioration à une catégorie de malades. Ce qu'il faut, c'est une méthode capable de remédier à un trouble de coordination défini et bien caractérisé, et cela de la manière la plus appropriée, c'est-à-dire le plus vite possible et avec la moindre dépense de force musculaire. Pour cela, il faut une série d'exercices, gradués, suivant un plan systématique, du plus facile au plus difficile. Construire des appareils, à l'aide desquels puissent être exécutés des mouvements coordonnés, c'est chose si simple, qu'on en inventerait facilement une douzaine en une heure. Allons plus loin. Les malades qui ont appris à exécuter l'exercice auquel sert l'appareil à grille de Jakob ou un autre, ont-ils *de ce fait* amélioré aussi leur motilité générale? Ont-ils par exemple acquis l'aptitude à atteindre correctement leur genou avec le talon opposé? En un mot ont-ils gagné quelque chose, au point de vue du fonctionnement de leurs membres et de la locomotion ? L'auteur ne nous en dit rien. A priori, cela n'est certainement pas, et ce serait d'ailleurs tout à fait invraisemblable. Ce qu'apprennent aux malades l'appareil de Jakob et, pour le dire de suite, les autres appareils du même auteur comme ceux de Goldscheider, ce ne sont pas les éléments composants dont sont faits les mouvements courants de l'homme normal, éléments par suite indispensables : ce sont des *tours de force*, que l'homme normal n'exécuterait pas non plus impeccablement, sans un dressage préalable. Un seul regard jeté sur l'appareil à pendule de Jakob et le fléau de Goldscheider nous renseigne suffisamment à ce sujet. Dans le premier de ces appareils, le pied cherche à enfiler un anneau animé d'un mouvement de va-et-vient: dans le second, la pointe du pied maintient exactement vertical un fléau de balance. Goldscheider remarque — on est tenté de dire: pour nous mettre en garde : — « chaque accélération, chaque saccade dans le mouvement est mise en évidence par une secousse correspondante du fléau ». Ces mouvements seraient-ils sans danger, — ce qui n'est pas le cas, comme nous le verrons — qu'éclaterait encore, sans qu'on ajoute rien à ce qui a été dit, l'absence de but et de principe directeur d'un tel dressage. Que l'on songe en outre à la disproportion colossale qui existe entre le peu de coordination utilisable dans les mouvements normaux que procurent ces appareils prétentieux, et la tension, l'excitation psychique et la dépense de temps qu'ils exigent. Nous avons dit : absence de principe directeur; nous devons appuyer encore sur ce point, vu son importance, et vu le danger pour notre système de perdre toute valeur scientifique, si l'emploi des appareils devait en paraître le suprême perfectionnement.

Pour apprendre par l'exercice à exécuter un mouvement coordonné quelconque, non inné, *il faut absolument* un système continu et progressif d'exercices allant *du plus simple au plus difficile*.

C'est ainsi qu'on procède pour apprendre à écrire, ou, d'une façon peut-être encore plus instructive, pour apprendre à jouer du piano. *Il faut* procéder ainsi : de cette manière seulement, l'on s'assure que chaque mouvement particulier X, appris de cette façon, a pour composants un certain nombre de mouvements appris avant lui (plus faciles), auxquels se joint en plus un élément nouveau, la spécificité de l'exercice X. Dans le jeu du piano, ces composants ne sont pas seulement les contractions de certains muscles, mais leur rapidité, leur rapport avec les contractions précédentes ou suivantes (liaison ou coupure), le temps qui s'écoule entre la perception des notes et leur exécution, l'accentuation suivant ce que l'on ressent, etc. Grâce à ce sytème d'augmentation, continue mais légère, des difficultés, l'élève acquiert la faculté de jouer non seulement le morceau *étudié*, mais encore *n'importe quel autre*. Sans aucun doute, quelqu'un qui ignore le piano, un commençant, mis en face d'un court fragment choisi dans un morceau difficile, arriverait à se l'inculquer après « quelques semaines d'exercice ». Malgré tous les passages difficiles qu'il aurait ainsi appris à jouer, ce ne serait cependant jamais un pianiste, parce qu'il ne serait jamais à même de jouer un morceau *quelconque*, même facile. On peut aussi apprendre à un caniche à jouer du piano : l'étonnement du public est dû surtout à ce qu'on lui suggère qu'il a devant lui un caniche qui sait jouer du piano. Comme la rééducation de la marche, dans l'ataxie tabétique, — surtout si l'exercice est reconnu comme base du traitement — est soumise aux mêmes lois, les conclusions en découlent d'elles-mêmes. Retenons bien la loi qui régit tous les mouvements compliqués du corps : *notre corps n'apprend pas d'autres mouvements coordonnés, que ceux auxquels il s'est exercé*. Celui qui sait se tenir debout, ne sait pas marcher pour cela ; celui qui sait marcher, ne sait pas pour cela monter à cheval ; celui qui sait monter à cheval, ne sait pas pour cela aller à bicyclette ou danser sur une corde. Il n'est pas douteux non plus qu'on pourrait, grâce à un dressage spécial, apprendre à monter à cheval à un enfant qui ne saurait pas encore marcher. C'est absolument ce que font les auteurs du traitement par les appareils. Si les hommes qui ont appris un sport, sont plus que les autres à même d'apprendre d'autres mouvements compliqués, cela vient seulement de ce qu'un nouvel ensemble de mouvements, quel qu'il soit, est fait de composantes qu'ils ont déjà apprises.

L'appareil « à quilles » de Jakob ne résiste guère plus à une critique sérieuse, que ceux dont nous avons parlé, et offre de *grands dangers*, dus à la tension exagérée de certains groupes musculaires. L'exercice est le suivant : le malade, assis, doit renverser avec le pied des quilles maintenues verticales par de solides spirales. Ici encore le mouvement, depuis le moment où le pied se détache du sol jusqu'à celui où il arrive en contact avec la quille, est aussi peu précisé que possible et nous ne pouvons que renvoyer à ce que nous avons dit en parlant des « carreaux ». Nous ne savons d'ailleurs pas de quelle manière la quille doit être renversée. Est-ce par une poussée de la cuisse et de la jambe ? Est-ce par une forte flexion plantaire du pied ? Est-ce de ces deux manières à la fois ? Le mouvement sera cependant bien différent suivant la manière demandée. Quiconque est habitué à observer de tels malades, sait qu'il ne leur est pas du tout indifférent d'exécuter le mouvement de telle ou de telle façon et qu'ils l'exécuteront d'une façon tout à fait différente suivant leur état. Le danger de l'appareil est double : il réside d'abord dans les « solides spirales », ensuite dans la flexion plantaire du pied pour vaincre la résistance de ces spirales, flexion que gêne encore le poids de toute la jambe. Nous avons déjà vu combien sont dangereux dans le tabes les mouvements qui ont une résistance à vaincre. Jakob termine ainsi la description de son appareil : « on obtient aussi au moyen de cet appareil, en peu de temps, une notable amélioration des mouvements ataxiques » ; cette amélioration n'a trait en tout cas qu'à l'exécution de cet exercice particulier. Or il est certain que l'emploi de pareils exercices, que l'homme sain n'exécute jamais et qui sont par conséquent sans but, n'est pas de la moindre utilité, ni pour apprendre à se tenir debout, ni pour marcher. D'autre part, ils peuvent devenir dangereux par l'exagération de l'effort. Ce qui devrait donner à Jakob la mesure du danger, c'est la sensation de fatigue que l'homme sain ressent aussitôt qu'il soulève la jambe, dans la position assise (sensation qui est, comme on sait, fort diminuée chez les tabétiques.)

Ce que nous venons de dire de l'appareil de Jakob peut s'appliquer tout aussi bien, aux « patins » et à « l'amphithéâtre » de Goldscheider. S'ils sont aussi inutiles que les appareils de Jakob, ils sont pourtant beaucoup moins dangereux : ici en effet le malade n'a à vaincre que le seul poids de la jambe et les quilles de Goldscheider ne sont que « touchées » du bout du pied.

Nous aurons à revenir encore une fois sur ce sujet, lorsque nous ferons l'examen critique des appareils destinés aux exercices de marche ; nous désirons pourtant nous expliquer dès à présent sur un point : les appareils, — l'efficacité qui leur est commune avec les « exercices libres » mise à part, — ont-ils en soi et par eux-mêmes une utilité pour le traitement? Dans leur rapport sur l'emploi des méthodes de traitements physiques à la clinique et policlinique impériale de médecine, v. Leyden et Jakob disent ce qui suit : vu l'autorité de Leyden, nous citons le passage *in extenso :*

« Avant de passer à la description des appareils, nous devons insister ici sur leur utilité. Il s'élève en effet constamment des voix pour prétendre que l'introduction des appareils, dans le traitement compensateur par l'exercice, n'a aucune utilité. Nous ne voyons pas, nous l'avons déjà dit bien souvent, dans les appareils, l'essentiel de la méthode ; mais nous maintenons absolument que, d'abord, les appareils facilitent réellement la tâche du médecin surveillant, en lui permettant de faire les commandements au malade d'une manière plus aisée et plus précise qu'avec des figures dessinées à la craie, des chaises renversées, etc. Ensuite on peut obtenir avec des appareils une bien plus grande variété dans les exercices. Enfin, et c'est le plus important, il y a l'élément psychique : le malade, grâce à l'appareil, est pendant le traitement enchaîné aux côtés du médecin. Nous croyons pouvoir le dire sans crainte d'être taxé d'exagération : ce n'est que dans des cas excessivement rares, que l'autorité du médecin sera suffisante pour garder un tabétique en traitement pendant de longues semaines, en ne lui faisant faire des exercices qu'au moyen de figures tracées à la craie, etc. Ou bien le malade, au bout de peu de temps, cessera complètement le traitement, convaincu que des troubles tels que les siens, durant depuis des années et traités de divers côtés, ne peuvent disparaître par des procédés aussi simples ; ou bien il se croira vite capable d'exécuter chez lui, sous la surveillance d'un des siens, des exercices aussi simples. C'est précisément l'idée contre laquelle on a toujours à lutter pendant les premières semaines du traitement ; aussi trouvons-nous que le traitement compensateur par l'exercice ne devrait d'abord être entrepris qu'à l'hôpital ou à la clinique, de façon que le malade ne bouge que le moins possible en dehors des heures d'exercice. S'il ne le fait pas, il retombera toujours dans ses anciennes fautes et le peu qu'il aura gagné pendant les heures d'exercice, sera perdu grâce aux mouvements qu'il fera hors de la surveillance du médecin. Avec l'emploi des appareils dans le traitement par l'exercice, nous convaincrons beaucoup plutôt le malade de la nécessité du traitement dans un institut, c'est-à-dire du traitement sous le contrôle constant et personnel du médecin, que si nous ne les employons pas. En outre le malade prend plus de plaisir à ses exercices lorsqu'il se sert d'appareils : il peut constater ses progrès de semaine en semaine et accorde ainsi confiance à la méthode et à son médecin, confiance que les tabétiques, du moins ceux qui souffrent depuis longtemps de leur mal, ont tout à fait perdue. »

La pensée des auteurs est donc d'abord que les appareils permettent au médecin de donner une plus grande précision à l'exposé des exercices et lui rendent ainsi la surveillance plus facile. Laissons provisoirement de côté la question, sur laquelle nous aurons à revenir, de savoir ce que vaut une trop grande précision dans la thérapeutique par l'exercice : nous croyons avoir déjà prouvé que l'emploi des appareils laisse justement une trop grande liberté aux mouvements : c'est seulement le but, la fin du mouvement coordonné que détermine l'appareil, et non *chacun des mouvements élémentaires du membre*, qui composent l'exercice. Or, la chose essentielle, c'est précisément cette décomposition du mouvement incoordonné en ses parties constituantes, et la rééducation de chacune de ces phases depuis le moment où le membre quitte la position de repos jusqu'au moment où il y revient. Il suffit, pour le comprendre, de remarquer qu'un tabétique resté tant soit peu capable de se mouvoir, arrive en fait à marcher, comme à accomplir d'autres actes moteurs; mais il ne le fait que d'une manière incoordonnée caractéristique, et c'est justement ce que nous cherchons à modifier. On ne devrait donc prendre en considération, dans la discussion, que des appareils dans lesquels les détails d'exécution d'un mouvement soient absolument invariables. Il ne serait pas difficile d'inventer de pareils instruments, rationnels au moins en principe, si leurs avantages n'étaient pas dépassés de beaucoup loin par leurs inconvénients.

Les appareils des auteurs cités ne rendent donc pas au médecin la surveillance plus facile, si l'on admet que le principal rôle revient à l'enseignement et à la démonstration verbale de tous les mouvements *non déterminés par l'appareil ;* il n'en est plus de même naturellement, si l'on abandonne à eux-mêmes malade et appareil.

Les mêmes auteurs pensent aussi que les appareils augmentent la variété des exercices. La fausseté de cette conception n'est plus à démontrer ici : *la variété des exercices sans appareils est indéfinie, comme celle des mouvements du corps humain.* Au contraire, celle des appareils est infime. Mais cette pauvreté des appareils ne constitue pas plus un argument contre eux, que la richesse infinie des exercices libres n'en constitue un en leur faveur. Leur seule utilité appréciable consiste dans leur faculté de fournir un système continu de mouvements, allant du plus simple au plus compliqué, suivant la voie qui nous est indiquée par la nature.

Nous sommes complètement d'accord avec les auteurs sur leur troisième argument, à savoir que l'influence psychique des appareils sur les malades est le point principal. Il y a certainement des malades auxquels un grand étalage d'instruments en impose, et à qui l'on persuade de la sorte confiance en l'importance du traitement. Mais on ne peut naturellement invoquer cet argument, qu'en supposant d'abord que le traitement par les appareils est au moins équivalent au nôtre, peut-être supérieur,mais en tout cas qu'il ne nuit jamais au malade.

La valeur de l'argument tombe, dès que l'on prouve la fausseté d'une telle supposition. Les auteurs semblent considérer avec un peu de dédain le côté extérieur du « traitement sans appareils » — lequel, nous le savons, ne craint pourtant pas d'utiliser des dispositifs spéciaux dans un but bien défini — lorsqu'ils parlent de « figures tracées à la craie, de chaises renversées, etc. ». On peut affirmer au contraire que les malades, en présence de ce qu'ils ont à voir et à faire dans la salle d'exercices, comprennent parfaitement le sérieux de la méthode. Mais à notre avis, rien n'est plus propre à « suggérer » au malade la confiance et la patience, que lorsque, patient et infatigable, *le médecin s'occupe personnellement de chaque détail de sa maladie.* Lorsqu'un malade intelligent, la plupart du temps au courant de sa maladie et ayant subi de nombreux examens, voit que pour le traitement de quinze au plus de ses compagnons de souffrance, deux médecins emploient la plus grande partie de leur journée ; lorsqu'il constate que pas un seul de ses mouvements, ni au lit, ni à la salle d'exercice, ne reste sans contrôle, il subit une influence psychique suffisante. Mais en voilà assez pour cette incursion dans la « psychothérapie ».

Exercices au lit, les yeux fermés.

L'idéal que nous avons à poursuivre, c'est que chacun de nos malades apprenne à exécuter, même sans les contrôler par le sens de la vue, tous les mouvements que l'homme sain, couché, exécute naturellement les yeux fermés : mais c'est là tout ce qu'on peut demander. La plupart des appareils dont nous avons parlé, exigent, même chez l'homme normal, le contrôle des yeux. Qu'on se rappelle, avant de faire un choix parmi les exercices, que, chez les tabétiques, le sens de la vue supplée en partie à l'absence ou à la diminution de la sensibilité cutanée, articulaire et musculaire. Notre malade doit non seulement se rendre compte au moyen de la vue, comme un homme normal, des circonstances extérieures : état du sol, résistances, étendue prescrite, etc., mais encore de l'état de ses membres à chaque moment du mouvement, du chemin parcouru et à parcourir ; en un mot, suivant le degré d'altération de la sensibilité, le malade doit faire plus ou moins appel à son sens visuel, pour se rendre compte de toutes les composantes du mouvement à exécuter, ce à quoi l'organisme normal fait concourir toutes les impressions sensitives. Ce contrôle fait-il défaut, le patient, pour exécuter son mouvement, se comportera différemment suivant le degré et la nature de ses troubles sensitifs. Il est nécessaire et intéressant au point de vue théorique d'analyser en détail sa façon de procéder.

Si *l'altération de la sensibilité est légère*, si la sensibilité musculaire est capable de compenser en quelque sorte l'altération de la sensibilité articulaire, les mouvements, qui, les yeux ouverts, étaient d'apparence normale, vont prendre un caractère spasmodique, c'est-à-dire que la contraction musculaire devient plus énergique qu'il ne serait nécessaire pour soulever le poids du membre : il y a surtout tendance aux mouvements excessifs, sans que le caractère même du mouvement soit changé dans son essence. C'est ce qu'on ne rencontre que dans les cas tout à fait voisins du stade préataxique. Mais, dans toute cette grande échelle de troubles sensitifs qui commence à ce degré léger, pour aboutir à l'anesthésie motrice, apparaîtra toujours nettement l'exagération du travail musculaire, en comparaison avec le mouvement exécuté les yeux ouverts : nous pouvons déjà en tirer une règle pour le choix des exercices. On ne commandera qu'avec circonspection, ou même on laissera complètement de côté, les exercices qui exigent déjà par eux-mêmes un travail musculaire considérable, et on y mettra d'autant plus de prudence, que les troubles sensitifs seront plus considérables. Avec *des troubles d'intensité moyenne*, l'occlusion des yeux rend le mouvement plus rapide. Des saccades apparaissent à nouveau dans les mouvements, où l'exercice les avait fait disparaître. Quand elles existent déjà les yeux ouverts, elles deviennent plus fréquentes et plus fortes. Dans les cas graves, tenir la jambe fléchie dans une position déterminée, devient ou impossible, ou possible seulement avec des tremblements. Dans *les cas très graves* de troubles sensitifs, — qui ne sont cependant pas encore les plus graves avec anesthésie totale, — les incertitudes du malade quant aux muscles à contracter et les erreurs d'innervation sont de règle. Tantôt, un malade de cette catégorie *soulève* la jambe en totalité au lieu de la fléchir au genou, tantôt il l'étend alors qu'il devrait la maintenir fixe. Ce qui est encore caractéristique, c'est l'incertitude ou l'ignorance de l'instant où le mouvement est achevé : ainsi la jambe est déjà complètement allongée au repos sur le lit, qu'il se manifeste encore des contractions spasmodiques dans le quadriceps crural ; ou encore, dans le mouvement de flexion simultanée de la jambe et de la cuisse sans que le talon quitte le lit (exercices 1-16), la cuisse se fléchit si violemment sur le ventre, que le talon se trouve en l'air, et que souvent même la jambe est soulevée par l'action incidente du quadriceps crural. Qu'on maintienne le malade, arrivé à une anesthésie cutanée suffisante, de façon à s'opposer efficacement au mouvement projeté, et on arrive facilement à lui donner l'illusion d'un mouvement qu'il n'exécute pas.

L'exercice améliore aussi les mouvements exécutés sans le contrôle des yeux. Le degré d'amélioration possible dépend du quantum de sensibilité motrice conservée. Le degré de l'amélioration obtenue dépend toute de la durée du traitement et de l'habileté du médecin, dans les limites du possible, bien entendu. Toutes les gradations peuvent être observées : dans les cas légers ou moyens on peut arriver à rendre identiques les mouvements exécutés les yeux ouverts et fermés; dans les cas graves, même après une année et plus de traitement, il y a toujours une différence entre les deux sortes de mouvements. *Il existe cependant toujours une amélioration progressive*, Les malades ont toujours besoin que les yeux contrôlent leurs mouvements; mais rien n'est plus faux que de soutenir, comme on l'a fait souvent, que lorsque les troubles sensitifs sont graves notre traitement est sans action. Il donne au contraire des résultats remarquables, sous cette réserve que les malades exécutent plus mal et moins sûrement leurs mouvements hors du contrôle des yeux, dans l'obscurité par exemple : malgré tout, il y aura toujours une énorme différence avec leurs actes dans l'obscurité, avant le traitement. Nous reviendrons plus loin sur cette question, lorsque nous décrirons les exercices de marche et d'équilibre; pour le moment, nous ne considérons que la position horizontale.

La flexion de la jambe faite *dans le décubitus ventral* rentre dans le groupe des exercices qui se font hors du contrôle de la vue, bien que les yeux restent ouverts. *Un seul groupe musculaire* (fléchisseurs de la jambe) y est mis en action. Elle aurait donc sa place indiquée en tête des exercices à faire les yeux fermés, si deux raisons n'en augmentaient la difficulté : d'abord la nécessité de soutenir en équilibre tout le poids de la jambe; en second lieu cette circonstance importante *que dans la vie courante, le mouvement de simple flexion de la jambe ne se produit presque jamais*. La première de ces difficultés se manifeste surtout, chez les malades atteints de troubles sensitifs graves, dans le mouvement d'abaissement de la jambe (*mouvement d'extension avec contraction des fléchisseurs*) qui exige une adaptation exacte entre le poids de la jambe et la contraction musculaire à chaque moment du mouvement. Aussi voyons-nous souvent, même dans les cas moyens, la jambe retomber brusquement sur le lit pendant le mouvement d'extension. Si l'on essaye de faire le mouvement des deux jambes à la fois, il devient d'autant plus difficile, et même dans les cas relativement légers les malades n'arrivent presque jamais à soulever et à laisser redescendre lentement et régulièrement les deux jambes. C'est ce qui nous a fait voir dans ce mouvement une bonne épreuve pour découvrir les degrés légers d'incoordination et pour reconnaître les différences entre les deux jambes. Mais il résulte aussi de ce que nous avons dit, que cet exercice est fatigant et expose au danger du surmenage.

Quand faut-il commencer les exercices les yeux fermés? On les essaiera de suite, car les notions qu'ils fournissent sont nécessaires pour juger la situation et pour établir un pronostic, ils font en conséquence partie de l'examen. Mais on ne les pratiquera d'une façon sérieuse, que lorsque le malade sera devenu relativement maître de ses membres, au point de vue de la rapidité et de la direction approximatives. Suivant les cas, on y arrivera déjà après quatorze jours de traitement; ou bien, en cas d'altérations graves de la sensibilité, il peut se faire que six mois se passent avant que nous risquions cette épreuve. Au début, on intercalera un exercice de ce genre au milieu d'une série d'exercices contrôlés par les yeux : suivant les résultats on en augmentera le nombre. Étant donné le danger de surmenage, on évitera les séries d'exercices fatigants privés du contrôle de la vue.

Entre les mouvements exécutés sous le contrôle attentif des yeux et ceux qui se font les yeux fermés, se placent des *exercices intermédiaires* dans lesquels le malade ne regarde pas attentivement les membres qu'il met en action, mais conserve pourtant la faculté de se documenter d'une manière générale sur la position de ses membres dans l'espace et relativement au reste du corps, sur le commencement ou la fin du mouvement et sur la coordination approximative de ses actes. C'est ce qu'on obtient en engageant les malades à ne pas fixer des yeux leurs membres en mouvement, ce qui devient chez eux une habitude bien compréhensible, mais à porter leur regard plus loin, sur le mur voisin par exemple ; si l'on veut augmenter graduellement la difficulté, on peut faire porter les yeux soit en l'air, soit de côté.

Parmi les exercices avec limitation du contrôle visuel, il en est qui forment un groupe spécial : nous les désignerons sous le nom d'*exercices de la sensibilité*.

Nous entendons par là la reproduction, exécutée de mémoire par une jambe, de la position dans laquelle l'autre s'est trouvée ou se trouve.

Les exercices peuvent et doivent être variés de diverses façons. Ils doivent naturellement se faire dans le décubitus dorsal.

1° La jambe *a* est fléchie jusqu'à un certain degré et *maintenue ainsi*, le patient suivant attentivement des yeux ce mouvement. Il ferme alors les yeux et cherche à placer la jambe *b*, jusque-là immobile, dans la même position que *a*. Quand il croit y être parvenu, il ouvre les yeux et corrige ses erreurs s'il y a lieu.

2° L'exercice se fait comme le précédent, avec cette différence que la jambe *a* n'est plus fléchie passivement, mais que le malade la fléchit lui-même jusqu'au degré indiqué par le médecin, où bien la maintient fixe.

Remarques sur les exercices de sensibilité motrice.

a. Ces exercices supposent la conservation d'un degré suffisant de sensibilité aux mouvements et sont par conséquent indiqués dans les cas de gravité moyenne. Il est clair qu'ils constituent un excellent moyen pour étudier chez chaque malade la sensibilité aux mouvements. Ils permettent de se rendre compte d'une manière particulièrement nette des différences qui existent entre les *deux jambes* relativement à la finesse de cette sensibilité.

b. Les positions données passivement sont plus mal reproduites par un même malade, que celles qu'il prend activement. Nous en avons donné la raison dans la partie générale.

c. Les grands angles de flexion sont plus difficiles à reproduire que les petits.

d. Ces exercices sont fatigants : on choisira donc des mouvements qui n'entraînent pas un travail musculaire excessif, capable d'exagérer l'effort et de diminuer l'attention du malade. Il convient d'écarter les exercices qui privent le membre du soutien du lit, par exemple les exercices de la jambe étendue, l'extension au-dessus du lit, etc.

e. Il faut noter chaque fois les résultats des exercices : leur comparaison donne des points de repère importants, soit pour la suite de la cure, soit éventuellement sur l'extension du processus morbide. La notation se fait facilement au moyen de deux traits; par exemple $^{a}\!\!\wedge_{g}\!\!\vee^{p}$: la jambe témoin est figurée par un trait gras *g*, veut dire gauche, cela revient à dire que la jambe gauche (trait fin) est celle qu'on exerce; *p* veut dire passivement (on mettrait *a* pour activement). L'angle indique à peu près, ou exactement si l'on a pris des mesures, l'arc décrit par le membre.

Exercices dans la position assise.

Dans la description du traitement avec appareils, nous avons fait remarquer que les auteurs plusieurs fois cités font exécuter un grand nombre de mouvements dans la position assise. Nous ne pouvons en comprendre l'utilité. Dans la vie courante, on n'exécute que peu de mouvements dans cette position, et pour les exercices portant sur les actes coordonnés généraux, dont l'étude constitue l'A, B, C de la coordination, les mouvements dans le décubitus nous semblent préférables : en effet, lorsque le haut du corps étendu repose tranquillement, les jambes ont une plus grande liberté d'action et les exercices en tirent une plus grande variété. Néanmoins, nous employons nous aussi les exercices en position assise, dans des cas déterminés :

1° Chez des malades présentant des troubles graves de la coordination, qui depuis des années n'ont plus senti leurs pieds en contact avec le sol et ont désappris même tellement les notions de coordination grossière, qu'ils mettent en action des groupes musculaires produisant le mouvement opposé à celui qu'ils projetaient, les extenseurs pour les fléchisseurs par exemple, — chez ces malades, à côté des exercices au lit, nous faisons faire des exercices dans la position assise, avec vêtements, bas et chaussures solides. Il ne peut s'agir naturellement que de mouvements très simples : élever la cuisse, le genou fléchi; puis reposer le pied sur le sol en le frappant avec force. Le malade ne parvient pas de suite à exécuter le mouvement de façon à ce que la jambe redescende bien droit, que toute la surface de la semelle touche terre en même temps. Couvrir simplement de leur pied une empreinte de pas dessinée presque perpendiculairement au-dessous de leur genou, est déjà pour ces malades une tâche trop difficile, et nous nous estimons satisfaits quand ils y réussissent plus ou moins bien. De plus grandes exigences sur ce point les fatigueraient et les énerveraient trop. Pour éviter la foulure du pied, il faut veiller à ce que le choc ne soit pas trop fort et au début diriger la jambe avec la main. On fait faire quatre fois une série de quatre exercices de ce genre, de façon à ce qu'une jambe soit au repos pendant que l'autre travaille. Nous déconseillons de faire faire les exercices des deux jambes en même temps. Ce mouvement ne s'exécute pas dans la vie ordinaire ; il fatigue et n'a qu'une faible valeur coordinatrice, en raison de la forte dépense de force qu'il exige.

2° Tout tabétique avancé, examiné assis, se présente dans une position caractéristique et qui permettrait à elle seule de poser le diagnostic : la jambe fléchie se met en forte abduction, les genoux tombant en dehors, et le pied reposant fréquemment sur le sol par son bord externe. Cette position anormale tient à ce que la tonicité des adducteurs est diminuée et ne suffit plus à contrebalancer la tendance normale à l'abduction, effet du poids des jambes. Souvenons-nous que c'est pour le même motif qu'au lit, la jambe étendue tend à tourner en dehors et à faire reposer le pied sur son bord externe. Il sera donc bon de faire exécuter un mouvement d'adduction, intercalé de préférence parmi les autres exercices, et d'obliger le malade à tenir normalement les jambes lorsqu'il est assis.

3° Il est de la plus haute importance au point de vue pratique d'apprendre au malade, qui le plus souvent l'a désappris, *à se lever et à s'asseoir*. On doit dans tous les cas procéder à cet exercice. En général, nous nous y prenons ainsi : c'est lorsque le malade se rassied après un exercice debout, qui ne doit pas avoir été trop difficile, ou lorsqu'il se lève pour un nouvel exercice, que nous lui apprenons à exécuter correctement ces deux mouvements. A vrai dire, nous ne devrions donc nous en occuper qu'au chapitre où il sera question de la locomotion. Nous allons pourtant en parler ici, parce que ces mouvements ont la plus haute importance théorique et pratique pour les chapitres suivants, et qu'ils peuvent leur servir d'introduction.

Se lever et s'asseoir. — Dans le chapitre qui traite du mécanisme des mouvements, nous avons analysé l'acte de se lever et nous l'avons expliqué par des figures. Rappelons-nous bien comment l'on procède normalement, et observons un tabétique grave, assis, qui ne sait pas se lever seul, afin de voir comment il s'y prendra. Nous nous apercevons de suite que ses essais infructueux viennent de ce qu'il déplace continuellement le tronc, et aussi, suivant le degré de gravité de son état, de ce qu'il remue également les pieds. Il ne lui vient pas à l'esprit *de commencer par faire, avec les pieds, le premier mouvement absolu-*

ment indispensable, sans lequel il est impossible de se lever, c'est-à-dire de ramener les jambes sous le corps et en arrière pour que le centre de gravité se projette près de l'articulation du pied. Il apparaît avec la plus grande évidence que le malade a oublié totalement un mouvement simple, *naturel* pour l'homme normal, et *indispensable* à l'exécution d'un mouvement compliqué. Nous disons à dessein « oublié », parce qu'il ne s'agit pas d'une *incapacité* d'exécuter le mouvement : résultat d'une simple contraction des fléchisseurs de la jambe, celui-ci s'accomplit correctement, dès que sa nécessité *est rappelée* au malade. On peut en dire absolument autant d'un autre mouvement nécessaire, la *flexion du tronc en avant pour se lever* ; elle aussi est oubliée. Le phénomène, si intéressant au point de vue théorique, de l'oubli de contractions musculaires nécessaires, et ses rapports avec l' « incoordination », ont déjà été traités partiellement. Nous ne nous occuperons ici que de la technique de la rééducation.

Si l'on rappelle au malade les mouvements préliminaires à l'acte de se lever, il rapprend le plus souvent cet acte en quelques minutes. Suivant le degré de son ataxie, il l'accomplira immédiatement avec plus ou moins de sûreté, avec des hésitations, avec de grands efforts, ou seulement jusqu'à une certaine hauteur, mais en tout cas il l'a rappris. Nous avons eu souvent l'occasion de montrer à des confrères de ces « cures merveilleuses » qui réapprennent en *une séance* à se lever à des malades qui ne pouvaient plus le faire tout seuls depuis plus de vingt ans. A cette occasion, nous ne pouvons nous empêcher de rapporter, malgré l'objectivité dont nous tenons à ne nous point départir, une scène du plus haut comique dont nous avons été témoin il y a peu de temps. Un malade atteint d'ataxie moyenne, très capable encore de marcher avec une canne, racontait à ses compagnons, au commencement de sa première séance d'exercices, qu'il n'arriverait jamais à apprendre à se lever et à s'asseoir, ce que depuis deux ans il ne pouvait faire qu'à l'aide d'une canne. Ce tour de force lui fut appris en quelques minutes, au milieu de l'hilarité générale et à l'étonnement de tous les malades. On trouverait difficilement une meilleure illustration de l'emploi irréfléchi des appareils, qui gaspillent le temps du malade et épargnent au médecin la peine d'apprendre même les lois les plus élémentaires de la mécanique du corps humain. Nous avons raconté le fait, parce qu'il est typique. Nous aurons encore à parler de faits semblables, ils constituent malheureusement la règle.

L'*incapacité à s'asseoir* se manifeste par le fait que le malade se laisse tomber sur son siège, dès qu'il veut s'asseoir sans l'aide d'une canne ou d'un bras complaisant. Cela résulte de ce qu'il oublie de fléchir suffisamment le tronc en avant pendant qu'il fléchit les genoux et les hanches, et qu'ainsi le poids du siège, agissant en arrière de la ligne du centre de gravité, entraîne le tronc en arrière.

Il faut observer les règles suivantes quand on veut apprendre aux malades à se lever et à s'asseoir :

S'asseoir. — Il faut d'abord mettre les genoux en légère flexion, égale des deux côtés : ce mouvement préliminaire offre généralement quelque difficulté pour le malade, en raison de l'hyperextension dans laquelle se trouvent communément ses genoux (hypotonie des muscles de la jambe), et aussi de ce que la sensibilité n'est presque jamais égale dans les deux genoux, de sorte que l'attention doit se porter sur chacun d'eux. Dès que le patient y est arrivé, il doit fléchir le tronc légèrement en avant. Alors commence le véritable mouvement pour s'asseoir : les genoux se fléchissent lentement et progressivement, tandis qu'en même temps le tronc *s'incline fortement en avant.* De cette façon le siège ne peut entraîner le haut du corps en arrière, et descend lentement sur la chaise, sans aucune secousse. Le tronc doit conserver sa forte flexion en avant jusqu'à ce que le malade soit vraiment assis. Il faut prendre garde à la torsion possible du pied, et à la tendance à *la chute en avant.*

Se lever. — Le malade ramène les deux pieds jusqu'au bord de la chaise ou même un peu sous elle. Il fléchit alors fortement le tronc en avant. Il reste dans cette position jusqu'à ce que le genou ait accompli un léger mouvement d'extension. Pendant qu'il continue ce mouvement d'extension, le tronc se redresse peu à peu. Il faut remarquer ceci : lorsque l'homme sain, assis bien en arrière sur une chaise ou dans un fauteuil profond, veut se lever, il porte ses pieds loin en arrière sous son siège et ne s'appuie pas, pour se lever, sur le talon ou le pied tout entier, mais sur la pointe du pied; ainsi, dans la première phase du mouvement il porte le point d'appui si *en arrière*, que dans le mouvement suivant le tronc n'aura presque pas à s'incliner en avant pour se trouver sur son point d'appui. Nos malades procèdent autrement. La pointe du pied est pour eux un point d'appui incertain, ils se servent du pied tout entier et surtout du talon. Ils ne porteront donc les jambes en arrière au début du mouvement, qu'aussi loin qu'il leur sera encore possible de poser le talon à terre, c'est-à-dire fort peu en arrière du bord de la chaise. Le point d'appui se trouvera ainsi très en avant, et le tronc devra être fortement fléchi en avant pour venir placer son centre de gravité au-dessus des talons. Quand le malade est assis très profondément dans son fauteuil, il peut se faire que même la flexion maxima du tronc en avant soit insuffisante pour faire équilibre au siège placé si loin en arrière : le centre de gravité n'arrive pas au-dessus des talons et il est impossible au patient de se lever.

On veillera donc à ce qu'avant de se lever, le patient s'avance sur sa chaise autant qu'il faut. Il ne peut se lever que si les pieds, le tronc et les fesses se trouvent bien l'un par rapport à l'autre dans la position voulue. Une modification quelconque dans la position de l'une de ces parties appelle une compensation fournie par les deux autres, si l'on veut arriver au but, c'est-à-dire se lever. Nous conseillons de bien étudier les figures qui se rapportent à ces exercices, et d'essayer ceux-ci sur soi-même ou sur d'autres.

La rééducation de la marche.

Le but de la *marche* est le déplacement dans l'espace du corps en totalité (et non d'une de ses parties), par le moyen des forces propres, inhérentes à l'organisme : travail musculaire et coordination. Le but de ce déplacement peut être extraordinairement varié ; aussi la marche présente-t-elle nombre de variantes qu'a à sa disposition l'adulte sain, et qui peuvent se combiner entre elles des manières les plus diverses.

Voyons les plus essentielles de ces variantes. Tout d'abord le *rythme* est variable, la rapidité n'est pas toujours la même. Si nous laissons de côté pour le moment la marche lente et la course, qui ont leurs lois propres, nous trouvons entre ces deux extrêmes les plus grandes différences dans le rythme de la marche, suivant les nécessités et l'habitude.

La *direction* peut aussi changer suivant l'état du chemin dans le champ visuel : en avant, en arrière, latéralement à gauche, latéralement à droite. Si elle change d'une façon périodique, on a la *marche en zigzag ;* si elle change à chaque instant, il peut en résulter le mouvement en cercle (danse). En composant les mouvements de rotation autour d'un axe avec le déplacement dans l'espace, on obtient encore toute une série de combinaisons. Un autre élément peut encore varier dans la marche, mais dans une *mesure restreinte* : c'est la *base de sustentation*, c'est-à-dire l'écartement entre les pieds ou les jambes. En cas de nécessité, on marche les pieds rapprochés le plus possible; en général, on choisit, soit par habitude, soit par hérédité, une position intermédiaire entre celle-ci et l'autre extrême — écartement maximum — et c'est ce qui fait le fond de la marche caractéristique de chaque individu.

Pendant la marche, les bras sont en général animés d'un mouvement rythmé, qui disparaît quand l'organisme est chargé de corps étrangers, que ceux-ci soient supportés par le tronc ou par les bras. La direction du regard peut aussi varier. Les yeux sont un auxiliaire important pour la sûreté de la marche;

mais on ne fixe généralement que les chemins inconnus et difficiles ; d'ordinaire le regard se promène dans diverses directions. Lorsqu'on connaît bien les lieux (chaussée, chambre), on peut marcher sans hésitation en regardant en l'air, ou les yeux fermés.

Les mouvements de la marche résultent de l'innervation volontaire des muscles, des lois physiques de la pesanteur et des lois physiologiques de la coordination qui en dépendent; ils peuvent être provoqués par des motifs d'ordre interne ou externe. La seconde catégorie comprend les ordres donnés, le *commandement*. Le déplacement normal se caractérise par sa *sûreté* et par la *promptitude* avec laquelle les muscles obéissent à la volonté.

Les modifications pathologiques de la marche peuvent concerner toutes les possibilités énumérées, ou seulement quelques points isolés. Dans le premier cas la marche est impossible, dans le second elle est possible, mais seulement dans de certaines limites. Ce qui est le plus atteint, — c'est-à-dire même avec des altérations légères, — c'est la *sûreté* et la *promptitude* de l'exécution, sur un ordre intérieur ou extérieur.

Dans le traitement des malades, nous devons nous proposer pour but de leur restituer la faculté de *marcher normalement;* il s'ensuit que nous ne devons pas avoir pour unique objectif de leur apprendre à se déplacer tout seuls ; il faut encore qu'ils sachent exécuter ce déplacement avec toutes les variantes dont dispose l'homme normal : alors seulement la marche aura une utilité pratique. Qu'en réalité cet idéal ne soit que trop rarement atteint, c'est ce qui n'entame en rien sa valeur en tant que principe du traitement. Notre tâche consiste à réparer ce qui est fautif par rapport à la marche normale ; c'est pourquoi la plupart des tabétiques à la période dite préataxique sont aussi du ressort de notre traitement : n'ont-ils pas perdu la *sûreté*, la *confiance absolue* et la promptitude de l'exécution des mouvements ?

Le traitement par l'exercice de l'incoordination dans la marche doit être basé sur la connaissance parfaite de la physiologie normale de cet acte, physiologie dont nous avons exposé l'indispensable dans un des chapitres précédents. Nous supposons donc cette connaissance acquise, et nous passons à la division de notre système d'exercices de marche.

Nous avons énuméré plus haut les moyens dont nous nous servons pour ces exercices et qui consistent principalement en dessins tracés sur le plancher de la salle. Leur emploi ressortira de ce qui suit.

Exercices dans la position verticale. (Marche.)

Remarques préliminaires.

Les premières heures de leçons doivent être consacrées à l'épreuve des diverses modalités de la marche normale ; on tient les bras comme nous l'avons exposé. Il faut chaque fois noter, le plus exactement possible, comment le malade exécute le mouvement. Les exercices qui suivent ne concernent pas les malades très gravement atteints, arrivés au stade dit paralytique.

Exercices.

1. Marcher lentement en avant. Le malade a un trajet d'environ 20 mètres à parcourir, et doit s'appliquer *à marcher avec la plus grande lenteur et la plus grande attention*. La longueur du trajet variera suivant l'état du malade.

2. En dehors de la lenteur de la marche, le malade doit corriger la rotation exagérée de la jambe en dehors, de façon à ce que l'angle que fait le pied avec la ligne de direction ne dépasse pas 45°.

3. Marche lente. Correction de la tendance de la jambe à la rotation en dehors. La base de sustentation (distance entre les deux pieds) ordinairement exagérée, sera réduite de façon à ce que les talons soient distants d'environ 20 centimètres.

4. Marche lente. Les pieds presque parallèles, mais les pointes

légèrement en dehors. Les talons se touchent après chaque pas. La base de la marche est de 21 centimètres environ.

5. Marche lente, etc., comme dans l'exercice 4. Ajouter comme nouvel élément une longueur déterminée du pas, à savoir un pas moyen d'environ 30 centimètres de longueur.

6. Comme l'exercice 4, avec une longueur déterminée du pas, à savoir 15 centimètres environ = grand pas.

7. Comme l'exercice 4, avec une longueur déterminée du pas, à savoir 15 centimètres environ = grand pas.

Remarques sur les exercices 1-7.

a. Chaque malade *est pris à part* et on lui montre avec une patience infatigable tous les détails du mouvement qu'il doit exécuter.

b. Chaque malade est surveillé sans interruption, suivant les principes fondamentaux exposés.

c. Le malade doit ôter son habit. Les pantalons ne doivent pas être trop larges. Il est indispensable que les femmes portent au début un costume de gymnastique (tricot). Les chaussures seront bien attachées et *serreront convenablement le cou-de-pied* : de hauts souliers à lacets sont par suite ce qu'il y a de mieux. Leurs talons seront bas et larges.

d. On se contente au début de petits trajets de 3 à 5 mètres.

e. La tendance des malades à aller *vite* est constante et exige la plus grande attention. On les exercera donc avec soin à la lenteur de la marche, sans exiger cependant des mouvements trop lents, qu'on réservera pour les exercices ultérieurs, aussi bien que les mouvements d'une rapidité supérieure à l'ordinaire.

f. Après chaque exercice, il faut contrôler le pouls, qui au début de la cure monte rapidement après chaque mouvement et peut atteindre une fréquence de 120 à 150 pulsations. La durée de l'exercice doit être subordonnée à son état. Avant de passer à un autre exercice, il faut attendre le retour du pouls à l'état normal.

g. Des chaises à dossiers, facilement transportables, de préférence en osier, doivent être disposées de tous côtés dans la salle, afin que le malade puisse à chaque instant se reposer à l'endroit même où il se trouve.

h. Il faut expliquer et démontrer au malade avant qu'il commence un exercice, c'est-à-dire pendant qu'il est encore assis, les principes de la marche se rapportant à ce qu'il va faire (Voir le chapitre *Mécanisme des mouvements du corps*) c'est-à-dire la nécessité de dégager du poids du corps la jambe à déplacer, en reportant ce poids sur l'autre jambe et en fléchissant le corps en avant.

i. Dans les exercices n°s 1 à 4, on laisse le malade choisir lui-même la longueur du pas. Dans les exercices n°s 5 à 7, la longueur du pas est indiquée d'une manière générale, sans que l'on exige de limitation trop précise ou d'exécution trop rigoureuse. Tous les exercices n°s 1 à 7 se feront donc sur le schéma indiqué figure 66 modèle I.

k. Le malade ne se servira pas de cannes. L'emploi correct de ces dernières ne sera enseigné que plus tard.

l. Les yeux du malade seront fixés attentivement sur ses jambes et sur chacun de leurs mouvements.

Remarque préliminaire.

Les exercices suivants servent à apprendre à exécuter des pas de longueurs déterminées, longueurs indiquées par des lignes transverses sur le dessin du plancher (fig. 66, modèle III). Nous distinguons quatre longueurs de pas : *le grand pas ou pas entier*, d'une ligne transversale complète à l'autre (fig. 66) ; un homme de taille moyenne peut le faire sans grande difficulté ; mais pour nos malades, il constitue un exercice réservé à ceux qui sont déjà avancés, et à des cas spéciaux. Après de nombreuses recherches, nous en avons fixé la longueur à 63 centimètres. *Le pas moyen ou 3/4 de pas* a les 3/4 de la longueur du pas précédent. Le *demi-pas* va d'une des lignes transversales complètes à la seconde ligne transversale incomplète ; il a une longueur de 31,5 et représente le pas ordinaire et facile de nos malades. Le *quart de pas* ou petit pas va d'une ligne transversale à la suivante.

Exercices.

8. Demi-pas en avant — Pas séparé (c'est-à-dire qu'après chaque pas les pieds se trouvent l'un à côté de l'autre).

9. Demi-pas en avant. — Continuer.

10. Trois quarts de pas en avant. — Pas séparé.

11. Trois quarts de pas en avant. — Continuer.

12. Quart de pas en avant. — Pas séparé.

13. Quart de pas en avant. Continuer.

14. Un demi-pas en avant. — Pas séparé. — Un quart de pas en avant. — Pas séparé. Répéter cet exercice de deux pas de longueur différente, 5 à 10 fois.

15. Un 3/4 de pas en avant. — Pas séparé. — Un quart de pas en avant. — Pas séparé. Répéter le tout 5 à 10 fois.

16. Un demi-pas en avant, de la jambe *a*. Trois quarts de pas de la jambe *b*. — Un quart de pas de la jambe *a*. — Un demi-pas de la jambe *b*. — Trois quarts de pas de la jambe *a*. — Un quart de pas de la jambe *b*. Répéter le tout de 3 à 10 fois. Dans cet exercice les deux jambes ont exécuté exactement le même travail (3 pas), mais en changeant la longueur du pas et en ne revenant à la position initiale que lorsque le troisième pas est achevé.

17. Un quart de pas en avant J. *a*. — Un quart de pas en avant J. *b*. — Un quart de pas en avant J. *b*. — Un quart de pas en avant J. *b*.

Pendant qu'une jambe reste immobile, l'autre exécute successivement deux quarts de pas; alors seulement la première jambe suit en faisant également deux quarts de pas.

18. J. *a*. 1/4 pas — J. *b*. 1/4 pas — J. *a*. 1/2 pas — J. *b*. 1/4 pas — J. *b*. 1/4 pas — J. *a*. 1/2 pas.

Remarques sur les exercices 8-18.

a. Dans les exercices précédents, sont *exactement* déterminées:

la position de la jambe et du pied, la largeur de la base, *la longueur du pas*; — *approximativement* le rythme.

b. « Pas séparé » veut dire que les deux jambes parcourent l'une derrière l'autre le même chemin, de sorte qu'après l'exécution des deux mouvements, elles se retrouvent l'une à côté de l'autre dans la position initiale. « Continuer », veut dire que, par analogie avec la marche usuelle, la jambe restée en arrière se porte au second temps en avant de la première, qu'elle laisse derrière elle, et parcourt ainsi le double de la longueur précédente; la première jambe se comporte alors de la même façon et ainsi de suite.

c. La « position initiale » de chaque exercice consiste en ce que les deux pieds sont l'un à côté de l'autre. Chacune des périodes des exercices 14 à 18 se termine par la « position initiale. »

d. Dans ces exercices à périodes, c'est toujours la jambe qui *n'a pas* commencé dans la période précédente, qui commence. La règle est que les deux jambes aient le même travail à faire pendant chaque exercice (lorsqu'il n'y a pas de raisons particulières pour s'écarter de cette règle).

e. Le schéma de la figure 67 éclaire les exercices 14 à 18. A et B signifient jambes droite et gauche. Les chiffres indiquent la suite des mouvements ; la distance d'une ligne transversale à la suivante = 1/4 de pas.

f. Il est facile d'inventer, sur les principes fondamentaux, des variantes de ces exercices. Il est à remarquer toutefois, d'abord qu'il ne faut employer qu'avec prudence les grands pas, ensuite qu'il faut éviter de laisser trop longtemps une jambe au repos tandis que l'autre se meut.

Marche de côté. (Voir fig. 47-52.)

Exercices.

19. *Demi-pas* de côté à gauche, sur 10 à 16 mètres environ, — retour vers la droite (fig. 92.)

20. Trois quarts de pas de côté — 1/2 pas à gauche — retour à droite (fig. 93.)

21. Quart de pas à gauche — retour à droite.

22. Alternativement de petits et de grands pas.

Remarques sur les exercices 19-22.

a. Il résulte du chapitre sur la Physiologie des mouvements (p. 113 et suiv.) que les mouvements de côté donnent moins de

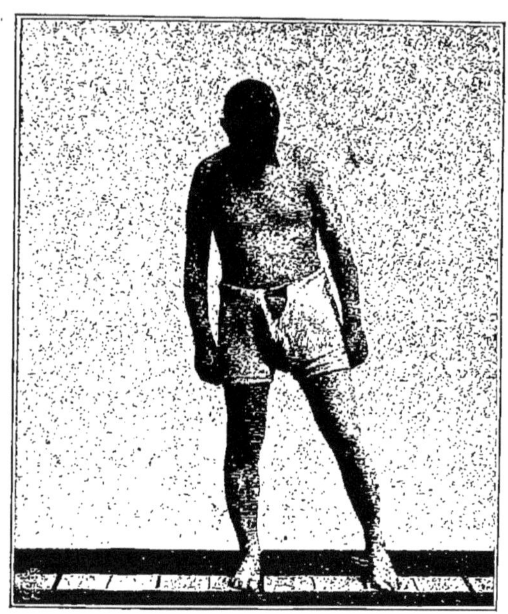

Fig. 92.

peine pour maintenir le corps en équilibre, que les mouvements en avant.

Rigoureusement, on devrait donc commencer par les « mouvements de côté » ; c'est ce qu'il faut faire dans les cas graves. Dans les cas moyens, qui nous intéressent ici, nous intercalons ces exercices entre les exercices de marche en avant, de façon que les plus difficiles de ceux-ci, les grands pas, ne soient entrepris qu'après l'enseignement de la marche de côté.

b. Il importe d'étudier et d'exposer les figures et les explications données précédemment, concernant la marche de côté.

c. On se souvient qu'à l'état normal, dans l'exécution d'un grand pas de côté, la jambe déplacée la première cherche d'abord le contact du sol avec la pointe du pied, ce qui produit un allongement de la jambe, qui ne vient reposer entièrement sur le sol que lorsque l'autre jambe commence son mouvement. Nos malades éviteront cette manière de faire, car l'appui sur la pointe du pied est trop incertain pour eux, et l'on aurait tort de

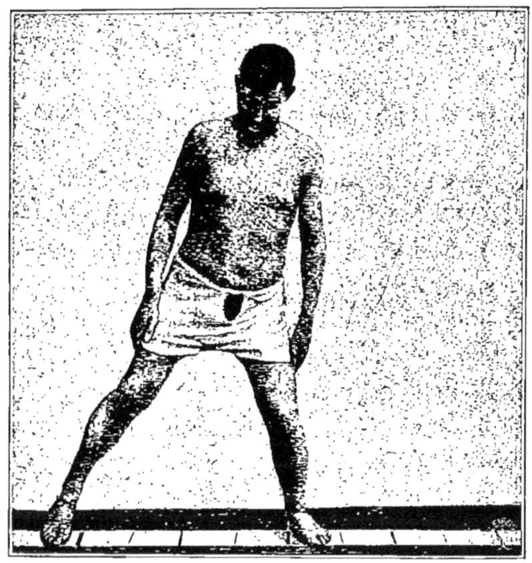

Fig. 93.

les y obliger à cette période des exercices. D'où la nécessité de maintenir la longueur du pas *au-dessous* de la normale, de façon que la jambe étendue la première puisse poser le pied tout entier sur le sol avant que le second ne suive.

d. Pour la marche de côté, nous nous servons des mêmes dessins schématiques tracés sur le plancher (fig. 66 modèles I et II). Le malade se place dans une direction parallèle aux lignes transversales ; ses pieds sont parallèles, de part et d'autre d'une de ces lignes, leurs pointes ne dépasseront point le bord de la bande noire : « Position initiale ».

e. Pendant les premiers exercices de marche latérale, on peut naturellement renoncer à exiger l'observation d'une longueur de pas définie.

Marche en arrière.

Remarque préliminaire.

Nous savons par la physiologie des mouvements que la marche en avant, comme celle en arrière, exigent la flexion du tronc en avant; mais la marche en arrière comporte en outre un mouvement du tronc en arrière, lors du rapprochement de la seconde jambe, etc. En résumé nous comprenons comment et pourquoi ce mouvement demande beaucoup plus à la coordination et pourquoi, en conséquence il présente plus de difficultés pour nos malades. Cette difficulté augmente avec la grandeur du pas à exécuter, *dans une proportion beaucoup plus grande* que dans la marche en avant. Les petits pas à reculons seront donc la règle dont on ne se départira que dans des cas particuliers, et en se rendant compte de l'effort exigé.

Exercices.

23. En arrière 1/4 (le plus petit) pas. — Pas séparé.
24. En arrière 1/8 de pas. — Pas séparé.
25. En arrière 1/8 de pas (le plus petit) — Continuer.
26. En arrière J. a. 1/8 de pas — J. a. 1/8 pas — J. b. 1/8 pas J. b. 1/8 pas.
27. En arrière 1/4 de pas. — Continuer.
28. En arrière 1/2 pas. — Pas séparé.

Le contrôle des mouvements par la vue.

A propos des exercices au lit, nous avons insisté sur l'importance du contrôle par les yeux. Cette importance est encore beaucoup plus considérable pour les exercices en position verticale. En recherchant les causes et les formes de l'ataxie, nous avons constaté ce fait important que, sans exception, tout mouvement ataxique d'un tabétique s'exagère lorsqu'il sera exécuté les yeux fermés; nous avons vu qu'au début du tabes, tel mouvement, normal sous le contrôle de la vue, devient incoordonné dès que le malade ferme les yeux. Quant à la cause de ce symptôme, elle nous a paru la suivante : l'orientation du corps par rapport à la chambre, des membres les uns par rapport aux autres, reste possible jusqu'à un certain point, grâce au sens de la vue, lorsque est diminuée ou perdue la sensibilité qui sert dans un organisme normal à fournir les renseignements correspondants. Aussi tout exercice nouveau doit-il être étudié sous un contrôle minutieux exercé par la vue. Mais notre traitement ne doit pas en rester là. Il faut au contraire s'efforcer de donner au mouvement appris une plus grande valeur pratique, en le rapprochant davantage du mouvement normal, autrement dit en apprenant au malade à l'exécuter aussi sans contrôle des yeux. Ceci suppose naturellement la conservation d'un certain degré de sensibilité, hypothèse réalisée dans la plupart des cas. D'autre part nous avons aussi la possibilité, entre les mouvements où l'on fixe des yeux la partie active, mise en mouvement, et ceux que l'on fait les yeux fermés, *de trouver des mouvements de transition* qui se rapprochent des conditions de la vie courante. Apprendre à exécuter les mouvements *les yeux fermés* est l'*idéal*, arriver à les exécuter sans *fixer continuellement le corps* est le *but pratique* à viser d'abord. En vue de ce but, voici comment nous agissons.

Premier degré : Nous commençons par engager le malade, pendant l'exercice, à ne plus fixer ses pieds, comme il en a l'habitude, mais *le sol à 1 ou 2 mètres en avant des pieds.* On recommence avec cette modification tous les mouvements déjà appris, en débutant par les plus faciles. Il est intéressant de remarquer la régularité avec laquelle les anciennes fautes reparaissent aussitôt : tendance à aller vite, à frapper du pied, à porter la jambe en rotation en dehors, etc. Il nous faudra souvent ici renoncer à l'observation de la longueur prescrite pour le pas et pour la base de sustentation. Par contre, le contrôle visuel suffira pour que le chemin — la ligne noire — soit suivi à peu près correctement. On rapprend ainsi la *marche en avant, en arrière et de côté*, avec toutes les précautions indiquées en décrivant ces mouvements. La surveillance des malades sera particulièrement rigoureuse, car les accidents sont fréquents, notamment l'entorse du pied que le patient ne voit plus (voir précédemment). Ensuite on fera faire de grands, de moyens et de petits pas jusqu'à exécution convenable, sans qu'il faille leur demander une grande précision de mesure.

Deuxième degré : Les yeux fixent un point sur la paroi opposée de la salle d'exercice, soit à 15 ou 20 mètres de distance, à hauteur d'homme. Cette modification rend beaucoup plus difficiles les conditions de la marche. L'incoordination augmente, et au début, il ne peut être question d'obtenir que le malade suive exactement la ligne. Pour le reste, on procède comme au 1er degré.

Troisième degré : Les yeux fixent l'angle que fait le mur opposé de la salle avec le plafond. Si le plafond est très haut, on aura avantage à prendre encore un autre point intermédiaire.

Quatrième degré : Le malade fixe un point du plafond au-dessus et un peu en avant de sa tête.

Cinquième degré : *Les yeux sont tenus fermés.*

a. En dehors du devoir de surveillance rigoureuse incombant au médecin, qui ne doit pas suivre le regard du patient, mais observer les jambes de ce dernier, il faut guetter attentivement tous les symptômes de lassitude. Les exercices avec limitation du contrôle oculaire fatiguent beaucoup plus que les autres ; ils demandent de plus grands efforts, parce que la musculature tout entière est tendue pour compenser le manque du sens visuel et parce que l'insécurité provoque une excitation psychique certaine et souvent considérable. La modération et le contrôle répété du pouls sont donc encore ici rigoureusement obligatoires.

b. Il est à recommander de ne pas attendre, pour commencer les mouvements avec limitation du contrôle visuel, qu'on ait exécuté tous les exercices indiqués précédemment; mieux vaut les essayer immédiatement après les premiers exercices en position verticale, et les appliquer notamment à la « marche de côté », relativement facile, et aux autres marches à « petit pas ». Par contre il y aura avantage à laisser provisoirement de côté « la marche à reculons les yeux fermés », pour peu qu'elle semble présenter la très grande difficulté qu'y trouvent la plupart des malades; on n'y reviendra qu'à une époque ultérieure de la cure.

c. On remarque ensuite que le 4e degré, où la tête se fléchit en arrière, force le tronc à se redresser d'une manière qui rend plus difficile le maintien de l'équilibre : c'est pourquoi ce degré est dans certaines circonstances aussi difficile et plus difficile que le 5e. Il nous est impossible d'énumérer ici tous ces détails si intéressants. Leur examen sera l'affaire d'une observation approfondie : ici comme partout, il faut se garder de *jurare in verba magistri*.

d. Au lieu d'écarter le regard du corps, on peut user d'un autre procédé ou s'en servir pour compléter le premier : il consiste à cacher les jambes ou les pieds, ou tous les deux. Pour les femmes, les vêtements ordinaires permettent d'arriver à ce résultat : aussi faut-il leur faire étudier ces exercices avec une suite et un soin tout particuliers, car de leur réussite seule dépend pour elles le résultat pratique de la cure. Pour les hommes, on se sert de tabliers ou de manteaux plus ou moins longs. Ce moyen devient spécialement utile dans les exercices en commun, où les yeux sont forcément occupés à surveiller les objets et les personnes qui se trouvent alentour.

Le rythme.

Combattre cette tendance à l'accélération, dont nous avons déjà exposé les causes, telle est une des tâches essentielles lorsqu'on règle le rythme des exercices. Alors que dans les états paralytiques, la faculté de marcher plus vite ne vient qu'avec les progrès de l'amélioration, dans l'ataxie tabétique au contraire la possibilité de marcher lentement est un signe d'amélioration dans l'aptitude à la marche, car une marche plus lente correspond toujours à une marche plus coordonnée. Il est cependant indispensable de rendre le malade capable de modifier à son gré le rythme de sa marche : la sécurité du déplacement dépend pour une large part de cette possibilité.

Si, après avoir recommandé la lenteur, on permet au malade, comme il est nécessaire au début, de régler lui-même les détails de l'exécution, on remarque qu'il se comporte de la façon suivante : l'intervalle entre un pas et le suivant est allongé ; mais le pas lui-même, c'est-à-dire la phase pendant laquelle la jambe se libère du poids du corps et exécute son oscillation, est exécuté rapidement, pour des motifs d'ailleurs faciles à saisir. C'est justement tout le contraire que l'on doit chercher : *raccourcissement des intervalles*, assurant la marche continue, régulière et *allongement du mouvement d'oscillation*. A ce stade du traitement nous abandonnons le reste à l'attention du malade ; nous en reparlerons en un autre endroit. Pour *diminuer la longueur de l'intervalle* entre chaque pas, nous nous servons du *commandement*.

Le commandement.

Pour commander, nous employons soit la voix, par exemple, « marche ! » « demi-tour ! » — soit plutôt un signal, par exemple en « frappant les mains ». Après avoir fixé tous les autres éléments du pas : direction, base de sustentation, longueur, direction du regard, on indique par ce signal le moment de commencer chaque nouveau pas. Nous pouvons ainsi déterminer à volonté la durée de l'intervalle. L'aptitude à obéir promptement au signal dépend du degré de l'incoordination ou du degré de l'amélioration déjà obtenue. Celui qui dirige les exercices doit naturellement se mettre à la portée des capacités de ses malades ; ainsi il doit tenir compte de leur tendance à raccourcir la phase de marche proprement dite et à allonger la durée de l'intervalle entre deux pas, c'est-à-dire entre deux signaux.

Aussi faut-il laisser à l'élève le temps de faire lentement son pas, et surtout veiller à ce que, le pas achevé, il détache le pied du sol aussitôt qu'a retenti le commandement : c'est là le seul but de la marche au commandement. Quant à la longueur de la pause entre deux pas, c'est-à-dire du temps de repos qui suit chaque pas, le médecin la règlera suivant l'état du malade : au début, il ne la fera pas trop courte, et le pas par trop long. L'exercice de la marche au commandement est particulièrement important. Il doit mettre les malades en état de répondre à toute impulsion extérieure par une position d'équilibre telle, qu'une jambe soit aussitôt prête à partir en avant. La sûreté des mouvements que comporte la vie courante, dans la rue, parmi les hommes et les choses, repose sur notre confiance en la fidélité du mécanisme qui nous permet d'arrêter notre marche à n'importe quel moment, de l'accélérer, de la ralentir, d'en changer la direction, etc., dès qu'un obstacle extérieur nous menace ou nous arrête, — en un mot d'obéir promptement au *commandement* du monde extérieur. L'emploi du métronome pour remplacer le commandement, comme on l'a proposé, n'est pas à recommander dans les exercices séparés ; tout au plus peut-on s'en servir comme moyen d'épreuve. Le métronome donne en effet *le même nombre* de signaux dans l'unité de temps ; c'est ce que le malade, inconsciemment, met à profit : il diminue, conformément à sa tendance, la durée du mouvement oscillatoire qui constitue le pas; de cette façon, il va vite, en utilisant le temps ainsi gagné pour se préparer au coup de pendule suivant. Il tourne donc la difficulté à résoudre, qui doit consister dans la réaction rapide à un signal donné.

Quant au détail des exercices au commandement, voici ce que nous avons à dire :

1° On commence sans fixer la longueur des pas.

2° On continue par des demi-pas en avant; non seulement les grands pas, mais encore les *petits*, sont à éviter provisoirement : si les premiers fatiguent, les derniers deviendront toujours trop grands, par suite de la tendance aux mouvements brusques.

3° Puis on fait des pas de côté moyens, *a*) sans fixer à l'avance la longueur de pas, *b*) en la fixant.

4° La marche à reculons exige la plus extrême prudence. Il vaut même mieux la remettre à plus tard.

5° Les yeux suivent avec attention les mouvements des membres. — Les mouvements au commandement, sans le contrôle des yeux, supposent toujours une capacité de coordination très considérable.

Changement de direction. L'acte de se tourner (fig. 70).

Un facteur essentiel de la sûreté des mouvements consiste dans la faculté de modifier promptement la direction de la marche. C'est cette faculté qui permet d' « éviter » les obstacles, ce sans quoi nul déplacement spontané ne saurait se concevoir. L'homme normal, qui veut changer de direction, fait tourner sur son axe le pied ou la jambe correspondant à la direction nouvelle, puis ramène l'autre à la suite. Le changement doit-il s'effectuer plus rapidement, le pied tourne sur les talons comme dans le « demi-tour » sur place. Pour nos malades, ces changements de direction présentent de grandes difficultés, ce qui est facile à comprendre : aussi les entourent-ils de précautions tout à fait typiques, bien que chacun y mette sa note personnelle suivant son degré d'incoordination, sa prudence ou sa hardiesse. En substance, ces précautions consistent dans l'élargissement de la base de sustentation (distance entre les deux pieds), joint au soin de ne tourner qu'à grand angle, c'est-à-dire de se borner à de très petits changements de direction. Les malades décrivent de *très grands arcs de cercle,* en opposition avec les petits arcs de court rayon, que ne craignent pas les sujets sains. De cette différence entre individus normaux et tabétiques, doivent découler les principes qui présideront aux exercices de changement de direction.

On procède de la manière suivante :

Le malade se tient les talons joints, les pointes des pieds légèrement écartées (position militaire). L'un des pieds exécute alors une légère rotation sur l'axe longitudinal du membre, le talon servant de pivot; l'autre pied est soulevé légèrement du sol et posé à côté du premier, de façon à revenir à la position initiale. Les jambes et les pieds se trouvent donc dans la même position réciproque qu'avant le mouvement, mais le corps tout entier a exécuté sur son axe longitudinal une rotation, dont la mesure est précisément l'angle décrit dans le premier mouvement du pied. Nous pouvons ainsi, dans cet exercice extrêmement important, distinguer trois temps : 1° rotation du pied sur son axe, c'est-à-dire sur le talon; 2° élévation de l'autre jambe au-dessus du sol; 3° placement de cette jambe à côté de la première, de telle sorte que l'écartement de la pointe des pieds soit le même qu'au départ. Au début, on laisse les malades choisir l'angle de rotation aussi petit qu'ils le veulent; plus tard, on l'indique par des lignes tracées sur le sol. Il ne faut pas non plus se montrer trop rigoureux au début sur le chapitre de la base de sustentation. Après ces exercices préliminaires, on apprendra à « se retourner », autrement dit à exécuter les mouvements autour de l'axe longitudinal du corps. Nous divisons le tour complet, c'est-à-dire le cercle, en quatre mouvements, chacun de 90 degrés; pour ce qui est du reste, l'exercice s'exécute comme les précédents en trois temps, définis de même. A cet effet, on peut tracer un schéma sur le plancher de la salle d'exercices, comme nous le représentons figure 70. Il donne la position de chaque pied à chaque phase du mouvement, soit à droite, soit à gauche. Il va de soi que l'exercice doit être pratiqué dans les deux sens. Puis il faut manœuvrer :

a) Sans commandement; *b*) avec commandement « un — deux — trois »; *c*) dans les cas déjà très améliorés ou légers, en essayant une rotation de 180 degrés.

Marche en zigzag (fig. 68).

Les changements de direction par rotation sur l'axe de la jambe une fois rappris, on peut les utiliser au profit d'un autre mode de progression : celui qui comporte, en série régulière, un changement de direction après le parcours rectiligne de longueur déterminée. On se sert à cet effet du schéma de la figure 68, qui se trouve peint sur le plancher de la salle d'exercices et sur lequel marchent les malades. La longueur du chemin à faire dans chacune des directions sera d'un pas, ou, lorsque cela fera des difficultés, de deux pas au début. Il ressort de l'expérience que cet exercice présente une difficulté de plus que le précédent (rotation), parce que, pour être correctement exécuté, il exige que *les deux jambes* exécutent une rotation. La largeur de la bande est de 21 centimètres ; c'est celle que nous avons adoptée. La longueur de chaque ligne droite est celle d'un grand pas, soit 63 centimètres.

Quant au *mouvement en cercle*, qu'autrefois nous avions aussi l'habitude de faire étudier, nous y avons presque totalement renoncé ; en effet, quand le rayon du cercle est petit, l'exercice est difficile et provoque le vertige ; quand ce rayon est grand, l'exercice n'a plus une assez grande valeur coordinatrice, relativement au travail dépensé.

Station et marche les genoux fléchis (fig. 94).

Dans la description générale de la marche, nous avons vu l'importance d'une légère flexion du genou. Presque tous nos malades, même légèrement atteints, en ont perdu la faculté, par suite de l'altération hypotonique de leurs muscles et de l'hyperextension de leur genou, précaution prise contre le danger toujours menaçant d'une entorse. S'il est hasardeux de demander aux malades, abandonnés à eux-mêmes, de marcher les genoux fléchis, il n'est pas moins utile de leur faire faire cet exercice, avec prudence, et moyennant une surveillance rigoureuse. Le but en est de réhabituer le malade à un mode de mouvement, où l'équilibre du corps est assuré surtout par l'action convenablement réglée des extenseurs et des fléchisseurs du genou, et non par la pression réciproque des os, comme c'est le cas dans la démarche rigide des tabétiques. De plus, la flexion du genou soulage les cartilages articulaires ; enfin l'action musculaire, nécessairement augmentée dans cette attitude, peut élever le tonus musculaire. Mais la station et la marche les genoux fléchis, constituent pour le malade des exercices extrêmement difficiles à exécuter ; les raisons en sont faciles à comprendre. Ainsi, la flexion légère du genou, analogue à la nor-

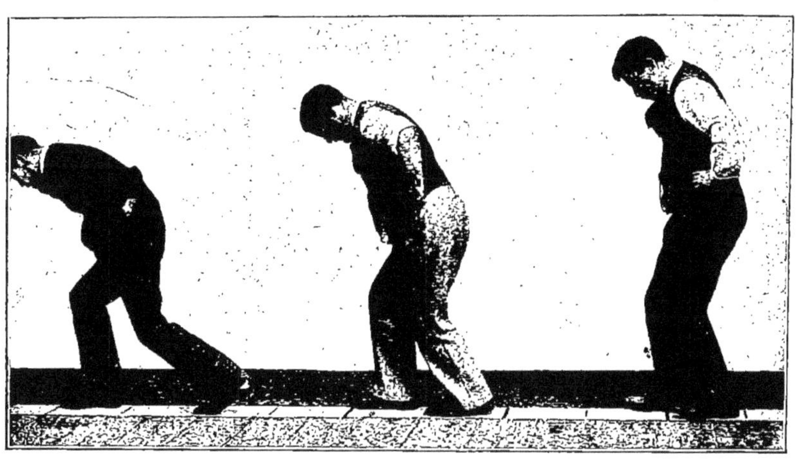

Fig. 94. — Exercice d'ensemble. Marche les genoux fléchis. Diverses longueurs de pas.

male, ne s'obtient que moyennant le jeu harmonieux de muscles antagonistes, jeu qui suppose intact le fonctionnement de la sensibilité musculaire, dont la moindre altération a pour suite, tantôt la prédominance de la force d'extension, c'est-à-dire l'hyperextension brusque du genou, tantôt celle de la force de flexion, c'est-à-dire la flexion brusque et l'effondrement des genoux. Étant donné que la sensibilité musculaire n'est intacte que dans les cas les plus légers, à vrai dire rarement même dans ceux-là, une *très légère flexion* du genou, fût-elle seulement d'une à deux minutes de durée, est impossible *chez presque tout tabétique*. Aussi constatons-nous encore ici, comme dans tous les autres mouvements, une exagération de la position angulaire comparativement à la normale et *une flexion relati-*

vement grande du genou, ayant pour but de contrebalancer le poids du tronc. Force est de nous contenter de laisser marcher nos malades, les genoux plus fléchis que normalement. Mais aussi, la contraction énergique de muscles nombreux *expose au danger du surmenage :* il importe de peser avec soin, dans chaque cas particulier, l'opportunité et la durée de l'exercice que l'on va commander. Un détail encore, qui paraît surprenant au début, c'est la difficulté qu'éprouve le malade à fléchir les *deux genoux en même temps* et à les maintenir au même degré de flexion. Parfois l'un est en extension, tandis que l'autre est fléchi, etc. La raison en est fournie par deux faits importants pour la pathogénie de l'ataxie : d'abord l'intensité inégale des troubles sensitifs dans les deux jambes, intensité qui est la règle ; ensuite la perte de la faculté d'envoyer en même temps l'influx nerveux dans plusieurs muscles éloignés les uns des autres.

Marche sur la ligne étroite (fig. 95).

Par « ligne étroite » nous entendons une bande de 10 centimètres de large, peinte sur le plancher (fig. 66. Modèles II et IV). Cette largeur correspond à celle d'un soulier. Au début de l'exercice, le malade pose un pied sur la bande sombre, l'autre *à côté*.

1° Pied *a* sur la bande, pied *b* à côté. — Le pied *b* fait un pas en avant, de façon à venir se placer sur la bande foncée devant le pied *a*. — Le pied *a* vient alors se placer à côté du pied *b*. Le pied *b* se trouve ainsi sur la bande, le pied *a* par terre à côté. Le pied *b* recommence alors l'exercice, etc.

2° On fixe une longueur de pas déterminée : on utilise à cet effet le dessin indiqué à la figure 66, modèle IV, qui est divisé de la même façon que le modèle III de la même figure. Quant au reste, l'exercice s'exécute comme le précédent.

3° On avance en plaçant un pied devant l'autre sur la ligne *étroite ;* les pieds ne reposent donc plus que sur cette ligne : — marche proprement dite sur la bande étroite (fig. 95).

4° On fixe une longueur de pas déterminée, et pour le reste, le mouvement se fait comme le précédent.

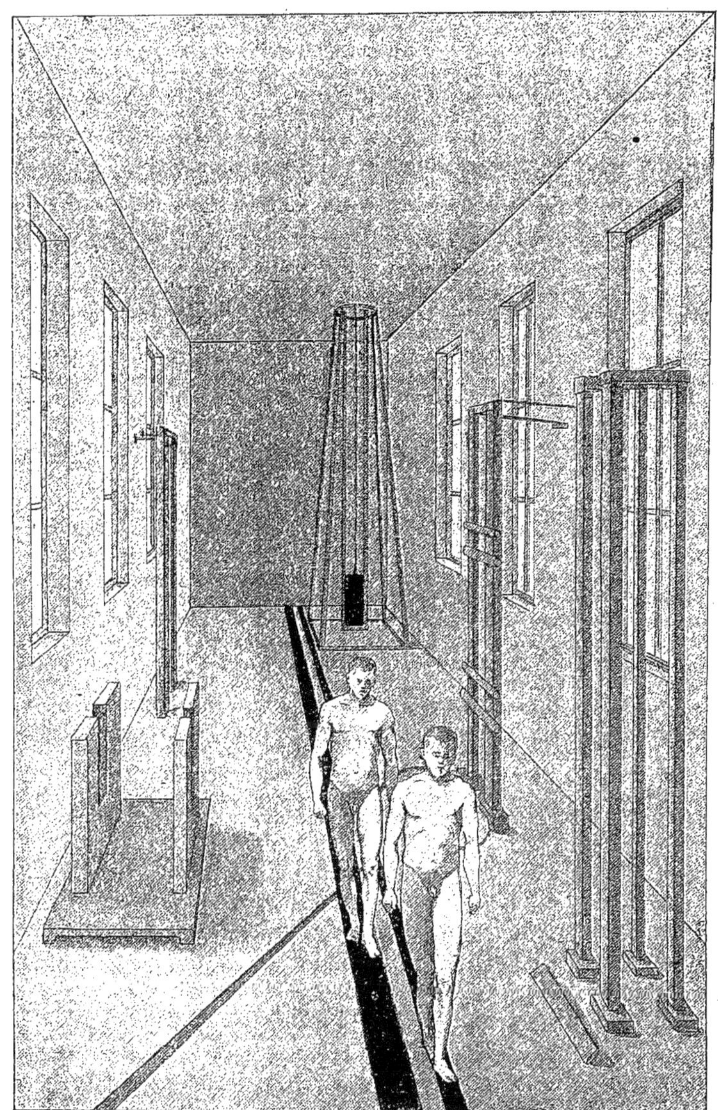

Fig. 95. — Salle d'exercices. Marche sur la bande étroite.

Ces exercices se rangent parmi les plus difficiles, et le dernier (4) est pour nous le plus compliqué de toute notre méthode.

La base de sustentation n'a plus que la largeur du pied. L'exercice exige le maintien du corps sur une seule jambe, sans que, pendant ce temps, l'autre puisse venir au secours de l'équilibre, occupée qu'elle est à exécuter elle-même un mouvement prescrit. Dans les deux premiers exercices, le mouvement est régulièrement coupé par des temps de repos où les deux pieds sont à terre; les deux derniers exigent en même temps le maintien du corps sur une seule jambe, le mouvement de l'autre jambe, le déplacement du poids du corps en avant sans agrandissement de la base de sustentation, etc. Les malades sont contraints de se comporter comme le feraient des gens normaux, qui voudraient marcher sur une planche étroite, placée à une grande hauteur au-dessus du sol : c'est ce qui indique assez combien l'exercice est fatigant.

La rééducation de la marche dans l'ataxie grave et très grave (paralytique).

Tous les exercices de marche dont nous avons parlé jusqu'à présent supposaient une certaine aptitude naturelle à se tenir debout; en d'autres termes, les malades étaient supposés capables de se servir de leurs jambes pour supporter le tronc, et conservaient la faculté de maintenir leur corps en équilibre, si limitée que pût être cette faculté, fallût-il même une assistance étrangère. En résumé les malades conservaient une certaine aptitude à la *station* verticale. Il est une catégorie de malades qui sont cloués dans leur fauteuil ou dans leur lit, et ne sont plus en état de se tenir debout ou ne le peuvent qu'avec une peine extrême et pendant quelques secondes seulement. Pour ces malades, que l'on rencontre dans la pratique hospitalière plus souvent que dans la clientèle privée, l'application de notre méthode exige des instructions spéciales. La nécessité s'en fait d'autant plus sentir, que rien ne confirme une opinion maintes fois émise, à savoir l'inutilité de toute méthode thérapeutique dans ces cas graves, et spécialement de celle que nous préconisons ici. Il y a là une erreur, que les statistiques données ailleurs suffiront à réfuter. En faisant même abstraction de ces résultats expérimentaux, les bases théoriques de notre méthode impliquent la possibilité de l'employer avec fruit dans les cas d'ataxie les plus graves. On ne saurait bien entendu décider d'après ces seules données, jusqu'à quel point un mouvement incoordonné peut devenir mouvement coordonné, ni notamment si, dans chaque cas particulier, on peut espérer le rétablissement intégral des mouvements volontaires, qui ne dépend d'ailleurs pas seulement de l'incoordination (voir Hypotonie). Qu'il nous suffise de dire que nous avons parfaitement réussi à rendre à nos malades les plus gravement atteints la locomotion volontaire et que dans *tous* les cas il est possible d'obtenir une amélioration *notable*. Mais pour chaque cas particulier, les résultats obtenus ne laissent place à aucun doute sur leur valeur, soit positive, soit négative, — cette dernière éventualité pouvant se présenter dans le traitement de quelques cas très légers : c'est alors, que le médecin doit montrer qu'il possède à fond la méthode : *hic Rhodus, hic salta*. Il est regrettable que les auteurs qui travaillent avec un tel luxe d'appareils, n'aient jamais essayé d'expérimenter sur ces cas graves l'efficacité de leurs procédés, ni même de la discuter. Nul doute qu'il n'eussent alors rapidement compris, combien leur méthode est inadmissible et inopportune. Une autre question importante aurait encore trouvé sa réponse, grâce à l'emploi de notre méthode dans ces tabes graves. On sait que de plusieurs côtés on a mis les résultats du traitement par l'exercice sur le compte de la « suggestion ». Laissons de côté cet argument que notre manière de procéder est dans son principe diamétralement opposée à toute suggestion : que l'on considère la technique ou les résultats obtenus, la possibilité d'appliquer la méthode à de pareils cas eût suffi; mieux que toute discussion théorique, elle donne le coup de grâce à la croyance en un effet suggestif du traitement par l'exercice ; ou bien alors, il faudrait admettre que le talent acquis au prix de nombreuses années de travail par le pianiste, le danseur de corde, le tireur adroit, est l'effet de la suggestion, — ce qui aboutirait évidemment à jouer avec des mots vides de sens.

Après avoir exercé pendant un certain temps les malades aux mouvements simples exécutés au lit, suivant les règles développées plus haut, il est nécessaire de les mettre debout, pour les habituer à cette position et au contact avec le sol. C'est

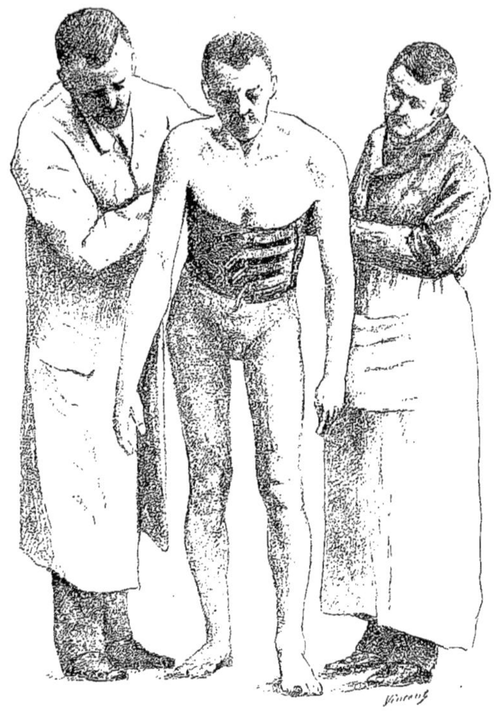

Fig. 96. — Emploi de la ceinture dans les cas d'ataxie grave.

ce qui ne va pas sans de sérieuses difficultés, car les genoux se dérobent, les pieds tournent et le tronc n'arrive pas à trouver sa position. Cette incapacité absolue, que nous avons constatée chez un certain nombre de malades à ce stade, a quelque chose de surprenant et d'incompréhensible au premier abord, si l'on songe que ces mêmes malades, au lit, peuvent le plus souvent exécuter nombre de mouvements, se redresser, se retourner, mouvoir les jambes, etc. Il est évident que les actions excito-motrices nécessaires au maintien de la position verticale, échappent au système nerveux : elles ont été oubliées. La comparaison s'impose avec l'enfant, qui au lit exécute tous les mouvements possibles, mais ne sait ni se tenir debout, ni marcher ; si l'on compare la manière d'être de ces malades quand ils essayent de se tenir debout ou de marcher, avec celle de l'enfant, l'identité entre les deux états ne peut faire aucun doute.

La ceinture : Maintenir de tels malades en position verticale n'est pas chose facile. Lorsque le malade est absolument hors d'état de mettre les pieds à terre, il n'est guère possible de le faire soutenir des deux côtés par des aides qui le saisissent dans le creux de l'aisselle ; ce ne serait même pas sans danger, étant donnée la facilité avec laquelle se produiraient des luxations et des fractures du bras. Nous éviterons ces inconvénients en recourant à une large ceinture de sangle passée autour de la poitrine du malade (fig. 96). La ceinture porte sur chacun de ses côtés deux larges poignées en bois, placées l'une latéralement, l'autre un peu plus en arrière. Un infirmier placé de chaque côté soutient le malade au moyen de ces poignées. La largeur de la ceinture, son mode de fermeture par de larges courroies, la forme des poignées, permettent de soulever le malade et de le tenir en l'air sans qu'il soit gêné par la pression de la ceinture. De plus elle donne au malade la certitude absolue qu'il ne tombera pas, aux infirmiers la possibilité de le soutenir bien et sans danger. Les figures 96 et 97 en montrent suffisamment l'emploi. La position oblique des poignées est destinée à laisser du jeu aux bras du malade. Ce n'est que grâce à l'emploi de cette ceinture que le traitement rationnel et systématique des cas graves est devenu possible.

Admettons donc qu'il s'agisse d'un tabétique devenu tout à fait incapable de se tenir debout ; voici comment on procède :

Pendant qu'il est assis, on lui passe la ceinture. On saisit alors les poignées et on le soulève de façon à ce qu'il soit dans une position aussi verticale que possible, ses pieds touchant le sol ; ses jambes sont ainsi soulagées complètement du poids du corps, et on a d'abord à l'exercer à immobiliser l'articulation du cou-de-pied (au besoin même, on se servira à cet effet d'appareils spéciaux, à poser le pied sur le sol et à fixer le genou. Mettre le pied et le genou en état de se tenir fermes est souvent l'affaire de plusieurs semaines, comme chez un de nos malades qui n'en est pas moins arrivé finalement à un brillant résultat :

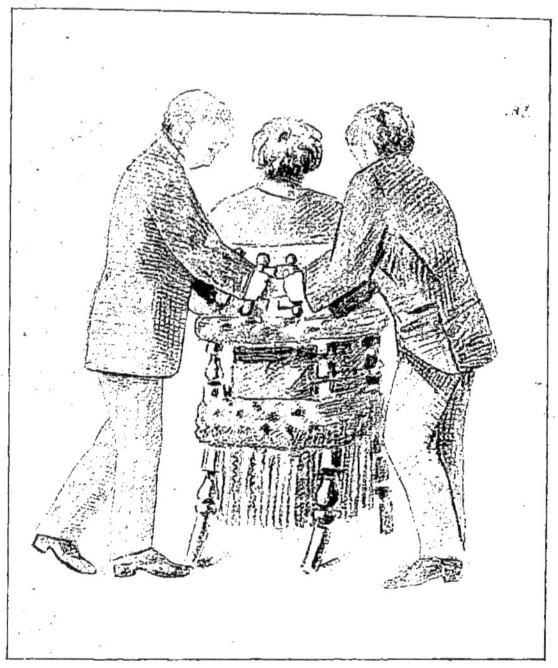

Fig. 97. — Emploi de la ceinture dans les cas d'ataxie grave.

on peut alors laisser le poids du corps reposer en totalité ou en partie sur les jambes. Enfin on arrive à laisser le malade se tenir tout seul, les mains des aides simplement posées sur les poignées pour surveiller les mouvements et éviter les accidents.

La marche sera ensuite étudiée sur place : on commence par soulever du sol une jambe après l'autre, c'est-à-dire à faire fléchir et étendre la jambe et la cuisse à la hanche et au genou. Il est à recommander de faire poser le pied à terre avec force, en frappant : le malade se réhabitue ainsi à la sensation du « sol sous les pieds » ; puis dans ces conditions, on est certain que, même en posant le pied avec une certaine force, comme l'exige toute marche véritable, le malade ne se fera pas une entorse. La marche proprement dite, en d'autres termes la progression du corps d'un lieu à un autre, ne peut être tentée que lorsque ces éléments sont possédés dans une certaine mesure. Il faut d'abord apprendre à poser un pied devant l'autre. Or, bien que la difficulté principale, le maintien du corps en équilibre sur la jambe d'appui, soit épargnée au malade soutenu par la ceinture, on est étonné de voir la difficulté qu'il éprouve à exécuter ce simple mouvement. Mais on la comprend mieux si l'on songe que ce mouvement, le patient cloué au lit ou dans son fauteuil n'a pour ainsi dire jamais à l'exécuter. Le déplacement volontaire de la jambe en avant ne s'exécute pas, parce que le sujet contracte d'autres muscles que ceux qu'il faudrait. C'est ainsi que nous pourrions citer un de nos malades, et non des plus gravement atteints puisqu'il pouvait encore se tenir debout pendant quelques minutes, mais qui pourtant depuis quinze ans n'avait jamais essayé de marcher. Dans ses premières tentatives, il lançait ses jambes de côté et en arrière au lieu de les diriger en avant. Graduellement on met en action tous les groupes musculaires possibles, parmi lesquelles on recherche ensuite ceux qui conviennent, pour être par des exercices répétés soumis de nouveau à l'empire de la volonté.

Dès que les malades ont appris à diriger l'influx nerveux vers les groupes musculaires propres à déplacer un membre dans une direction voulue, ils sont sortis du stade pseudo-paralytique pour entrer dans le stade *ataxique*, comme nous l'avons déjà vu à propos des exercices au lit chez les tabétiques graves. L'ataxie, qui naturellement atteint le degré le plus élevé, sera traitée alors suivant les principes déjà donnés. Et d'abord, l'étude de la marche sera continuée avec l'aide de la ceinture.

Peu à peu, en conservant la ceinture comme la meilleure protection contre les accidents, on arrive à ce que les malades portent d'eux-mêmes le poids du corps d'une jambe sur l'autre : les aides se tiennent de chaque côté, prêts à soutenir le malade au moyen des poignées. Commander au poids du corps est chose très fatigante. Aussi sera-t-il avantageux, entre les exercices où le malade est *suspendu par la ceinture* et ceux où il essaye de marcher seul, d'intercaler la marche avec des cannes. Nous n'employons les cannes pendant les exercices que dans *les cas les plus graves*, comme ceux dont nous venons de parler, et seulement dans *un but bien déterminé*, celui de pouvoir prolonger les exercices de marche sans avoir à craindre le surmenage. Mais il ne faut pas oublier que la marche avec des cannes modifie essentiellement les conditions de l'équilibre normal, en raison de l'inclinaison du tronc en avant; elle évite ainsi au malade le travail le plus important de la marche, à savoir le maintien du tronc en équilibre. Aussi ne faut-il la considérer que comme un stade de transition, qu'il s'agit d'abandonner plus ou moins vite. Voici donc un principe applicable même à ces cas: *Les exercices, toujours sans cannes, sans béquilles.* Une remarque encore : pendant les progrès de l'amélioration et notamment lors de la marche avec des cannes, au lieu des deux aides placés sur les côtés, on peut n'en employer qu'un en le faisant marcher derrière le patient qu'il tient par les deux poignées postérieures; enfin, dès qu'il peut le faire à l'insu du malade, mais sans se départir de la plus grande attention, il le laisse marcher tout seul, comme on fait quand on apprend à quelqu'un à monter à bicyclette.

Chez un petit nombre de malades graves, qui sont inquiets par tempérament ou le sont devenus à la suite de nombreux accidents, l'emploi de la ceinture peut encore être avantageux ; mais il faut avoir soin, avec les progrès de l'amélioration, de faire exécuter les exercices sans y recourir.

Avant de passer à la description d'autres appareils, qui ne sont employés qu'en vue d'un but bien défini, dans des circonstances déterminées, il est nécessaire de nous expliquer sur un point : quel degré de précision dans la marche doit-on se proposer comme but final ?

La précision dans la locomotion.

De l'exposition des lois qui régissent la coordination normale, un fait est ressorti avec évidence : c'est que, ayant pour loi suprême l'adaptation au but, le mouvement coordonné ne peut prétendre qu'au degré de précision capable d'assurer la pleine exécution de l'acte voulu. Il va de soi que, dans la marche, la musculature du tronc et des jambes (à la rigueur, la musculature générale) doit assurer par sa coordination la sécurité absolue de l'équilibre du haut du corps ; mais il est clair d'autre part que cette sécurité ne saurait reposer sur *l'égalité absolue de la longueur des pas*. Il serait contraire à la loi générale de l'adaptation au but, qu'une différence de 1 ou 2 centimètres pût compromettre l'équilibre du corps en marche. L'expérience confirme pleinement cette vue. Si l'on mesure les pas d'un homme normal marchant à une cadence régulière, on trouve entre eux des différences d'un ou de plusieurs centimètres. Le but du traitement — telle est la question qu'on se pose — doit-il être d'obtenir des pas d'une égalité absolue ? En ce qui concerne la marche usuelle, nous avons vu que c'est inutile ; il serait facile de démontrer qu'il en est de même pour tous les autres mouvements normaux, comme ceux de marcher de côté, de se lever, de monter un escalier, de courir, etc. Par contre, il n'y a aucun doute qu'une précision absolue soit de première importance lorsqu'il s'agit d'exercices acrobatiques spéciaux comme la marche sur la corde raide, etc. Que l'on se représente l'énorme difficulté que l'acquisition de pareils tours de force représente pour l'homme sain, que l'on cherche seulement à lui faire faire des pas de longueur absolument égale, et on saisira facilement ce qu'a d'insensé la prétention de dresser des malades, affectés de troubles moteurs, à des mouvements inutiles et horriblement difficiles.

La fonction physiologique de la jambe se réduit à tenir le corps debout au repos et en mouvement dans certaines circonstances de rythme et de terrain. Savoir danser sur la corde ou jouer du violon avec les pieds ne signifie rien au point de vue de cette fonction physiologique.

Dans la rééducation de la marche, il faut donc se faire une loi de proscrire absolument tout dispositif ou tout appareil ne permettant la marche que moyennant des pas de longueur strictement déterminée, des positions de pieds rigoureusement fixées à l'avance. Nos schémas tracés sur le sol répondent à ces données, fondées sur les mouvements physiologiques : le pas peut s'y exécuter même s'il n'a pas exactement la longueur indiquée ; au contraire, parmi les appareils destinés à la rééducation de la marche dont il va être question (appareils de Jakob-Leyden), nous en trouverons qui exigent que le pied, à chaque pas, vienne se placer dans une cavité de forme particulière (forme de soulier) : de la sorte, on détermine non seulement la longueur, mais encore la position du pied par rapport à l'axe longitudinal du corps. Même les malades au stade pré-ataxique, auxquels, dans certaines circonstances, on fait exécuter des exercices compliqués d'équilibre, ne doivent pas cependant gaspiller leur travail musculaire et nerveux, pour atteindre une égalité de pas, absolument inutile, dans des appareils qui ont pour principe cette identité absolue.

Appareils pour la rééducation de la marche.

Comme pour les exercices au lit, nous nous servons, dans certaines circonstances bien définies, d'appareils destinés à faciliter les mouvements qui se font sur les schémas tracés à terre. Le dispositif représenté figure 71 consiste en une croix en planches, sur laquelle on a dessiné des lignes et des numéros. Le malade met ses deux pieds sur la planche, les pointes de ses souliers répondant à peu près aux lignes marquées du n° 1. Alors, d'abord à volonté et ensuite au commandement, il porte une jambe en avant, ou de côté, ou en arrière sur les différentes lignes; ou bien il les prend dans l'ordre des numéros consécutifs, ou bien, lorsqu'il a acquis plus de sûreté, il saute un ou plusieurs numéros. Les figures 98, 99 et 100 montrent clairement la façon de procéder. Une rampe placée aux endroits difficiles, ne doit offrir un appui au malade que lorsqu'il y a danger de chute : autrement, comme d'habitude, les exercices se font sur l'appareil sans que le tronc soit soutenu. Ce dispositif, tout simple qu'il paraisse, recèle des dangers qu'il faut connaître.

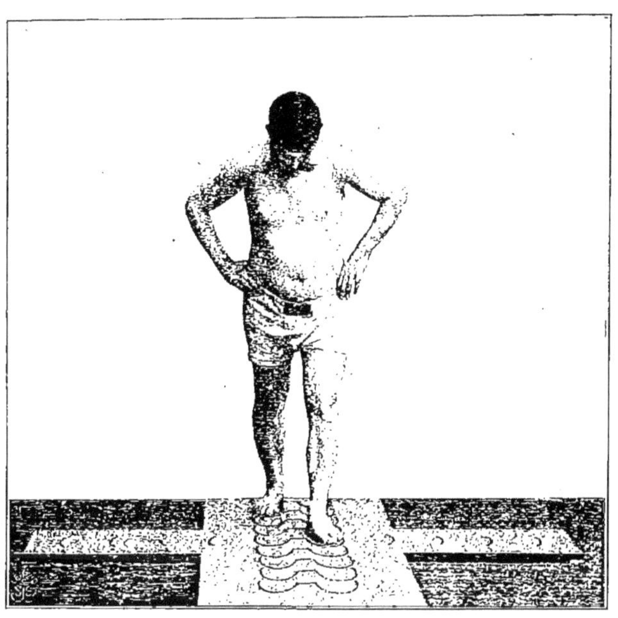

Fig. 98. — Exercices sur la croix de bois. Marche en avant.

1° D'abord, il faut remarquer que par la disposition des contours, non seulement la longueur des pas, mais encore la position des pieds se trouvent précisées d'une manière plus exacte, comme avec les autres dessins.

2° Le mouvement d'une jambe répété à plusieurs reprises consécutives, implique le maintien prolongé du corps en équilibre sur l'autre jambe, ce qui est très fatigant.

3° Les figures 98, 99 et 100 montrent clairement l'attitude normale du corps pendant ces exercices. Il s'ensuit qu'avec des malades gravement atteints, il sera au début impossible d'obtenir la position souhaitée et ce serait une faute que de vouloir les y contraindre.

4° Les grands pas en arrière doivent être réservés aux cas très légers.

En somme, l'exécution correcte des mouvements sur cet appareil exige donc une certaine sûreté d'équilibre et l'aptitude à

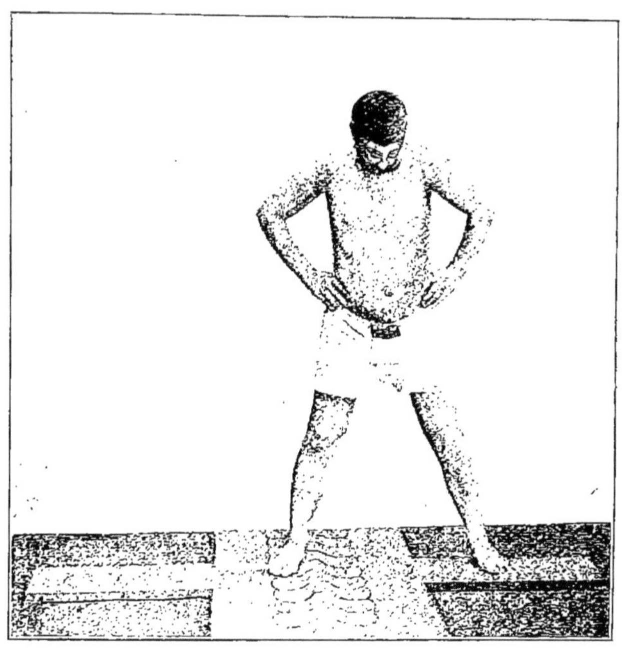

Fig. 99. — Exercices sur la croix de bois. Mouvement de latéralité.

mettre facilement ses jambes en mouvement, jointes à une certaine endurance. Ce sera l'exercice par excellence des cas où la précision seule fait défaut : préataxie, ataxie au début, phase terminale du traitement.

Les exercices essentiels à exécuter sur l'appareil sont les suivants :

Position initiale. Les deux pieds sur les places marquées de hachures dans la figure 71, peinte sur le plancher, ou sur une croix de bois; la partie antérieure des souliers sur les contours.

1° Jambe gauche en avant sur 2, — en arrière sur 1. — Jambe droite sur 2 (chiffres de droite!) — en arrière sur 1 (fig. 98).

2° J. *a* sur 3, — en arrière sur 1. — J. *b* sur 3, — en arrière sur 1. De la même manière sur 4 et 5.

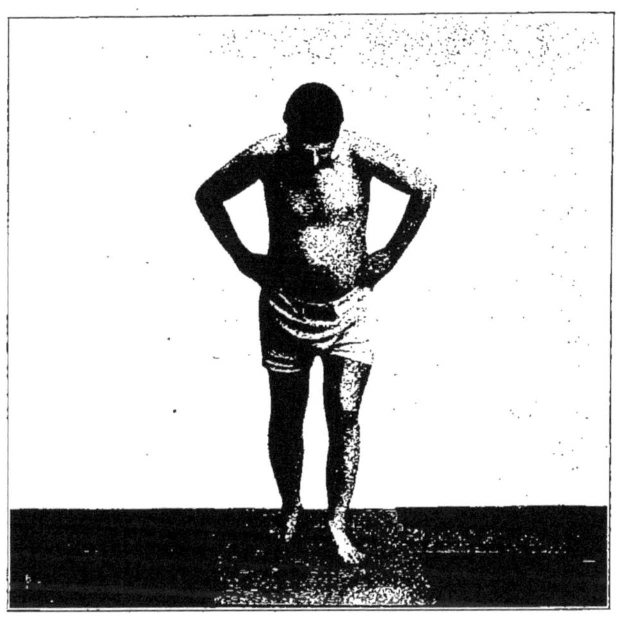

Fig. 100. — Exercices sur la croix de bois. Marche à reculons.

3° J. *a* sur 2. — J. *a* sur 3 (ou 4 — ou 5) — en arrière sur 1. — J. b. de même.

4° J. *a* sur 2. — J. *a* sur 4. — J. *a* en arrière sur 1. — J. *b* de même.

5° J. *a* sur 5. — J. *a* sur 4. — J. *a* sur 3. — J. *a* sur 2. — J. *a* sur 1. — J. *b* de même.

On procède des mêmes principes pour les exercices de marche de côté (fig. 99) ou de marche à reculons (fig. 100).

Remarques. — *a.* Les contours sont distants de 15,5 cent. Comme il y a 4 (ou au plus 5) de ces distances, l'écartement maximum à partir de la position initiale est de 62 centimètres, ce qui correspond à la longueur ordinaire de notre grand pas (fig. 71).

b. La marche à reculons au delà de deux numéros ne doit être commandée qu'exceptionnellement.

c. Les exercices au commandement s'indiquent ainsi : « à gauche, en avant, trois », ou « à droite de côté, un », etc.

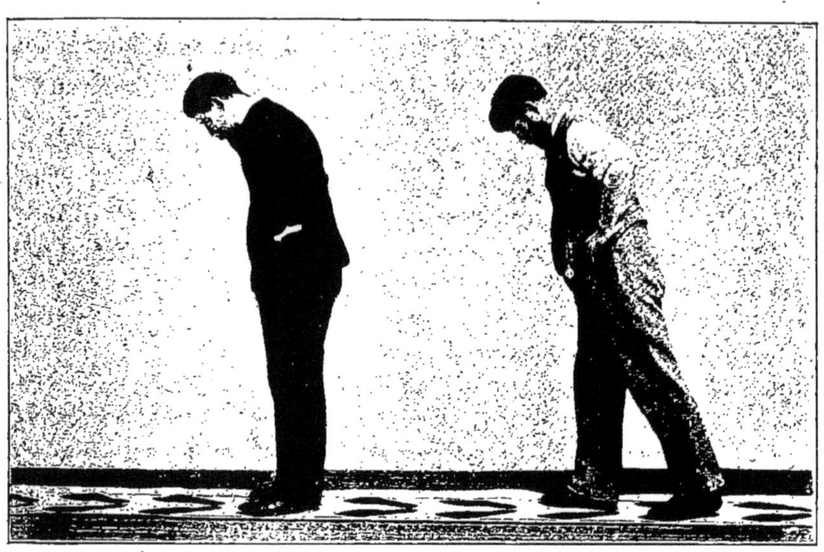

Fig. 101. — Exercice de la marche sur les empreintes de pied.

Empreintes des pieds. — La longueur des pas et la position des pieds sont déterminés, dans les limites où on doit le faire, dans la marche sur le schéma de la figure (68), qui se trouve tracé sur le plancher. Le nombre de carrés contenant les empreintes peut être augmenté à volonté. Les deux séries d'empreintes placées parallèlement mais en sens inverse, permettant à l'élève arrivé au bout du chemin de revenir sur ses pas. La forme et les dimensions des empreintes sont établies empiriquement et le dessin en reproduit toujours exactement les proportions (fig. 69, 101 et 102).

L'escalier (fig. 63). — Monter et descendre un escalier est un mouvement tellement usuel et indispensable, que sa rééducation s'impose : elle doit être essayée même chez les malades dont l'état interdit l'emploi d'autres exercices offrant la même difficulté. La difficulté de monter un escalier vient, au point de vue de la coordination, de la nécessité de tenir le corps en équilibre *sur une jambe*, pendant que l'autre fléchie doit être soulevée et portée en avant; puis de l'élévation de tout le poids du corps au moyen de la jambe placée devant, qui se redresse. Nous avons traité ce sujet en détail, en décrivant les mouvements normaux. La grande dépense de force musculaire, avec la nécessité d'une coordination précise, font de cet exercice une tâche très difficile et qui exige toute l'expérience et toute l'attention du médecin. Aussi, lorsqu'on a affaire à des malades graves, pour qui la marche à plat offre déjà des difficultés, il serait inadmissible de leur faire exécuter des exercices sur l'escalier sans leur faire tenir la rampe. Au début, il faut qu'ils tiennent les deux rampes : cependant il faut aussi, vu la largeur des escaliers ordinaires des maisons, les exercer à marcher en ne tenant qu'une rampe, mais avec une canne. Pour éviter le surmenage, on éliminera autant que possible le poids du haut du corps, en le faisant supporter par la rampe, un bras, une canne

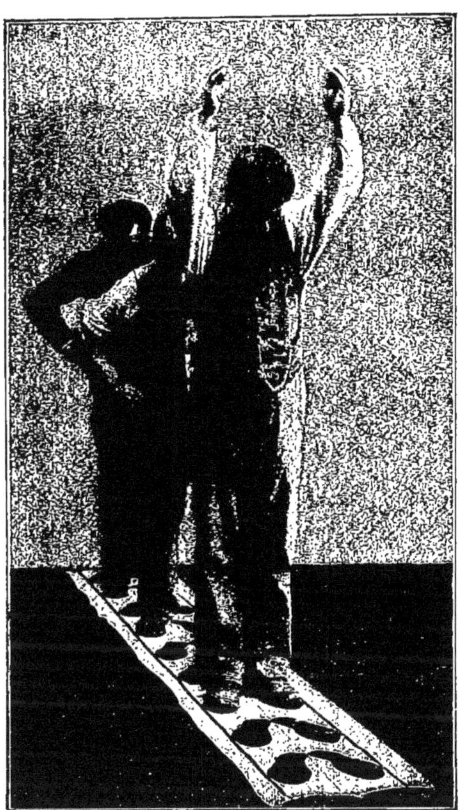

Fig. 102. — Exercice de la marche sur les empreintes de pas.

de cette façon la tâche de la coordination, qui est de diriger exactement le pied à la place voulue de la marche, s'accomplira avec un minimum de difficulté. Dans les cas légers, le malade pourra s'exercer sans se servir de canne ni de la rampe ; mais alors il est nécessaire de lui expliquer en détail les lois statiques de ce mouvement, dont chaque phase sera étudiée séparément, Pourtant, même aux malades peu atteints, on donnera le conseil de ne pas dédaigner dans la vie ordinaire, lorsque c'est possible, l'appui offert par une rampe d'escalier. La figure 63 montre la disposition de l'escalier. Sa largeur est de 70 centimètres ; les rampes sont hautes et commodes ; l'essentiel est que les marches soient basses et larges : la longueur du pied doit facilement y trouver place.

Les rampes peuvent s'enlever. Il faut surveiller avec soin l'état du pouls avant et après l'exercice. Si l'hypotonie des genoux est considérable, une surveillance attentive est nécessaire. Il est préférable de faire faire ces exercices à part, en dehors des séances ordinaires, afin de ne pas diminuer la force et l'endurance consacrées aux exercices importants de la coordination.

Objets à tenir en équilibre.

Nous désignons sous ce nom un certain nombre d'objets que le malade *porte pendant certains exercices de marche*. On sait que, dès l'apparition de la première incertitude qui marque le début des troubles moteurs, le malade est gêné dès qu'il porte un objet, quelque petit et quelque léger qu'il soit. Cela provient d'une part de ce que tenant sa canne d'une main, il voudrait garder l'autre libre pour parer à tout accident, — et d'autre part de ce que le fait de tenir un objet détourne son attention de la surveillance indispensable de ses jambes et du chemin.

En outre les objets lourds et surtout volumineux, portés d'un côté, augmentent directement la difficulté de la locomotion, en déplaçant le centre de gravité et en rendant moins sûr l'équilibre du corps pendant la marche. L'importance qu'il y a, dans la vie courante, à savoir se tirer d'affaire en pareilles circonstances, rend nécessaires les exercices qui y préparent. Ils supposent naturellement, conservée ou réacquise, une certaine aptitude à marcher tout seul : aussi, ne les appliquera-t-on que dans les cas légers ou à la fin d'une cure bien réussie. Comme objets à tenir en équilibre, nous employons des *poids* de 1 à 5 kilogrammes, faciles à saisir; de petits, de grands et de très grands paquets plus ou moins lourds ; des bâtons et des planches plus ou moins longs ; un chapeau léger en osier, fermé à l'une des extrémités par une calotte de peluche : porté sur la tête par cette extrémité, il tombe au moindre mouvement rapide (fig. 103). Ces différents objets, qui peuvent naturellement être complétés ou remplacés par d'autres, sont portés soit d'un côté, soit des deux ; ou bien le malade porte d'un côté une planche, de l'autre un paquet; le chapeau est porté seul ou en même temps qu'une charge sur les bras. Presque tous les exercices de marche décrits plus haut peuvent s'exécuter ainsi s'il y a indication ; on peut également faire varier la direction des yeux. Ces exercices avec charge peuvent encore, au besoin, prendre place parmi les exercices d'ensemble par plusieurs malades, dont il sera question plus loin.

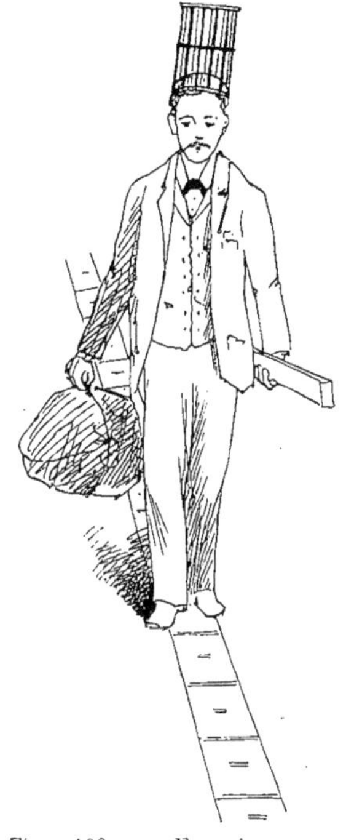

Fig. 103. — Exercice avec charge et panier d'équilibre. Cas de tabes fort amélioré. D'après un instantané.

Les appareils de marche de v. Leyden-Jakob et de Goldscheider.

Les points de vue déjà exposés plus haut constitueraient une critique suffisante des appareils de v. Leyden-Jakob. Néanmoins l'importance pratique de la question en autorise une description plus détaillée. Une faute essentielle et néfaste est l'emploi continuel de barres pour soutenir pendant la marche des malades qui « ne sont pas encore en état de marcher sans soutien ». Leur emploi serait au contraire *tout au plus* permis à cette phase du traitement où les malades paralytiques, habitués jusque-là au décubitus et levés pour la première fois, ont besoin de se refaire au contact avec le sol. Mais alors elles ne valent pas notre *ceinture*, qui permet de supprimer graduellement le soutien. En dehors de ces cas rares et particuliers, soutenir le tronc au moyen des mains appliquées sur les barres pendant la marche, est un non-sens évident. Qu'est-ce que la marche, sinon l'équilibre et la position du *tronc*? Une observation superficielle peut seule donner l'idée que les mouvements des jambes rendent *à eux seuls* la marche possible. Dès que les bras s'appuient sur les barres, d'une part les jambes sont déchargées du poids du corps, et d'autre part le tronc n'a plus rien à faire dans l'équilibre ou la coordination. Si ces appareils, soulageant la musculature, rendent les exercices inoffensifs, — contrairement aux premiers appareils de ces auteurs dont nous avons parlé, — du moins ils sont *absolument et irrémédiablement inutiles* pour apprendre à marcher seul. Les auteurs, dans ce but, prescrivent une longueur de pas et une position de pieds rigoureusement déterminées à l'avance. D'où pour le malade obligé à chaque pas de mettre le pied dans une cavité qui en épouse exactement la forme, un travail exorbitant, comme nous l'avons déjà expliqué travail pénible même pour un homme sain, à moins d'un dressage spécial en vue de cette vaine précision ; travail inutile au point de vue de ce qui constitue la marche c'est-à-dire déplacement du tronc. On est tenté de croire que si l'inutilité de cet exercice a pu échapper à ses auteurs même, c'est surtout parce que la position verticale du corps, assurée par les soutiens, a masqué l'essentiel de la difficulté. Ce qui est tout à fait caractéristique dans cette façon d'inventer des appareils, c'est que d'une part on néglige des actes de coordination indispensables, et que d'autre part on exige des finesses superflues. Les mouvements du tronc sont indispensables pour la marche : on les supprime complètement au moyen de barres de soutien; la précision absolue des pas est tout à fait superflue dans la marche : on l'exige rigoureusement.

De ce qui a été dit, il résulte clairement que c'est un tort d'exiger dans la montée de l'escalier une position du pied absolument précise. C'est pourtant ce que font les auteurs, en fixant de façon déterminée des planchettes sur chaque marche.

En ce qui concerne les appareils que Goldscheider a fait construire pour traiter les troubles de la marche, nombre d'entre eux sont passibles des mêmes critiques. Telles sont : la chaise roulante pour exercices de station verticale, les barres parallèles pour exercices de station verticale et de marche. La marche entre barres parallèles avec des obstacles, constitués par des planchettes dirigées en sens divers, est dans son principe tout aussi mal conçue que les appareils de Leyden-Jakob ; pourtant, les appareils de Goldscheider paraissent plus applicables en pratique, parce qu'ils laissent aux pieds un plus grand jeu, autant qu'on peut en juger par les figures. Mais en considérant les figures annexées par Goldscheider à ses instructions, on ne peut méconnaître sa prédilection marquée pour les exercices qui se font au moyen de barres ou d'appareils analogues.

Nous ne pouvons comprendre cette prédilection, étant donné le changement total que de tels dispositifs entraînent dans les conditions statiques, devenues anormales. En revanche les dangers d'accidents sont très réduits par l'usage des barres; aussi n'exigent-elles aucune surveillance personnelle de la part du médecin ou d'un aide : mais c'est là une circonstance qui plaide beaucoup plus *contre* elles que *pour* elles. Cette prédilection constatée pour les barres ne tiendrait-elle pas pour une large part à cette circonstance? D'ailleurs Goldscheider indique un certain nombre « d'exercices libres » : chacun d'eux, pris en particulier, est utilisable; mais ils perdent toute leur valeur par le fait que, d'une part, ils sont rangés sans ordre raisonné, en allant du plus facile au plus difficile; que d'autre part ils ne mettent pas le médecin en état de choisir les exercices appropriés à chaque degré et à chaque forme d'incoordination. Au milieu des exercices qui s'exécutent debout entre les barres, c'est-à-dire dans les conditions les plus faciles qu'on puisse imaginer, on trouve par exemple l'exercice inattendu qui consiste à attraper une balle lancée : c'est là une tâche dont l'accomplissement exige non seulement la station verticale, mais encore un équilibre difficile du tronc, et un travail de coordination pour les bras, avec cette complication que le malade ne peut surveiller ses jambes, puisque ses yeux sont occupés à suivre la balle. A ce propos, on trouve cette remarque laconique et qui paraît vraiment ridicule en la circonstance : « ce travail est vanté par les tabétiques comme un excellent exercice d'équilibre ». Par quels tabétiques? Est-ce par ceux qui ne peuvent se tenir debout qu'entre les barres? Dans sa communication, Goldscheider néglige complètement les modifications apportées dans la statique du corps par l'hypotonie musculaire, laquelle, — il devrait le savoir, — est susceptible d'atteindre un degré élevé. J'ai déjà fait remarquer ailleurs qu'il figure ses tabétiques en train de s'exercer, — et ce ne sont pas des schémas, mais des dessins faits d'après des instantanés[1], — les genoux dans la légère flexion normale. Une telle position des genoux dans la station verticale est chez les tabétiques une exception extrêmement rare, et ne se voit jamais chez ceux qui sont gravement atteints. La disproportion fréquente entre les troubles sensitifs et l'hypotonie, fait qu'on observe des malades à articulations du genou et de la hanche fortement hypotoniques, le genou surétendu faisant un angle saillant en arrière, les pieds écartés presque dans le plan frontal; ces malades ne se meuvent qu'avec une peine extrême, sans que l'incoordination fournisse à elle seule une explication suffisante de cette perturbation. Les instructions détaillées de Goldscheider ne mentionnent

1. *Therapeut. Monatshefte*, 1899.

pas ce fait, si important et pratiquement si utile à connaître. Il ne servirait à rien d'opposer point par point au travail de Goldscheider, d'autres réflexions topiques et décisives ; ce travail contient toute une série d'exercices de coordination de valeur différente, impossibles à comparer, et dont la plupart se trouvent dans tous les ouvrages de gymnastique. Une discussion scientifique ne serait possible qu'en l'appuyant d'observations cliniques non équivoques.

Exercices d'ensemble.

Certes, ce doit être un principe rigoureusement observé, que chaque exercice de chaque malade, soit exécuté sous la surveillance d'un aide et la direction personnelle d'un médecin ; néanmoins, la réunion de plusieurs malades travaillant simultanément constitue une ressource utile pour la rééducation d'actes coordonnés importants et nombreux : il s'agit de ceux qui doivent leur importance, au point de vue de la vie courante, à ce qu'ils reproduisent les conditions que réalise la réunion de plusieurs hommes. Nous allons d'abord donner la description de ces exercices ; nous en discuterons ensuite l'importance.

Ces exercices exigent au moins trois personnes :

I. — MARCHE D'ENSEMBLE EN AVANT

1° Position initiale : chacun des malades se place, les talons joints et les pieds légèrement écartés devant une des lignes transversales qui traversent complètement la bande noire. Marche par demi-pas *à volonté*.

2° Comme l'exercice précédent, mais *au commandement*.

3° Position initiale : les malades se tiennent l'un derrière l'autre devant les lignes transversales, à la distance d'un demi-pas. Marche par demi-pas (fig. 107). Tous partent naturellement du même pied.

4° Position initiale comme pour l'exercice 1. Marche par pas entiers en partant du même pied, *à volonté*.

5° Comme l'exercice 4, mais *au commandement.*

6° Comme les exercices 1 à 5, les bras levés (fig. 109).

II. — MARCHE D'ENSEMBLE DE CÔTÉ

7° Position initiale : Les malades — au moins trois — se placent à une distance d'un pas entier les uns des autres, leurs pieds de chaque côté d'une des lignes transversales. La longueur du pas à faire est celle d'un pas entier. Les trois figures 104, 105 et 106 font comprendre cet exercice, qu'on désigne par abréviation : *marche d'ensemble de côté, à droite, à grands pas.*

Phase I : Le chef de file de droite, met son pied droit à côté de la grande ligne transversale la plus proche (fig. 104). — Phase II : Il rapproche la jambe gauche de la droite; il revient ainsi à la position initiale. *En même temps*, le malade suivant (celui du milieu) exécute le grand pas de côté. La figure 105 montre la fin de cette phase. — Phase III : Le chef de file recommence le mouvement. Le second rapproche sa jambe gauche de la droite et en même temps le troisième exécute son premier pas de côté (fig. 106). — Phase IV : Les trois hommes exécutent le pas : le chef de file rapproche sa jambe gauche, le second écarte sa jambe droite de côté, et le troisième rapproche la jambe gauche. A la fin de cette phase, les jambes se trouvent comme dans la phase II (fig. 105); à la fin du pas suivant comme dans la phase III (fig. 106), etc.

8° Exercice 7 au commandement.

9° Position initiale comme pour l'exercice 7, mais il n'y a qu'un demi-pas de distance entre les malades.

10° Exercice 9 au commandement.

Remarques. — *a.* Les exercices d'ensemble supposent dans une certaine mesure la possibilité de marcher seul et de commander à ses jambes. Leur valeur dépend de la détermination exacte du rythme des mouvements. Des explications relatives aux « rythmes », nous avons retenu, que le malade, recherchant la manière la plus commode et pour lui la plus sûre d'accomplir sa tâche, ne répond pas immédiatement au commande-

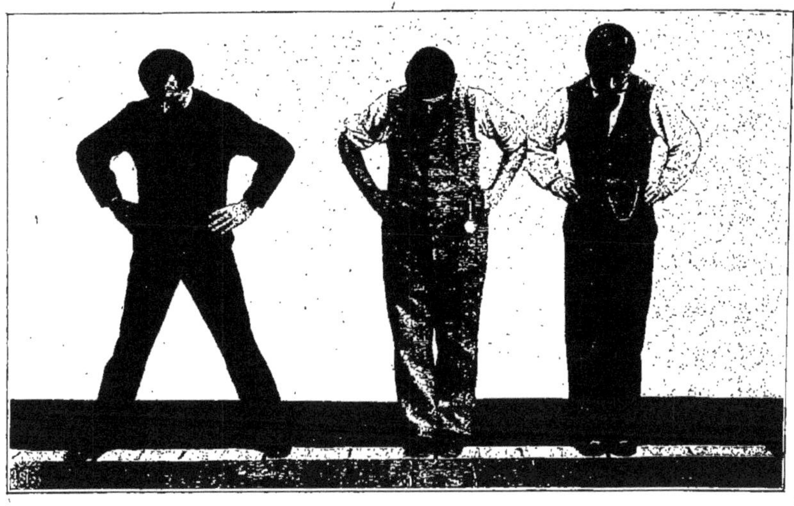

Fig. 104. — Exercice d'ensemble. Pas entier de côté.
Phase I.

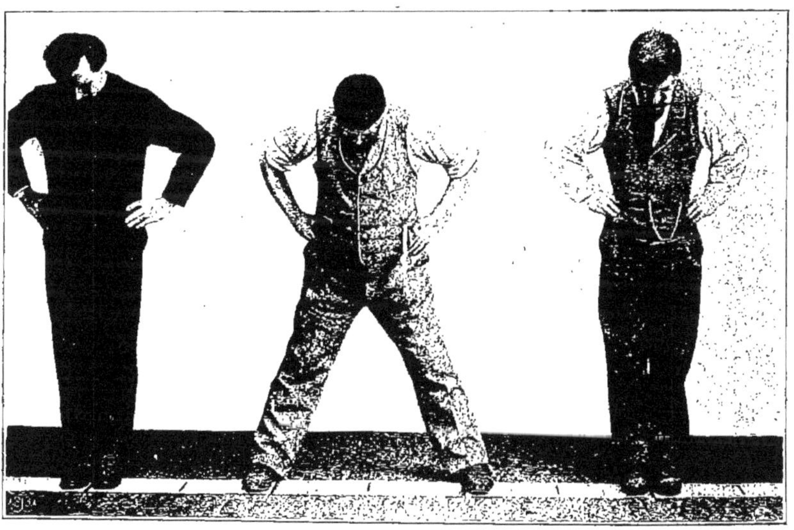

Fig. 105. — Exercice d'ensemble. Pas entier de côté.
Phase II.

ment par un mouvement : il s'efforce en conséquence de regagner le temps que son hésitation lui a fait perdre, en accélérant ce que nous appellerons bréviativement la « phase d'os-

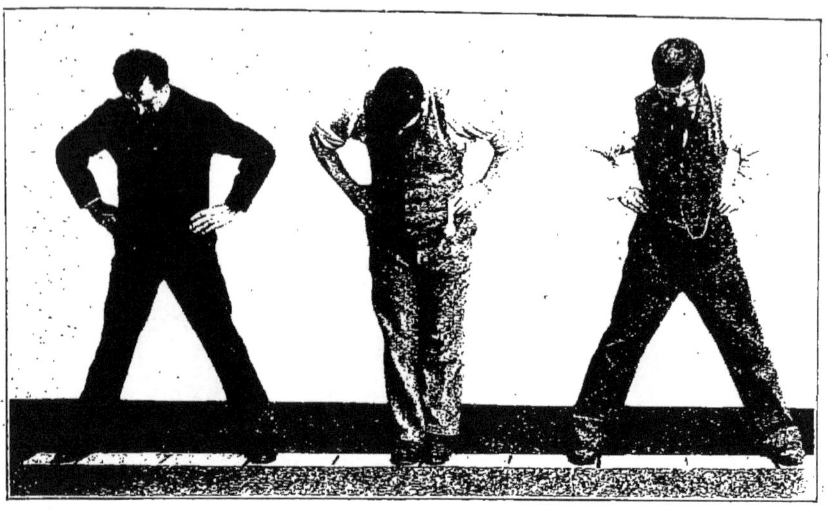

Fig. 106. — Exercice d'ensemble. Pas entier de côté. Phase III.

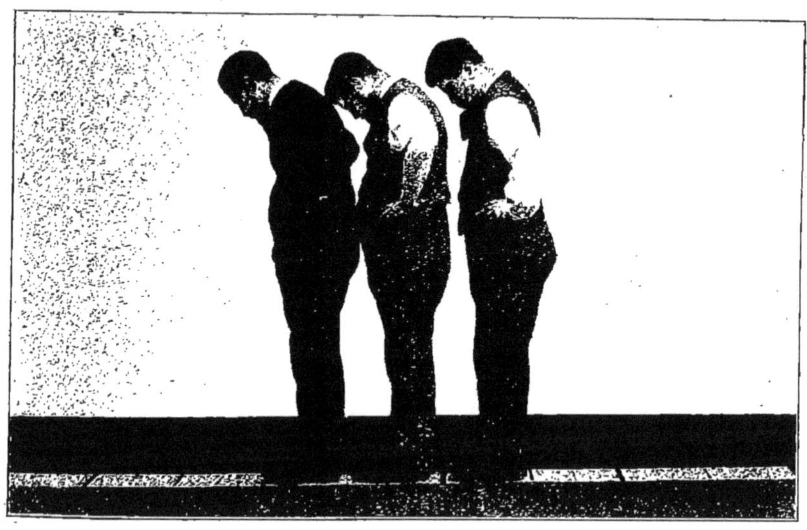

Fig. 107. — Exercice d'ensemble. Marche en avant. Demi-pas. Position initiale.

cillation », ce qui va à l'encontre du but de l'exercice. L'ordonnance des exercices tels qu'ils viennent d'être décrits, remédie à cet inconvénient : le malade est forcé de répondre aussitôt au

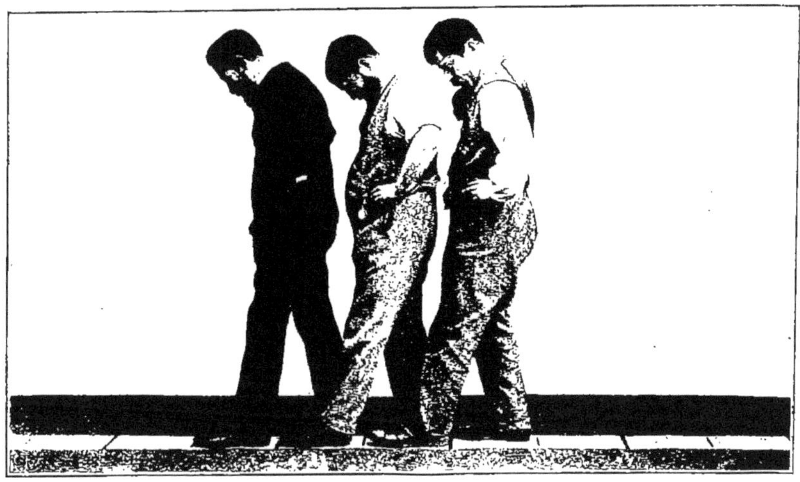

Fig. 108. — Exercice d'ensemble. Demi-pas en avant. (Comparez fig. 104.)

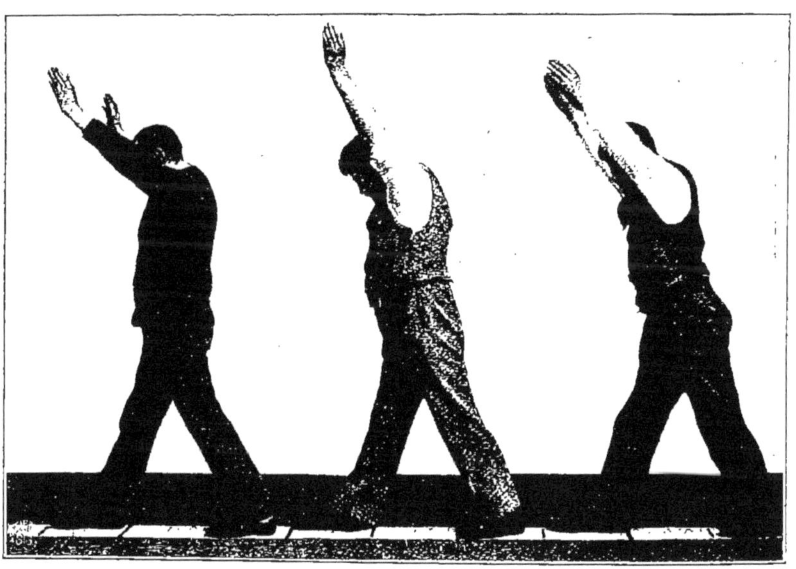

Fig. 109. — Exercice d'ensemble. Demi-pas, les bras levés.

commandement, parce qu'il doit placer son pied à la place abandonnée par celui qui marche devant lui, tandis que le malade qui suit attend la place que doit laisser libre le pied de l'homme du centre. Un regard jeté sur la figure 108 fera facilement comprendre que ce mouvement n'est possible que si les trois malades déplacent en même temps leur jambe, chacun étant obligé de marcher sur la place abandonnée par le précédent.

Le mouvement de côté s'exécute de la même façon, comme le

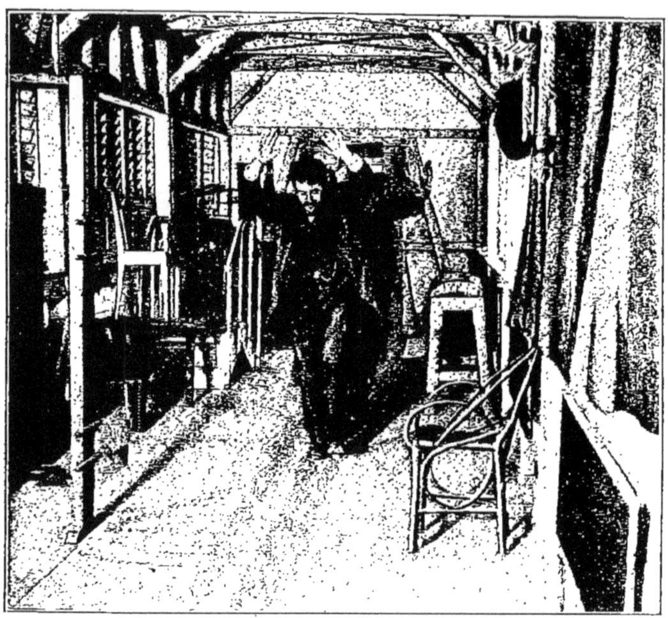

Fig. 110. — Exercice d'ensemble. Marche en avant les bras levés. Malades améliorés. Instantané.

montrent les figures 104, 105 et 106. Tous les malades doivent se régler sur le *premier*. Il est donc nécessaire de choisir celui-ci parmi les moins atteints et de ranger les autres de façon à ce que le plus incoordonné se trouve le dernier. Ce dernier, en effet, est le moins astreint et peut au besoin rester un peu en arrière. Le *premier* a pour tâche de répondre instantanément au commandement par un mouvement. Avec des malades peu atteints, il est même avantageux de prendre comme *premier*, *un homme normal*.

b. Il faut considérer les exercices 1 et 2 comme préparatoires aux suivants.

Comme la distance entre les sujets est plus grande que la longueur du pas prescrit, le jeu laissé aux mouvements est augmenté d'autant; il est pourtant limité par le fait qu'une marche

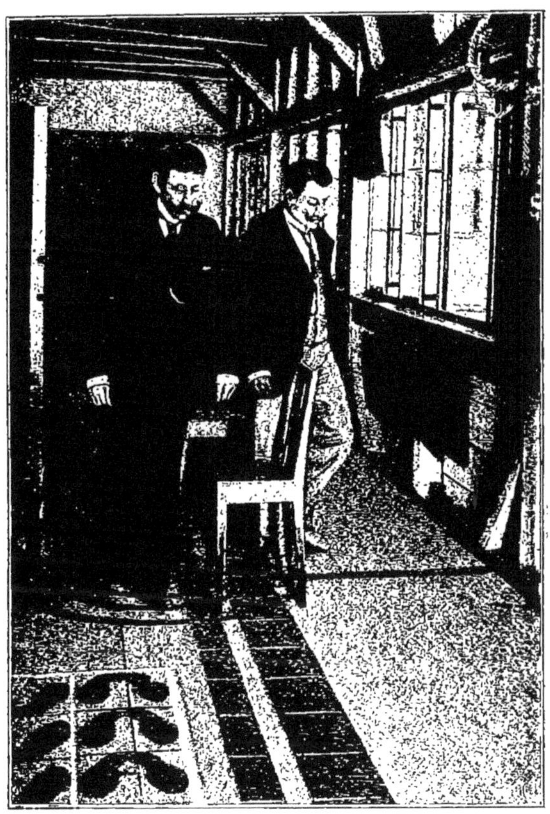

Fig. 111. — Exercice d'ensemble. Marche entre des chaises. Tabétique amélioré. Photographie instantanée.

trop rapide gêne celui qui est devant, et une marche trop lente celui qui vient derrière.

c. Dans cette catégorie d'exercices, le guide de tête peut être autorisé à faire varier à son propre gré le rythme des mouvements, en marchant tantôt vite, tantôt lentement. Les suivants doivent se conformer fidèlement à son exemple. La valeur de ces exercices se comprend d'elle-même, mais ils ne doivent être ordonnés qu'avec réflexion et prudence.

d. La combinaison de l'exercice avec les changements de position des bras (bras élevés en l'air, de côté) rend l'exercice beaucoup plus difficile (fig. 109).

Un groupe particulier d'exercices d'ensemble résulte des

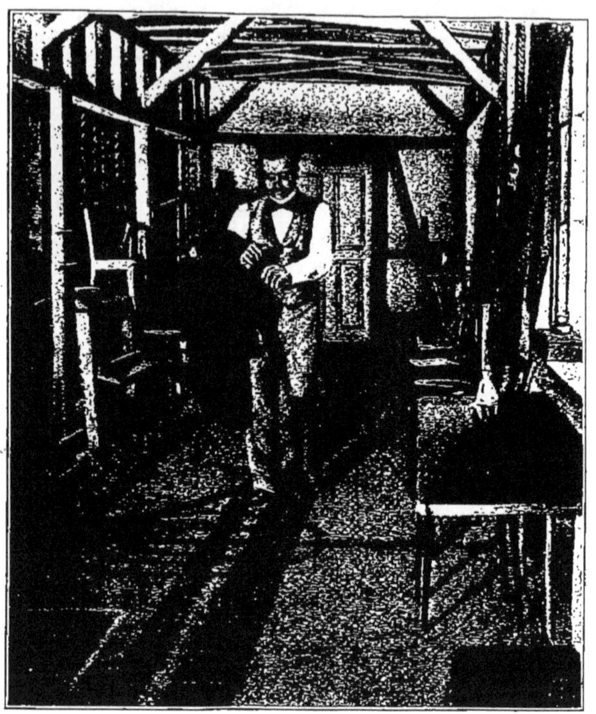

Fig. 112.

situations que créent le commerce des hommes entre eux, leur réunion dans une même chambre, etc. : nous le désignerons dans notre nomenclature par l'abréviation « Scènes ». Dans la foule énorme des possibilités, nous choisissons les plus utiles.

11° Deux personnes partent chacune d'une des extrémités opposées de la salle d'exercice et vont droit à la rencontre l'une de l'autre. Immédiatement avant la rencontre, la personne A désignée à l'avance doit changer de direction dans un sens convenu, puis reprendre aussitôt sa direction primitive, tandis que la seconde personne B continue son chemin droit devant elle.

12° Même exercice que le précédent avec cette modification que c'est seulement au moment de la rencontre, que le médecin désigne, en l'appelant par son nom, celui qui devra s'écarter pour l'autre.

13° On place dans la salle une série de chaises sur une ligne et à une distance d'environ 2 mètres l'une de l'autre. Deux personnes allant en sens contraire circulent en 8 entre ces chaises. Parmi les accidents les plus fréquents que comporte la manœuvre, les sujets ont à éviter de se heurter et de déplacer les chaises. On peut introduire des modifications : *a*) en faisant marcher ainsi entre les chaises, au lieu de deux personnes seulement, deux groupes de personnes marchant l'une derrière l'autre; *b*) en faisant traverser les intervalles entre les chaises, dans une direction différente, par chaque malade de chaque groupe ; *c*) en diminuant la distance entre les chaises, de façon que les malades se trouvent en quelque sorte serrés (fig. 111).

14° Les exercices 11, 12 et 13 peuvent s'exécuter en y ajoutant tels mouvements qui dans la vie ordinaire s'associent souvent aux mêmes actes, comme des signes de la main, des saluts du chapeau, des rotations latérales du tronc en parlant ou non, etc.

15° On peut faire ces exercices en ôtant et en remettant son habit (fig. 112).

16° Comme conclusion des exercices isolés, des mouvements des bras exécutés debout, avec une certaine force et combinés avec des mouvements du tronc, nous ont servi à éprouver le degré de stabilité obtenu : ici, on peut employer dans le même but une sorte de lutte entre deux malades, évidemment beaucoup plus difficile que les exercices précédents. Elle exige une active surveillance et ne doit pas être prolongée plus de 30 secondes ou une minute. Les deux malades se tiennent en face l'un de l'autre, les pieds tantôt réunis, tantôt écartés, tantôt l'un devant l'autre ; ils se présentent une main, celle du même nom, et appuient l'un contre l'autre les bras correspondants ; la main inoccupée est placée sur la hanche, ou concourt à l'équilibre, à la façon de celle des escrimeurs. Chacun des bras appuyés l'un contre l'autre cherche à déplacer l'adversaire de sa position. Ce jeu sert à éprouver la sûreté de l'équilibre, mais comme exercice il est difficile et fatigant.

II. — MEMBRES SUPÉRIEURS

Sensibilité cutanée.

Les anomalies de la station verticale et de la marche qu'on observe dans le tabes, ne sont, nous l'avons vu, ni toujours ni exclusivement les effets de l'incoordination. Il y a notamment les états hypotoniques des muscles, avec les modifications qu'ils apportent dans l'étendue des mouvements articulaires, qui prennent une part essentielle aux troubles de la locomotion ; il importe donc de les bien connaître et d'en tenir un compte suffisant lorsqu'on examine un malade, avant de porter un pronostic et de choisir un traitement.

Les troubles fonctionnels des membres supérieurs, tels qu'on les constate dans le tabes, ne se présentent pas non plus comme produits seulement par l'incoordination.

L'altération de la sensibilité cutanée des doigts et de la paume de la main peut jouer un rôle plus ou moins important dans le trouble fonctionnel de ces parties. Tous les mouvements des membres supérieurs ont pour but de mettre les mains, d'une façon déterminée, en contact avec les objets extérieurs ou avec des parties du corps du sujet. De cela seul, il résulte que toute altération de la sensibilité tactile doit apporter un trouble dans les actes de la main. La valeur du toucher dans chaque acte sera différente, suivant qu'il s'agit de grands mouvements, concernant seulement la force musculaire de la main, ou de mouvements plus fins, intéressant les doigts. Ainsi, par exemple, un sujet qui présente la même anesthésie cutanée à la paume de la main et aux doigts, peut être capable de tenir solidement une canne, alors qu'il ne sait plus tenir un porte-plume, prendre une allumette dans sa boîte ou boutonner un bouton. Ces considérations ont une grande importance pratique, car si l'incoordination des membres supérieurs, comme celle des autres parties du corps, peut être influencée par l'exercice, il en est tout autrement de l'anesthésie cutanée. Son traitement — si tant est qu'il soit possible — n'est pas du domaine de la thérapeutique par l'exercice. Nous ne modifierons donc, de l'altération fonctionnelle, que ce qui est produit par l'ataxie. Nous savons que dans le tabes l'incoordination *n'est pas* parallèle à l'anesthésie du tégument, et qu'un trouble profond de la sensibilité cutanée peut accompagner une ataxie légère, ou inversement. Sommes-nous en présence d'un malade atteint d'une ataxie relativement légère, mais avec une profonde altération de la sensibilité cutanée, la plupart des actes de la vie seront impossibles et le pronostic sera défavorable ; ce sera l'inverse si l'ataxie est prononcée et l'altération de la sensibilité minime. En théorie, l'ataxie des membres supérieurs est considérée comme se prêtant mieux au traitement par l'exercice, que celle des membres inférieurs : il n'y a pas d'équilibre à conserver, de poids du corps à soutenir, de chutes à craindre, etc. Dans la pratique, on n'obtient de résultats satisfaisants que quand on connaît bien la part prise par l'altération de la sensibilité cutanée, et qu'on l'élimine autant que possible. Suivant la profession des malades, le pronostic d'un même trouble sera différent. Le manœuvre, le portefaix, etc., pourront continuer longtemps leur métier, tandis que nous avons vu récemment un clarinettiste perdre son pain avec une anesthésie cutanée moyenne et une ataxie à peine sensible, parce qu'il ne pouvait plus trouver avec sûreté les trous de son instrument.

La recherche de l'ataxie.

L'existence et le degré de l'incoordination, aux membres supérieurs comme aux membres inférieurs, sont à rechercher d'abord dans les mouvements intéressant chaque articulation isolément, puis dans les mouvements d'ensemble qui mettent en jeu deux ou plusieurs articulations.

Articulation de l'épaule. — Pour explorer le degré d'incoordination de cette articulation, il faut mettre l'avant-bras en extension sur le bras, et faire tenir allongés la main et les doigts de telle façon que le membre entier forme un tout rigide. Alors, soit librement dans l'air, soit avec des appuis diversement placés mais qui ne doivent pas être touchés pendant le mouvement, on exécute des mouvements horizontaux, verticaux et en diagonale. Puis on passe aux mouvements de rotation. L'observation de ces mouvements, que le débutant n'a qu'à comparer à ceux d'un sujet normal, donne une représentation suffisante de troubles quelconques affectant cette articulation. On peut représenter graphiquement ces mouvements de la façon suivante : une bande de papier est fixée dans un cadre concave dont le rayon égale la longueur du bras. L'appareil placé à une hauteur convenable, le sujet s'assied en face ; dans son poing tendu horizontalement et solidement fermé, il tient la plus grosse branche d'une pièce de bois coudée à angle droit et dont l'autre extrémité porte un crayon. Sur la bande de papier se trouve tracée une ligne horizontale, et le malade doit en tracer une semblable à une distance donnée de la première. Le crayon est fixé à un petit ressort ; avant le début du mouvement, il est appuyé sur le papier. Si la bande de papier est rendue mobile autour d'un axe sagittal, à la façon du périmètre, on peut examiner les mouvements de l'épaule dans toutes les directions en changeant la position du cadre.

Articulation du coude. — La mobilité de cette articulation se réduisant à la flexion et à l'extension, la recherche de l'ataxie y est des plus simples. Le bras fixé, l'incoordination des muscles qui meuvent l'articulation du coude se manifeste par des mouvements saccadés. Rappelons-nous ce qui a été dit à propos de la coordination : les mouvements du coude se comportent différemment suivant la position des bras : quand le bras pend, ce sont d'autres forces qui font mouvoir l'articulation que quand il est horizontal. L'exploration doit donc être pratiquée dans différentes conditions. Tout ce que nous venons de dire des mouvements du coude et de leur exploration s'applique intégralement aux mouvements de *pronation* et de *supination* de la main.

Articulation du poignet. — L'incoordination du poignet peut se manifester dans la flexion, l'extension, l'abduction, l'adduction et la rotation de la main; excepté la rotation, qui peut devenir plus ou moins anguleuse, cette incoordination se traduit par la transformation des mouvements continus en mouvements saccadés. On avait déjà signalé autrefois que la main peut pendre sans parésie.

Articulation des doigts. — Nous avons dit plus haut, et il ne faut pas l'oublier, que les *troubles fonctionnels* des doigts ne dépendent pas seulement du degré de l'incoordination, mais encore et surtout de l'état de la sensibilité cutanée. L'attitude des doigts est caractéristique et du plus haut intérêt théorique. On sait combien la courbure normale du creux palmaire, due à la légère flexion de toutes les articulations, rend la main, ou plutôt les doigts, particulièrement aptes à exécuter des mouvements délicats : si bien que la main prend cette position dès qu'elle entre en mouvement. Cette attitude caractéristique de la main se transforme dès que le processus morbide a atteint les membres supérieurs. Le léger arrondissement des doigts, qui a pour cause une coordination finement graduée des muscles fléchisseurs et extenseurs, disparaît pour faire place à une extension des deux dernières articulations phalangiennes : il en résulte que dans les mouvements de la main, les doigts ne sont fléchis que sur l'articulation métacarpo-phalangienne, leurs phalanges restant étendues raides. Cet état est analogue à celui que nous retrouvons toujours dans le tabes, dans les cou-de-pieds et les genoux tenus raides : il constitue en dernière analyse un moyen de défense de l'organisme, qui, dépouillé par l'anesthésie de son empire sur les muscles péri-articulaires, met les jointures en extension maxima. En ce qui concerne la main, il en résulte, chez ces malades, une position constante des doigts et du pouce dans la préhension des objets. Le malade n'y emploie pas le bout des doigts ; il presse l'objet entre la surface palmaire du pouce étendu et celle de la deuxième phalange de l'index ou des autres doigts, également en extension, bien que la sensibilité plus délicate du bout des doigts doive en apparence se prêter mieux à la préhension de petits objets. La même attitude persiste dans les actes usuels tels que ceux d'écrire, de se boutonner, etc. Le malade éprouve beaucoup de difficulté à former un cercle en réunissant le bout du pouce avec le bout d'un autre doigt : c'est là un mouvement que l'on emploiera avec avantage, aussi bien pour la recherche du degré du trouble fonctionnel, que comme exercice de coordination.

Principes fondamentaux du traitement de l'ataxie des membres supérieurs.

Quiconque a étudié sérieusement le problème des mouvements des extrémités supérieures, ne peut douter que dans le traitement de leur incoordination, on ne doive se placer à un autre point de vue que lorsqu'il s'agit d'autres parties du corps. C'est ce que nous avons déjà fait remarquer dans des travaux antérieurs, comme en différents endroits de cet ouvrage. Le travail des membres supérieurs comporte un grand nombre de mouvements, dont l'amplitude est souvent fort petite, ainsi que les déplacements angulaires correspondants. D'où la nécessité d'une précision *exceptionnellement* délicate dans les actes de la main, pour qu'on puisse l'utiliser pratiquement. Étant donnée cette précision des doigts, les erreurs ne peuvent dépasser des fractions de millimètres, quelques millimètres au plus dans certaines tâches moins délicates. Qu'on se représente seulement l'effet d'un écart d'un millimètre, quand on écrit ou qu'on dessine. Boutonner ses effets, coudre, jouer du piano, constituent des actes qui demandent une précision moins grande, et pourtant encore bien fine, si on la compare avec la coordination relativement grossière qu'exigent les mouvements des jambes. Les mêmes écarts qui rendraient la main inutilisable pour la plupart de ses usages, ne se perçoivent même pas dans les mouvements des jambes. Nous savons que la longueur du pas d'un homme normal peut varier de plusieurs centimètres, sans que la sûreté de sa marche en soit compromise, ni que l'aspect de sa démarche en soit modifié. Il en résulte que le degré de précision indispensable pour les membres supérieurs, est superflu pour les membres inférieurs. Comme la coordination est une propriété acquise dans un but déterminé, on comprend pourquoi en définitive il n'existe pas aux membres inférieurs une précision comparable à celle des mains. Si donc il est évident que le traitement des membres supérieurs doit viser au rétablissement de cette précision raffinée, il n'est pas moins sûr d'autre part que le dressage des membres inférieurs à une précision aussi raffinée serait, en ce qui concerne les gens sains, un luxe et un sport dans les mouvements ordinaires, peut-être une nécessité pour les jongleurs et les acrobates, mais qu'en ce qui concerne les tabétiques, ce serait une lourde faute.

Il est incompréhensible que des données si importantes, et d'autre part si évidentes pour peu qu'on y veuille réfléchir, aient été aussi négligées. Quand nous vîmes les appareils de précision compliqués de Goldscheider, pour le traitement des membres inférieurs, une vive curiosité nous vint de connaître ceux destinés aux membres supérieurs. Nous devions nous attendre à une merveille de complexité et de précision. Le désenchantement fut complet. L'auteur change complètement sa manière. Son traitement des membres supérieurs consiste exclusivement, en dehors de quelques simples mouvements des doigts, à suivre quelques schémas dessinés et à toucher divers points; ce sont des mouvements dont la précision supporte des écarts inadmissibles pour les membres supérieurs. Si l'on considère qu'après nous être servis dans le traitement des membres inférieurs, de dessins schématiques, nous employons pour les membres supérieurs des instruments qui exigent une précision de mouvements presque absolue; que d'autre part Goldscheider fait exactement le contraire, sans même vouloir recourir à une explication : on ne peut se défendre de la pensée que toutes ces prescriptions et tous ces appareils ne constituent rien de bien sérieux.

Les exercices à appliquer aux membres supérieurs peuvent être divisés en deux groupes.

1° Contractions musculaires simples.

2° Exercices avec appareils spéciaux.

On pourrait mettre dans un troisième groupe une série d'actes usuels de la main, parmi lesquels l'écriture, qui est le plus important, doit être spécialement travaillée; mais c'est là plutôt une application de ce qui a été appris antérieurement. La rééducation des mouvements corrects de chaque articulation comporte en somme les mêmes mouvements que la recherche de l'ataxie dans l'articulation correspondante. Sans grande valeur pratique par eux-mêmes, ces mouvements, comme les contractions musculaires simples, représentent surtout des exercices préliminaires. Dans la pratique, les mouvements isolés d'*une seule articulation* ne se présentent guère pour les membres supérieurs. Aussi les exercices que nous détaillons plus loin, doivent-ils être ordonnés de telle sorte que chacun mette particulièrement en valeur un segment de membre entier ou presque entier. Avant de décrire un par un ces exercices, nous devons dire un mot d'une anomalie qu'on retrouve fréquemment dans la position des membres supérieurs des tabétiques. L'homme normal, dans tous les mouvements qu'il exécute avec ses membres supérieurs, met le bras en légère abduction (écartement latéral du tronc), l'avant-bras en légère flexion et la main dans une extension au moins suffisante pour qu'elle soit en ligne droite dans le prolongement de l'avant-bras. Chez nos malades, le bras reste souvent collé au corps et la main en flexion plus ou moins forte. De plus, on observe souvent la position anormale des doigts décrite précédemment. Comme nous réservons l'expression d'ataxie ou d'incoordination pour les altérations visibles des mouvements, il serait oiseux de se demander si ces positions anormales du bras et de la main dans les mouvements des doigts doivent être considérées comme étant d'ordre ataxique. Il est certain que c'est la *même cause* qui provoque l'ataxie dans les mouvements et les positions anormales au repos. Cette cause est l'altération de la sensibilité musculaire et articulaire. Le malade n'est plus en état d'équilibrer le poids de ses membres, s'il n'y emploie le contrôle constant des yeux et un travail musculaire exagéré : le régulateur normal, la sensibilité, lui fait défaut; dès lors, il abandonne le bras et la main à l'action de la pesanteur : le premier reste appliqué contre le corps et la seconde se met forcément en flexion. Nous avons vu les extrémités inférieures se comporter de même, lorsque par exemple le pied se mettait en flexion plantaire et que la cuisse tombait en dehors.

Appareils pour le traitement de l'ataxie des membres supérieurs[1].

I. *La règle triangulaire* (fig. 113). — On se sert d'une pièce de bois d'environ 40 centimètres de longueur, dont la coupe représente un triangle isocèle de 5 centimètres de côté. Une de ses arêtes est évidée en forme de gouttière, la seconde est taillée en surface polie, et la troisième reste tranchante. On la place sur une table devant le malade, parallèlement à la largeur du meuble, et la gouttière en haut. Le malade prend en main un *très gros* crayon — pour pouvoir mieux le tenir — ; il faut que, sans remuer les doigts ni fléchir le poignet, il promène la pointe du crayon le long de la rainure, depuis l'extrémité la plus éloignée jusqu'à lui. Ce n'est pas facile;

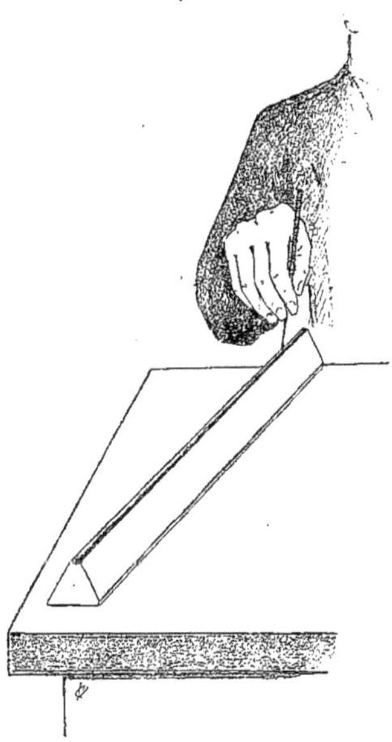

Fig. 113.

1. Frenkel. Die Behandlung des Ataxie der oberen Extremitäten. *Zeitschr. für klin. Médic.*, 1895.

surtout si on lui interdit d'appuyer sur le bois la pointe du crayon. La difficulté se signale par ce fait qu'au début le malade glisse souvent hors de la rainure. Plus tard, après quelques exercices, le crayon reste bien dans la rainure; mais sans la quitter, la pointe y décrit une série d'oscillations latérales, jus-

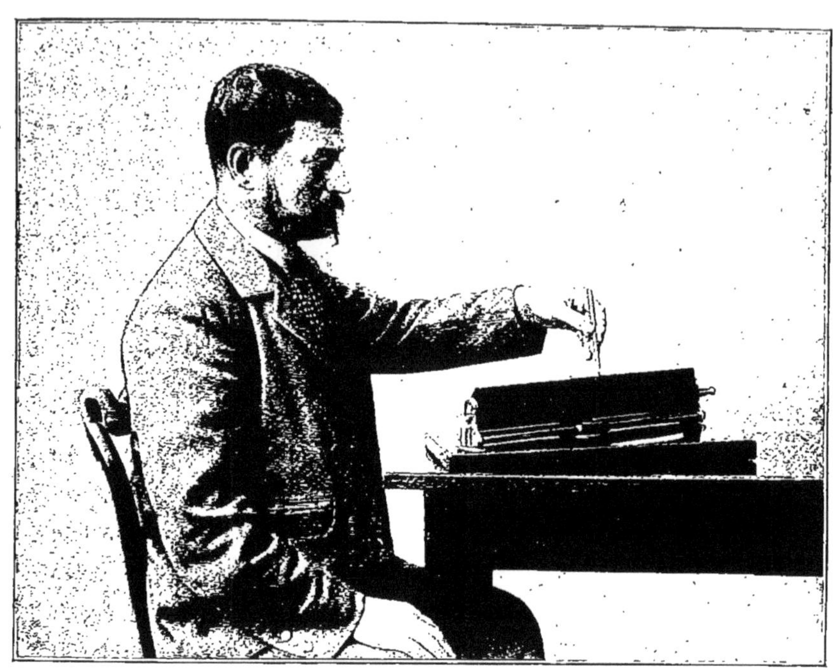

Fig. 114. — Exercice pour les membres supérieurs.

qu'à ce que finalement le malade exercé arrive à suivre une ligne tout à fait droite.

Qu'apprend-on ainsi ? L'avant-bras, non soutenu, doit exécuter dans le plan horizontal des mouvements peu étendus et exactement calculés, qui doivent rester dans un rapport déterminé avec les mouvements plus étendus qui se passent dans le coude. La grandeur absolue des deux mouvements dans les deux articulations varie à chaque instant, mais il doit substituer un rapport réciproque bien déterminé pour que le mouvement soit correctement exécuté et pour qu'il soit coordonné, c'est-à-dire approprié à son but. Toute anomalie de l'influx nerveux, toute faute de coordination est signalée par le crayon sur la règle ; c'est ce qui permet au médecin et au malade un contrôle parfait, et donne ainsi la possibilité de corriger la faute. On comprend facilement qu'on puisse varier à volonté ces exercices, en changeant la position de la règle par rapport à l'axe du corps ou du bras. On peut ensuite et on doit s'appliquer non seulement à bien faire le mouvement, mais encore à le faire dans un temps déterminé. Les mouvements lents et réguliers sont plus difficiles au tabétique que les mouvements rapides et saccadés, parce que les premiers exigent tout particulièrement une innervation prompte et *constamment* correcte. Aussi observera-t-on au début une tendance constante à presser chaque mouvement, tendance qu'on devra combattre.

Un modèle plus nouveau du même instrument (fig. 114) nous a permis d'éviter une série d'inconvénients que nous avions remarqués avec le temps. La règle de bois triangulaire est montée solidement sur un support, de façon à pouvoir d'abord être déplacée autour d'un axe vertical et fixée dans n'importe quelle position. De plus on peut la faire tourner sur son axe horizontal, de façon que l'on puisse fixer ses diverses arêtes sous différents angles par rapport à la main. Une fois placée, la règle reste fixe et l'autre main, qui dans le premier appareil avait à tenir la règle, peut rester au repos.

II. *La planchette à godets.* — Dans les exercices précédents, le mouvement change *d'une façon continue* et dans une proportion *minime*. Il en est tout autrement avec l'appareil que nous allons décrire (fig. 115). Une planchette d'environ 25 centimètres de large sur 30 centimètres de long, présente sur tout son contour, à intervalles réguliers, de petits creux du volume de l'extrémité digitale. Ces creux numérotés forment donc un rectangle, au milieu duquel se trouve encore un creux semblable. On place la planchette sur une table devant le malade. Celui-ci, le bras levé et le doigt tendu, attend l'ordre du médecin. Ce dernier appelle un des numéros et le malade doit, aussi vite que possible, mettre le bout de l'index sur le creux indiqué. Au début, on prend toujours le même numéro, puis on change. Les variantes possibles se comprennent d'elles-mêmes. On ne passe que lentement de petits changements de mouvements à de plus grands. Ainsi, au début, le malade touchera successivement chacun des godets, de façon à ce qu'il puisse toujours se préparer plus ou moins au mouvement suivant. Plus tard le médecin en désignera de plus éloignés les uns des autres et dans des directions différentes, il les indiquera de plus en plus rapidement. Un homme sain aurait lui-même au début de la peine à exécuter rapidement cet exercice au commandement. *Mais ici encore, le sujet peut toujours se rendre exactement compte de sa tâche et de la façon plus ou moins correcte dont il l'exécute.* Notons de plus qu'on peut introduire dans cet exercice une complication difficile et importante pour l'ataxique, en lui faisant mettre la main derrière la tête, de façon à ce qu'il ne puisse la voir avant de commencer l'exercice.

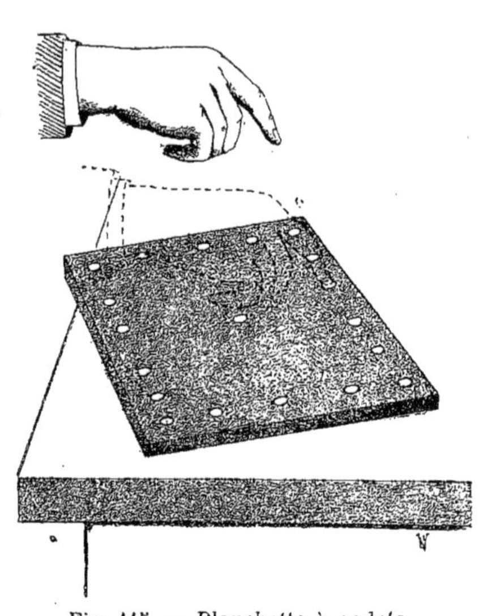

Fig. 115. — Planchette à godets. Exercices du doigt.

Dans une modification plus récente de cet appareil (fig. 116 et 117), la planchette est partagée en deux parties qu'on peut écarter ou rapprocher à volonté : elles sont fixées sur un support, de façon à pouvoir être soit couchées horizontalement, soit inclinées sur l'horizontale à l'angle qu'on veut. Ce dispositif permet une grande variété d'exercices, parmi lesquels le travail simultané des deux mains (fig. 117).

III. *La planchette à chevilles.* — Au lieu de godets, cet appareil est muni de petites chevilles dont la disposition permet à la

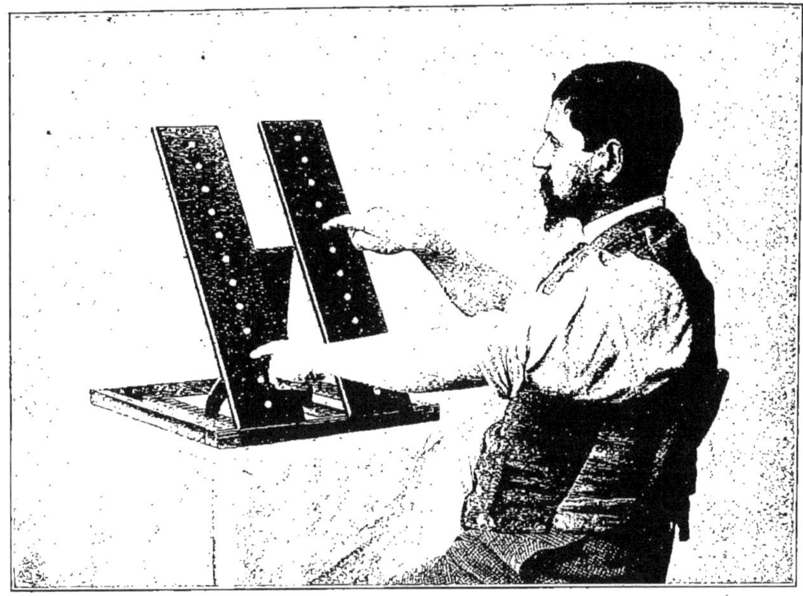

Fig. 116. — Rééducation des membres supérieurs. Exercices de toucher.

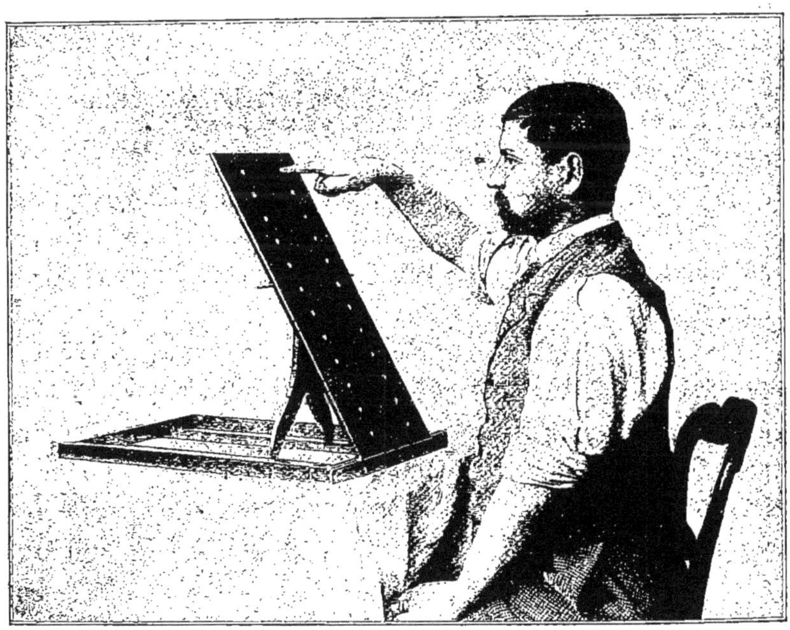

Fig. 117. — Rééducation des membres supérieurs. Exercices de toucher.

main de se mouvoir dans n'importe quelle direction (fig. 118). On l'emploie soit à des exercices de points à atteindre comme avec l'appareil II, soit à des exercices de progression des doigts comme le montre la figure.

Dans le second cas, un exercice difficile, mais utile et important, consiste à laisser un doigt ou plusieurs immobiles pendant que les autres continuent l'exercice. Il faut varier les exercices, ce qui n'est pas difficile si l'on veut chercher.

IV. *La planchette à clavettes* (fig. 119). — Cet appareil est destiné à un exercice compliqué. Sur une planchette rectangulaire sont creusés des trous, rangés horizontalement et diagonalement, dans lesquels s'adaptent de petites clavettes munies d'une tête facile à saisir. L'exercice est le suivant : le patient, avec ses doigts, prend sur la table une de ces clavettes et l'introduit dans un trou déterminé. On varie la rapidité du mouvement, la place où est prise la clavette, etc. Puis on fait retirer la clavette d'un des trous pour la mettre dans un autre[1]. Cet exercice est comme on voit très compliqué. L'ataxique a déjà beaucoup de peine à prendre et à tenir la petite clavette avec le bout des doigts ; il y emploie de préférence la deuxième phalange. L'acte d'enfoncer le piton dans le petit trou suppose un haut degré de coordination, et au début le sujet s'y prend très maladroitement. Dans les exercices précédents, le malade n'avait à s'occuper que d'un objet; dans celui-ci au contraire, il doit porter son attention aussi bien sur la planchette que sur la clavette, que sa petitesse rend encore plus difficile à tenir.

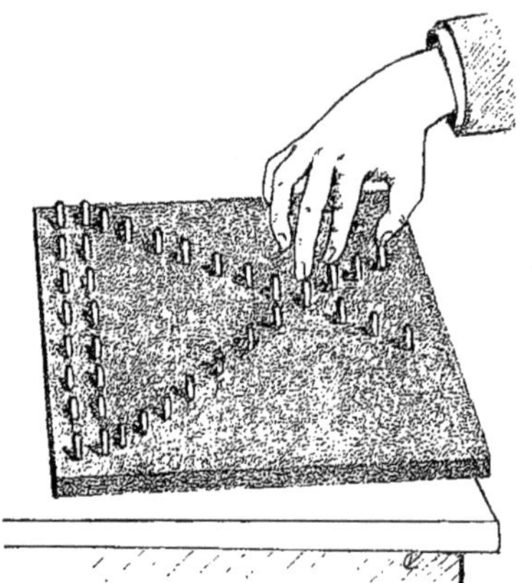

Fig. 118.

[1] Comme clefs, je me sers de celle qui se trouvent sur les appareils électriques de Reiniger, Gebbert et Schall.

V. *Appareil à boules* (fig. 120-122). — Un autre petit appareil suppose de la part du malade de grands progrès dans la sûreté et la précision des mouvements. Il se compose d'une monture, à laquelle sont suspendues par des fils des balles de plomb qui varient de grosseur et de couleur, pour pouvoir être facilement désignées. Une de ces balles, d'abord la plus grosse, est mise en mouvement, et le malade est invité à saisir

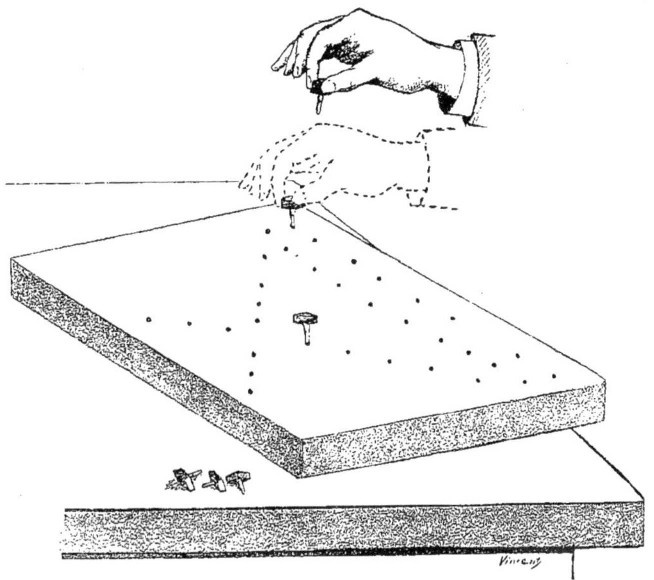

Fig. 119.

la boule qui se balance. Au commencement, on le laisse choisir son moment pour la saisir, et il cherche naturellement celui qui lui est le plus commode : c'est celui où la boule arrive au sommet de sa course, avant qu'elle ne reparte en sens inverse, moment où le mouvement est par suite le plus lent. Le malade « épie » ce moment, toute son attention tendue, les muscles du bras déjà innervés en conséquence, comme un chasseur attend, le doigt sur la détente, le moment propice de faire feu. La comparaison est exacte, on le comprend, jusque dans le moindre détail.

Plus tard, le malade aura à atteindre la boule à un moment

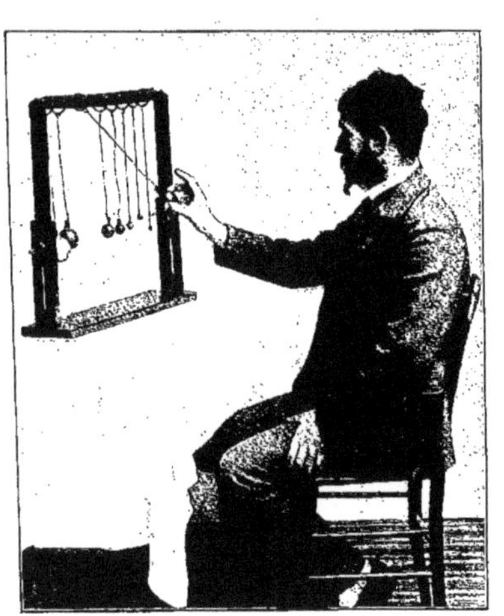

Fig. 120. — Rééducation des membres supérieurs.
Appareil à boules.

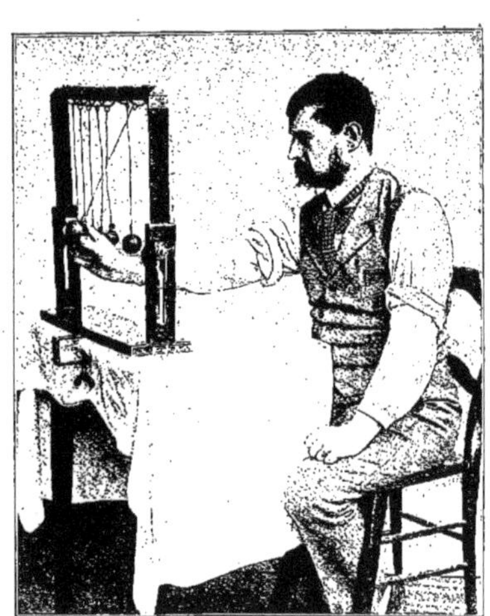

Fig. 121. — Rééducation des membres supérieurs.
Appareil à boules.

moins commode de son mouvement. Plus tard encore, on compliquera l'exercice en le faisant saisir *au commandement* (fig. 121). Le commandement rend cet exercice et tous les précédents beaucoup plus difficiles, parce que le malade doit renoncer, au moins en partie, à toute innervation préparatoire, puisqu'il ne sait à quel moment du mouvement il devra saisir la boule. Plus la boule est grosse, plus l'exercice est facile. On peut mettre en mouvement deux ou plusieurs boules et faire saisir au com-

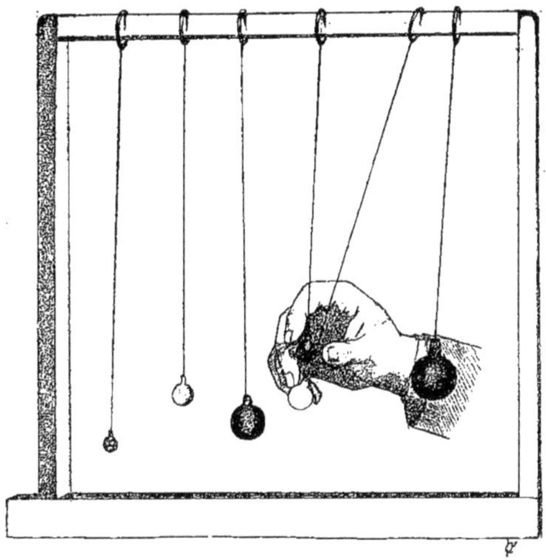

Fig. 122.

mandement tantôt l'une tantôt l'autre, en indiquant seulement la couleur.

Comme le montre la figure 122, on peut, dans la progression des exercices, faire saisir une boule en en tenant une autre de la même main. Remarquons de plus, comme l'indique la figure 120, que le malade doit saisir la boule du bout des doigts, et non à pleine main comme nous savons qu'il est porté à le faire. L'appareil peut se déplacer en hauteur.

VI. *Disques* (fig. 123). — Ce sont des rondelles de bois, de grandeur et d'épaisseur allant de celles d'une pièce de 5 francs à celles d'une pièce de cinquante centimes, et de diverses couleurs. On les empile les unes sur les autres de différentes manières : tantôt on les choisit de même grandeur, tantôt de grandeur décroissante ; on les prend de même couleur ou de couleurs différentes ; on les alterne de telle ou telle façon déterminée à l'avance. L'acte de « désempiler » une pièce isolément est particulièrement délicat et difficile. Il faudra surtout veiller à corriger ce défaut d'arrondissement des doigts, dont nous avons déjà parlé (fig. 123).

VII. *Dessins à calquer* (fig. 124). — Comme exercice prépa-

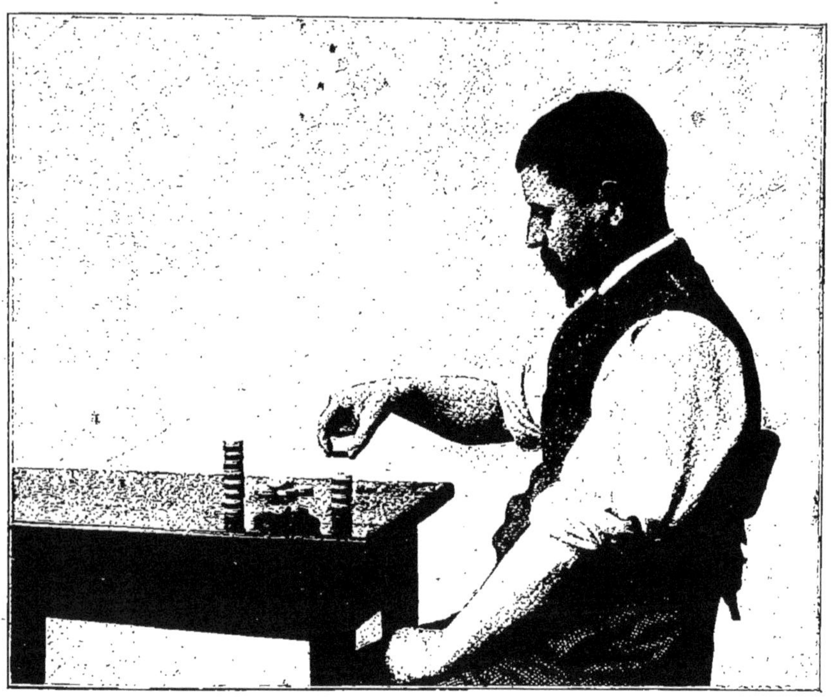

Fig. 123. — Rééducation des membres supérieurs. Empiler des disques diversement colorés.

ratoire à la rééducation de l'écriture, on se sert de dessins schématiques consistant en traits droits, angles, spirales, zigzags et cercles de diamètres divers.

Ces modèles sont imprimés sur des feuilles de papier et collés sur quelque chose de rigide, planchette ou carton : on s'en sert en les calquant avec un crayon. Ils donnent aussi la possibilité de contrôler le travail accompli et de mettre en évidence les progrès obtenus. La comparaison de ce qui a été fait aux différents jours, donne au médecin et au malade une représentation immédiate du résultat. Si le calque d'une ligne droite est plus facile que l'exercice de la règle triangulaire, la reproduction exacte d'un angle et surtout d'un cercle est une tâche difficile, car elle exige un changement continu dans l'innervation. Les distances entre les lignes tracées et celles qui servent de modèle, devront varier : on commencera avec la plus

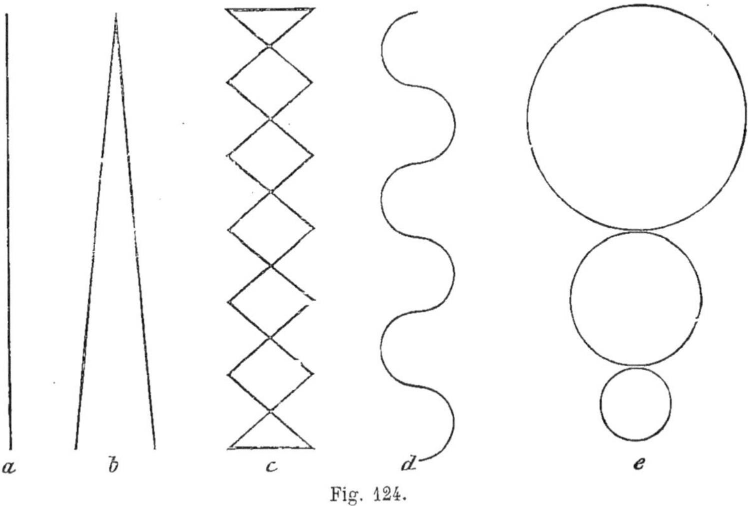

Fig. 124.

grande distance. Plus la main est près du modèle, plus l'exercice est difficile.

Les figures 125 à 128 représentent des essais, exécutés par le même malade au début et à la fin du traitement de l'ataxie des membres supérieurs. La figure 129 représente les essais d'écriture du même malade : la ligne supérieure est l'écriture illisible du début, l'inférieure est l'écriture obtenue après six semaines de traitement.

Les appareils sont, comme on voit, disposés de façon à procéder graduellement du mouvement le plus simple au plus compliqué. Naturellement, au début du traitement, on commencera par le plus simple. Mais ce serait une erreur de ne pas vouloir passer aux exercices plus difficiles avant que les premiers s'exécutent d'une façon absolument irréprochable.

L'uniformité deviendrait bientôt fastidieuse pour le malade, et son attention et son intérêt en pâtiraient. Le cas est absolument le même que dans l'enseignement du piano, où c'est un principe erroné, bien qu'on l'applique souvent, d'exiger l'exécution irréprochable d'un morceau pour passer à un autre de degré immédiatement supérieur. Aussitôt qu'on remarquera une trop grande inattention, il faudra prendre un autre appareil : il n'est pas rare que le regain d'intérêt augmente l'attention, si bien qu'un exercice plus difficile est mieux exécuté que le précédent. La vérité absolue est donc dans l'emploi, pendant chaque séance, d'un certain nombre d'appareils. Quant à leur nombre et à leur choix, on les adaptera au degré d'ataxie, à l'état général et à l'intelligence du malade. Je fais faire de 1 à 3 séances par jour. Chacune dure au plus trois quarts d'heure. Avant chaque nouvel exercice, il est nécessaire d'intercaler une

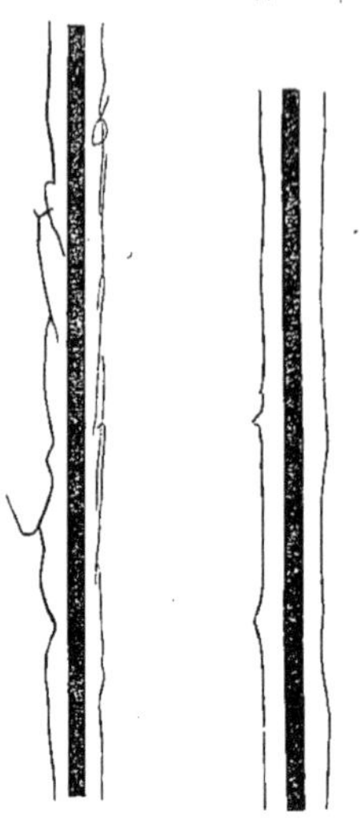
Fig. 125. Fig. 126.

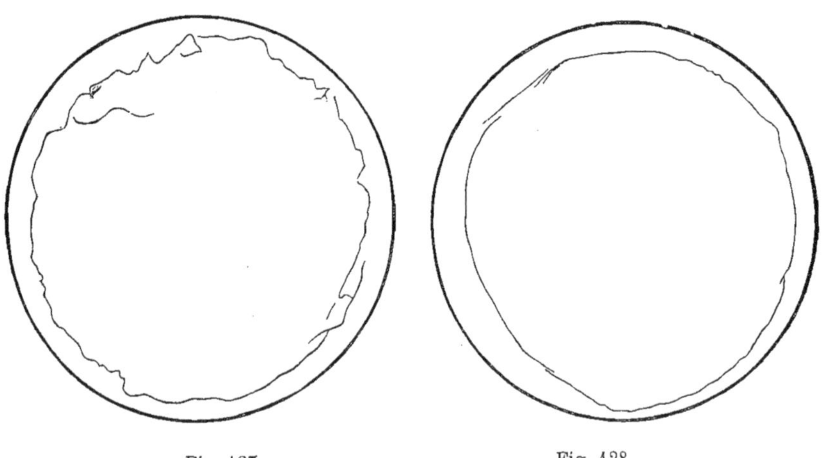
Fig. 127. Fig. 128.

pause d'une ou de quelques minutes. Comme le malade a besoin de direction et d'encouragements, comme de critique, les exercices devront toujours se faire en présence du médecin, que peut remplacer plus tard une personne intelligente, mais il importe que celle-ci ait une grande autorité sur le malade. Quant à laisser ce dernier s'exercer tout seul, c'est une manière de procéder peu recommandable. La durée des séances ne doit pas être trop longue, car l'attention forcée et la tension exagérée des yeux peuvent avoir pour résultat un épuisement considérable.

Il va de soi que l'on peut facilement augmenter le nombre

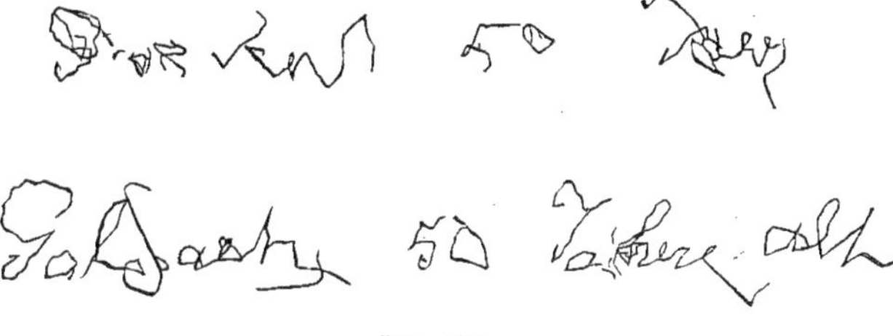

Fig. 129.

d'« appareils » et modifier ceux que nous avons donnés. En dehors des heures régulières d'exercices, il faut que les malades soient strictement astreints à se remettre avec patience et avec suite à tous les petits actes de la vie journalière dont ils ont trouvé commode de se déshabituer. Ils devront autant que possible faire eux-même leur toilette, boutonner leurs vêtements, leur col, nouer leur cravate, etc. Ils se serviront eux-mêmes à table. Les musiciens à qui leur maladie a fait abandonner le piano, devront le reprendre. L'écriture au crayon sera peu à peu remplacée par celle à l'encre et à la plume. Les jeux de cartes, avec leurs mouvements si compliqués, sont à recommander.

III. — TRONC

Nous avons insisté à plusieurs reprises sur l'importance des mouvements du tronc dans la marche. Nous avons vu (fig. 37 et 38) que le plus léger changement dans la position des jambes ne va pas sans un changement correspondant dans celle du tronc. L'articulation essentielle, dans laquelle se passent les changements de position du tronc, est celle de la hanche. La précision et la sûreté de l'équilibre et la prompte réaction aux nécessités de chaque moment, ont pour première garantie le concours de cette articulation principale et des mouvements de la colonne vertébrale elle-même, possibles dans toutes les directions, restreints à la vérité, mais d'autant plus variés. Il faut bien considérer l'ataxie d'un membre comme la somme des réactions motrices dans des articulations dont les annexes, surfaces articulaires et muscles, ont perdu leur sensibilité normale : il est donc naturel qu'en l'occurence nous trouvions la même incoordination dans le tronc. La forme la plus simple de l'ataxie du tronc consiste en vacillations, qui peuvent aller jusqu'à la chute en avant ou en arrière, lorsque le malade est assis, le tronc non soutenu. Si ce symptôme est extrêmement rare lorsque le malade peut contrôler ses mouvements par la vue, il devient beaucoup plus fréquent, dans certaines circonstances dont nous parlerons bientôt, dès que le malade ferme les yeux. La rareté de ce phénomène s'explique facilement par le fait que, pour qu'il puisse se produire, il faut que la plupart des muscles de la colonne vertébrale soient atteints d'anesthésie ou au moins d'hypo-esthésie. Un siège aussi élevé de la lésion est un cas relativement très rare ; aussi la vacillation du tronc, dans la position assise, n'existe-t-elle pas ordinairement. Par contre, on peut toujours mettre en évidence une altération dans la perception des mouvements de la hanche. On peut même dire que du degré de cette altération dépend celui de l'altération dans les fonctions du tronc. Si l'on se représente bien la topographie des muscles entourant le bassin et la hanche, on voit de suite que la plupart de leurs groupes les plus importants, tant au point de vue des mouvements qu'à celui de l'équilibre du tronc, sont innervés par des segments de la moelle épinière situés beaucoup plus haut que ceux qui innervent la musculature immédiate et les surfaces articulaires de la hanche. Cette musculature, dont les centres sont situés plus haut, reste ordinairement intacte ; aussi peut-elle facilement compenser l'anesthésie de la hanche, en conservant pendant les mouvements une tension active continue. Qu'en fait il en soit ainsi, c'est ce dont on peut se convaincre en constatant chez presque tous les malades une raideur caractéristique de la colonne vertébrale, due à la tension des muscles qui relient les divers côtés de la colonne vertébrale et le bassin. Cette raideur de la colonne vertébrale, qui transforme le tronc en une masse unique ne se mouvant que sur les hanches, caractérise particulièrement un stade bien déterminé de la maladie. Suivant le degré de l'anesthésie de l'articulation coxo-fémorale et le degré d'intégrité de la musculature environnante, les mouvements du tronc sur le bassin, indispensables à la locomotion, s'exécutent convenablement et avec sûreté ou seulement de façon très restreinte. Parfois l'altération est telle, que le malade debout ne fait presque aucun mouvement du tronc, de peur de perdre l'équilibre. Dans ce cas, il n'est naturellement pas question de marcher seul. En raison du peu d'intérêt que portent les cliniciens au problème de la mécanique des mouvements du corps et des altérations pathologiques auxquelles elle est sujette, tous les faits précités ont passé inaperçus. On conçoit que le traitement par l'exercice reste forcément inutile, lorsqu'on ignore de pareils cas et qu'on les traite suivant un schéma invariable établi une fois pour toutes[1].

Lorsque le processus morbide remonte plus haut et atteint non seulement, comme à l'ordinaire, la moelle lombaire inférieure, mais encore les premiers segments lombaires ou même la moelle dorsale inférieure, le tronc est encore plus sérieusement intéressé. Ce sont des cas que l'on tient pour exceptionnels. Cependant, depuis que notre attention s'est portée dans ce sens et que nos recherches ont été dirigées en conséquence, nous les croyons moins rares. Les muscles les plus atteints, autant qu'on peut cliniquement l'établir, sont le psoas-iliaque, le carré lombaire, les muscles de la paroi abdominale et les

1. Dr Frenkel. Bemerkungen zur Uebungstherapie der tabischen Ataxie. *Therapeutische Monatshefte,* 1899.

courts extenseurs de la colonne vertébrale. Les altérations de ces muscles se manifestent, ainsi que nous l'avons déjà vu pour d'autres muscles à fonctions plus simples, (ceux des membres inférieurs et supérieurs, péroniers, rotateurs de la cuisse, extenseurs de la main, etc.), tantôt par une ataxie du tronc dans la position assise, tantôt par une parésie qui peut varier selon l'heure et selon le jour, tantôt par une mobilité particulière des segments de la colonne vertébrale, — mobilité que nous avons cru devoir rapporter à la perte de tonicité de la musculature environnante (voir plus haut), — mais le plus souvent par une combinaison de ces symptômes, soit dans tous les muscles, soit dans certains d'entre eux. Non seulement les malades de cette catégorie ne peuvent marcher seuls, mais encore ils éprouvent beaucoup de difficulté à se mouvoir au lit et la position assise leur devient pénible, en raison du manque de résistance du tronc. Aussi les trouvons-nous confinés au lit avec le diagnostic : ataxie tabétique des jambes. A vrai dire, ce n'est guère l'ataxie des jambes, souvent très peu accentuée, qui les immobilise au lit.

Le traitement des troubles propres du tronc dans le tabes s'exécutera essentiellement selon les principes ordinaires de la rééducation. Ceci s'applique notamment aux cas légers, où les mouvements ne sont altérés que dans l'articulation de la hanche. On conçoit que les exercices se confondront pour la plupart avec les exercices de marche ; mais on surveillera tout particulièrement les mouvements propres du tronc pendant la station verticale et la marche. Même au lit, on fera faire des mouvements, non seulement des jambes, mais encore du tronc. Nous avons déjà dit ailleurs combien, en présence de semblables cas, sont absurdes les exercices où le tronc est soutenu par des barres ou de toute autre façon.

La nécessité, pour les malades de cette catégorie, de raidir constamment la colonne vertébrale, et l'incapacité parfois totale de se tenir debout et de maintenir le tronc en équilibre que présentent les malades chez lesquels le processus morbide est en un point élevé du corps, devaient donner l'idée d'employer des moyens de soutien pour soulager le tronc et pour suppléer à l'insuffisance de certains groupes musculaires. On connaît les corsets employés par Hessing dans le tabes. Cet auteur estime que ces corsets agissent contre le processus même du tabes dorsal, en déterminant une extension permanente de la moelle épinière. Le simple examen d'un malade porteur d'un corset fait par Hessing lui-même, montre jusqu'à l'évidence que cet appareil ne peut avoir aucune influence sur l'extension. Les appuis des bras, si hauts qu'ils puissent être, ne peuvent être assez élevés pour soulever la ceinture scapulaire au maximum, bien moins encore pour allonger la colonne vertébrale ; ajoutons à cela le poids de la tête, etc. Si fausse que puisse être d'ailleurs l'opinion de Hessing sur l'effet de son corset, on n'en a pas moins signalé, de différents côtés, des améliorations de la motilité, obtenues grâce à cet appareil. Il est regrettable que ces cas n'aient pas été communiqués avec les détails voulus, notamment en ce qui concerne l'état de la musculature du tronc. Le corset de Hessing consiste essentiellement en une solide monture d'acier, qui maintient tout le tronc jusque sous les aisselles et qui repose sur le bassin : il enlève à la colonne vertébrale toute possibilité, mais aussi toute nécessité, de se servir de sa musculature propre. Comme nous savons que nos malades sont presque toujours astreints à raidir leur colonne vertébrale, le corset pourrait leur épargner ce travail, c'est-à-dire soulager la musculature de la colonne vertébrale ; il améliorerait ainsi la motilité, mais surtout la résistance à la fatigue. Les recherches que nous avons faites à ce point de vue, ne nous ont cependant donné que des résultats très incertains. Si dans certains cas la marche paraissait facilitée, dans d'autres par contre elle devenait plus difficile, sans qu'on pût y trouver d'autre raison que le port du corset. Chez un seul malade, très gravement atteint et chez qui l'ataxie du tronc s'associait à un tel relâchement des ligaments articulaires de la hanche, qu'il en résultait une démarche analogue à celle déterminée par les luxations doubles, l'amélioration produite par le corset fut évidente. Le chapitre de l'orthopédie dans le tabes ne nous paraît pas encore mûr ; d'autres voies restent ouvertes sur ce terrain, pour certains cas rares de ladite maladie.

Le dosage des exercices.

Durée. — Quoique la durée nécessaire et autorisée d'une « séance » et de chaque exercice isolé doive varier suivant la nature de chaque cas particulier, il nous est cependant possible de donner à ce sujet des indications assez précises, fruit de longues années de pratique. Lorsqu'on travaille pour acquérir une virtuosité quelconque, par exemple sur le piano, c'est moins dans la fréquence des exercices que dans l'intensité de l'attention apportée, que repose la garantie des progrès ; de même celui-là ferait une déplorable expérience de notre méthode de rééducation, qui voudrait entreprendre de très longues ou de très fréquentes séances d'exercices. Même exécutés comme il faut, nos mouvements entraînent toujours une sensation de grand effort. Dépasse-t-on d'un certain degré cette sensation de fatigue, le malade peut bien continuer par ordre quelque temps encore, mais le bénéfice est fort problématique ; car sans attention tendue, la « valeur éducative » d'un mouvement volontaire est absolument nulle. La nécessité d'une attention soutenue, la tension corporelle, le mécontentement pouvant aller jusqu'à la colère lorsque le sujet voit que ses membres ne veulent pas « obéir », la crainte des accidents, surtout au commencement de la cure, sont des facteurs qui provoquent d'ordinaire une fatigue relativement rapide.

D'après notre expérience, la durée de chaque exercice, c'est-à-dire le temps pendant lequel l'attention du malade doit rester sans interruption en éveil, ne doit pas dépasser quatre minutes. Très souvent même il ne faudra même pas dépasser une demi à une minute. Les exercices au lit, qui peuvent pourtant être très fatigants, mais d'où sont éliminés le poids du corps, la crainte des accidents, etc., présentent moins de dangers de surmenage que la marche par exemple. Une *séance* se compose d'un certain nombre d'exercices ordonnés systématiquement, elle doit dépasser très rarement une demi-heure. Sont compris dans ce temps les repos qui ont lieu pendant chaque exercice. Il est de la plus extrême importance de ne pas commencer un nouvel exercice avant un repos complet. Dans les conditions normales, la disparition de la sensation de fatigue indiquerait que le repos est suffisant. Mais chez les tabétiques nous ne pouvons nous fier à ce signe, la sensation de fatigue étant toujours diminuée, souvent même à un très haut degré. En revanche, l'action du cœur nous donnera un bon point de repère pour fixer la durée des pauses entre les exercices. Les pulsations s'élèvent jusqu'à 120 et 160 à la minute. Aussi est-ce là une règle formelle, pendant tout exercice exécuté par un malade nouveau et au début de sa cure, de noter soigneusement l'état du pouls et d'interrompre l'exercice aussitôt que le nombre de pulsations atteint un certain chiffre. Le repos doit absolument être prolongé jusqu'à ce que toute trace d'excitation cardiaque soit calmée. Avec le temps, l'intensité de ladite excitation diminue et peut devenir tout à fait normale, bien que généralement elle reste, on le comprend, quelque peu exagérée. Les malades chez lesquels, en dépit d'une cure déjà longue, le cœur devient de suite trop rapide, doivent être considérés comme suspects : ou bien ils se trouvent dans cet état particulier de cachexie tabétique, avec aspect anémique caractéristique, faiblesse musculaire, etc. et alors notre méthode n'est certes pas contre-indiquée, mais doit être appliquée avec une extrême prudence et en connaissance de cause; ou bien c'est qu'on n'a pas choisi convenablement les exercices et alors il faut en reprendre une série plus facile. Deux séances par jour, telle est la mesure qui donne les résultats les plus sûrs et réduit au minimum les dangers de rechute ou de surmenage. Pour faire moins de deux séances par jour, il faut des raisons particulières. De là résulte la difficulté qu'on éprouve, dans la pratique privée, à appliquer le traitement de rééducation d'une façon rationnelle et capable de donner des résultats durables. Lorsqu'on ne peut avoir recours qu'à des séances très courtes, très prudentes ou bien quand il s'agit de malades vigoureux, énergiques ou déjà mieux portants, nous essayons d'ajouter une troisième séance. Dans chacune des deux séances principales de la journée, on exécutera une série différente d'exercices : le matin, pendant que le malade est encore au lit, il fera les mouvements qui ne s'exécutent que dans la position horizontale ; à midi ou l'après-midi, il exécutera les exercices de station verticale et la marche, qui se feront de préférence en commun dans la salle d'exercices. La troisième séance supplémentaire consistera, soit en une répétition des exercices exécutés dans la salle, soit en exercices de marche simple. C'est alors qu'on pourra — mais toujours moyennant une surveillance rigoureuse de l'état du cœur — faire aussi l'épreuve et l'entraînement de l'endurance. Les mouvements de marche prolongée jusqu'à 10 et 15 minutes sont autorisés, s'ils ne font apparaître aucun symptôme de surmenage, et si les exercices précédents du même ordre, n'ont ni troublé l'appétit ou le sommeil, ni provoqué de douleurs.

Dès qu'on a réussi à établir, pour un malade, ce qu'il est capable de faire chaque jour, on constate d'abord qu'il se remet très vite de la fatigue occasionnée par chaque exercice en particulier ; ensuite, que chacun des exercices consécutifs marque un progrès dans l'exécution ; enfin qu'après chaque séance le patient déclare *se sentir plus dispos et plus libre dans ses mouvements qu'avant la séance*.

Le traitement de l'hypotonie.

La diminution de la tonicité normale des muscles, avec ses effets sur les articulations, dont nous avons déjà si souvent parlé, peut agir de différentes manières sur le traitement de rééducation et ses résultats. Nous avons déjà signalé le danger d'entorse du pied, que crée le relâchement de cette articulation, ainsi que les moyens de prévenir ce danger. Il est évident que nous n'avons pas là un traitement utile contre l'hypotonie même, mais seulement contre ses résultats. En fait c'est de ces derniers seulement que nous nous occuperons ici, car le traitement causal de l'hypotonie elle-même rentre dans le traitement causal du tabes. Or celui-ci est en dehors de notre plan. Si le relâchement hypotonique des appareils ligamenteux articulaires n'atteint pas un degré suffisant pour dénaturer foncièrement l'équilibre d'un membre, celui par exemple de la jambe ou de la colonne vertébrale, et par suite celui du corps tout entier, une correction spéciale n'est ni nécessaire ni possible. Sous certains rapports, l'existence d'une *légère* hypotonie peut même être avantageuse pour la sûreté des mouvements. A l'état normal, le tonus des muscles du mollet et des fléchisseurs, agissant à la partie postérieure de la jambe, maintient le genou dans une légère flexion qui ne disparaît que moyennant une forte pression exercée par tout le corps ; la cuisse ne se trouve pas ainsi en ligne droite avec le tibia, mais fait avec ce dernier un angle obtus : l'équilibre du genou est assuré, grâce à la coordination des muscles susdits, tant à la partie postérieure qu'à la partie antérieure de la cuisse. Une telle garantie fait défaut, dès que cette coordination est altérée en raison des troubles sensitifs du genou et de la musculature environnante. Si à ce stade, comme c'est ordinairement le cas, se produit l'hypotonie des muscles postérieurs de la jambe, celle-ci permet au malade de placer, à chaque pas, la cuisse en ligne droite avec le tibia, en contractant les extenseurs au maximum ; on arrive de cette façon à une sûreté de mouvements relativement grande, bien que d'une nature nouvelle, — sûreté qui à vrai dire ne va pas sans une certaine raideur caractéristique. Dans les cas où cette légère hyperextension du genou ne se produirait pas, en raison de diverses circonstances défavorables, — poids exagéré du corps, crainte engendrée par l'anesthésie articulaire, — le résultat de la rééducation peut devenir presque absolument illusoire, l'expérience nous l'a montré en maints cas. Nous en citerons brièvement un, à cause de l'importance pratique de ces faits : il s'agissait d'un homme très lourd, présentant une anesthésie considérable du genou et de la hanche pour les mouvements actifs et passifs, mais qui n'avait que fort peu d'hypotonie du genou. L'anesthésie de la hanche amenait chez lui une tendance à tenir le corps droit et raide, un peu en arrière à cause de son poids ; cette tendance en entraînait une à fléchir le genou, par mesure d'équilibre et amenait ainsi des chutes fréquentes. S'il avait existé dans ce cas une forte hypotonie du genou, le malade aurait pu incliner le corps en avant, et avec l'aide d'une canne il eut été facile d'améliorer sa marche. Aussi les résultats de la cure chez ce malade furent-ils peu satisfaisants. Il ressort de tout cela, que l'exagération de l'hypotonie, aussi bien que son absence totale, peuvent dans certaines circonstances devenir un obstacle aux résultats de notre thérapeutique.

L'hypotonie du genou peut atteindre un degré tel, que la cuisse et la jambe forment entre elles un angle ouvert en avant. La grandeur de cet angle n'est pas toujours la même pour les deux jambes, ce qui aggrave encore le préjudice causé par la position anormale elle-même. Le changement complet des conditions d'équilibre du corps rend la marche très difficile et fait que les malades se fatiguent avec une rapidité extraordinaire. Si alors, en s'exerçant aux mouvements qu'on lui prescrit, le malade laisse agir, plus souvent qu'il n'en avait autrefois l'habitude, le poids du corps sur les articulations lésées, on peut craindre qu'il n'en résulte une position plus vicieuse encore. D'où le devoir de chercher des moyens capables de supprimer ou tout au moins d'atténuer la position vicieuse du genou. Le seul moyen efficace consiste en un appareil orthopédique qui empêche mécaniquement le genou de se mettre en hyperextension exagérée. Théoriquement, l'exécution d'un appareil semblable est des plus simples ; en pratique, elle présente de grandes difficultés : il y a pour cela une foule de raisons qui appartiennent trop à la technique orthopédique pour que nous puissions les détailler ici. Il est déjà presque impossible de fixer convenablement un appareil destiné au genou, sans faire descendre ses pièces de soutien jusqu'au cou-de-pied et sans les faire remonter jusqu'à la hanche. C'est un appareil de ce genre dont nous nous servons depuis quelques années, et qui donne encore les meilleurs résultats. Il consiste essentiellement en une gouttière pour la cuisse et la jambe, pourvue à la hauteur du genou d'une articulation dont un dispositif spécial limite le mouvement en arrière (hyperextension), tout en permettant le changement graduel de son amplitude. Le tout repose sur une pièce entourant le pied, qui présente de plus l'avantage de rendre l'entorse impossible.

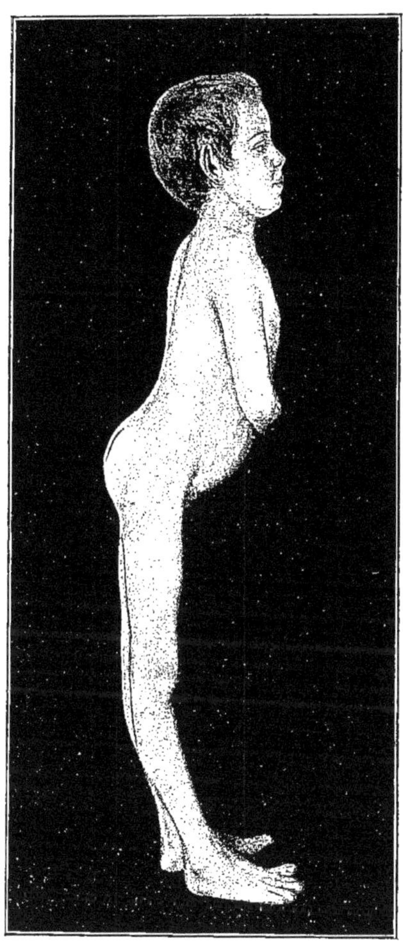

Fig. 130.

Les figures 130 et 131 montrent la position du corps avec et sans appareil chez un garçon atteint d'hypotonie générale congénitale.

Une autre difficulté consiste dans le danger de l'effondrement des genoux dès qu'ils sont ramenés à leur position normale. (Il est clair d'ailleurs que la position des genoux ne doit jamais être corrigée jusqu'à obtenir la flexion normale). Tout appareil rigide, capable d'empêcher la flexion brusque, gêne forcément pour s'asseoir. Dans les cas où l'emploi d'un appareil ne peut être évité, nous engageons à en choisir un qui permette au malade, lorsqu'il désire s'asseoir, de dégager les

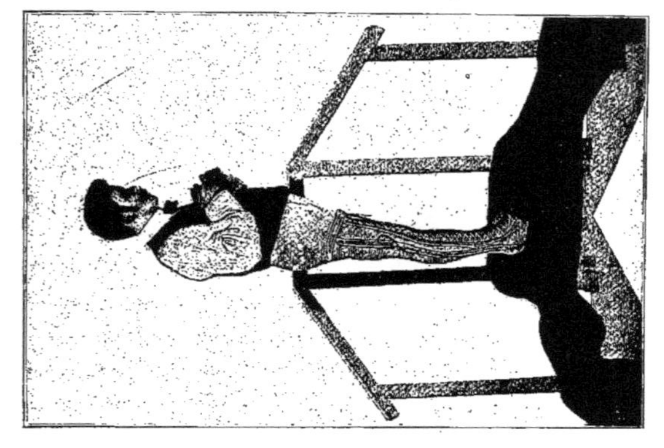

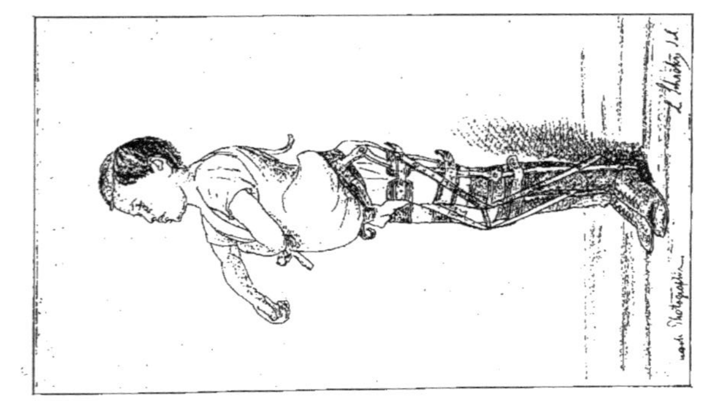
nach Photographie

pièces rigides à travers ses vêtements. Si de semblables appareils, doivent être assez solides pour qu'on se fie à eux, leur application aux deux genoux représente un poids assez considérable. Dans les cas assez peu graves d'hypotonie du genou, nous avons essayé l'an dernier de remplacer les gouttières par des bas souples en peau de chien, auxquels étaient fixées des armatures métalliques. Le long du genou sont assujetties de fortes spirales de fer, qui d'une part empêchent l'hyperextension, et d'autre part opposent une certaine résistance à la flexion subite (fig. 132). La question du traitement orthopédique de l'hypotonie tabétique, en dépit de nombreuses recherches, n'est encore rien moins que résolue.

Résultats du traitement de rééducation.

La science médicale ne possède que peu de procédés thérapeutiques, dont le résultat soit sûr et absolu. S'il est permis de considérer comme un résultat une *amélioration* évidente, nous affirmons ceci : à quiconque mettra en œuvre notre méthode suivant son principe essentiel, « l'exercice », et ne se contentera pas d'une analogie superficielle en appliquant de vagues données de gymnastique ou de thérapeutique musculaire, à celui-là, *l'atténuation de l'incoordination ne fera jamais défaut*. La *certitude* de l'amélioration, chose inconnue en médecine, en dehors de l'effet passager de quelques médicaments, le fait qu'elle concerne un symptôme produit par une lésion organique, l'incoordination, tout cela prouve que ce symptôme comme son traitement appartiennent à une série très particulière de manifestations. Le symptôme est un trouble moteur, et semble extérieurement une altération de l'activité musculaire ; en réalité, sa cause réside, nous le savons, dans une altération non pas de l'appareil moteur, mais bien de la sensibilité. Le moyen grâce auquel nous obtenons une amélioration certaine, tient cette infaillibilité de ce que son efficacité nous est révélée par l'examen journalier de l'organisme normal. Il dérive en effet d'une propriété élémentaire de la substance nerveuse, l'éducabilité, qui suppose seulement l'intégrité du système moteur lui-même. La question de savoir jusqu'où va l'efficacité de ce principe thérapeutique, en d'autres termes jusqu'à quel degré d'amélioration on peut atteindre, se confond théoriquement avec la question de savoir jusqu'où va l'éducabilité normale. Nous allons y donner une réponse complète. Il suffit de considérer cette rééducation de mouvements usuels, abolis par la perte d'une grande partie de la sensibilité, comme une tâche essentiellement semblable à celle d'un homme normal qui apprend un mouvement compliqué, par exemple un tour d'équilibriste : on sera en droit de conclure que dans l'un et l'autre cas, les mêmes influences agiront de la même façon sur le résultat. C'est d'abord l'aptitude innée, que la nature répartit inégalement chez les hommes, c'est l'adresse, etc., qui entrent en ligne de compte dans les actes moteurs ; d'où viennent-elles? nous l'ignorons, comme nous ignorons l'origine de toutes les autres facultés naturelles, des talents, etc. Chez nos malades, on remarque les mêmes inégalités dans l'aptitude à apprendre facilement les mouvements. Autant qu'on peut s'en rapporter à l'anamnèse, cette aptitude si différente de nos malades aux exercices reste analogue à leur habileté d'avant la maladie. Toutes choses égales d'ailleurs, les malades plus adroits obtiendront une amélioration plus vite et plus sûrement que les autres. A cette catégorie appartiennent les officiers, chez qui les résultats sont en général excellents. Il faut mettre en rapport étroit avec cette adresse, dont ils constitue vraisemblablement un facteur essentiel, le courage personnel de chaque individu. On sait l'influence favorable de cette qualité sur la réussite dans tous les sports, comme la natation, l'équitation, etc. Elle est également des plus importantes pour le résultat de notre traitement. Les malades qui, grâce à leur courage personnel, négligent les dangers inhérents aux premiers essais de mouvements sans aide ni soutien, ces malades dis-je, obtiennent des résultats avec une rapidité étonnante ; au contraire les sujets craintifs, qui n'osent risquer aucun mouvement dont ils ne sont pas sûrs, attendront longtemps un résultat positif. Nous avons obtenu un de nos plus beaux succès chez un Roumain de quarante-deux ans, dont l'endurance et l'attention s'alliaient à un courage et à une force de volonté incroyables. Il traversait par exemple tranquillement et attentivement la rue, sans se laisser influencer par l'arrivée d'une voiture, en disant : c'est l'affaire du cocher de ne pas me renverser et non la mienne. Un autre malade, traité ultérieurement avec le même bonheur, eut le courage, dans son état, d'entreprendre un voyage en Asie centrale, pendant lequel il dut le plus souvent se faire attacher sur son mulet. Que les hommes énergiques et courageux restent maîtres de leurs mouvements dans l'ataxie tabétique plus longtemps que les malades craintifs et faibles, parce qu'ils résistent de toute leur force aux manifestations de la maladie, c'est ce qui ne surprendra personne, dans l'état actuel de nos connaissances. Si de pareils faits ont pu conduire des auteurs à rattacher l'incoordination à des troubles « psychiques », cette hypothèse a la même valeur que celle qui partirait du fait que l'inattention influe sur l'ouïe, pour en conclure que la surdité est d'origine « psychique ».

Pour notre traitement, comme pour tous les actes humains qui exigent une éducation, le *temps* a la plus haute importance. Plus longtemps on poursuit l'exercice, plus le résultat est satisfaisant et sûr, c'est-à-dire obtenu de façon certaine. C'est une vérité banale qu'on sait mieux jouer du piano et monter à cheval après deux mois de leçons qu'après un mois. Il en est de même du traitement de rééducation : les exercices étant bien choisis, c'est le temps qui décidera du résultat final. Est-ce à dire que tout tabétique, en supposant sa lésion fondamentale stationnaire et traitée comme il faut, puisse être « guéri » moyennant une cure suffisamment longue ? Ce serait combattre notre méthode, que de pouvoir répondre « oui » à cette question théorique. Mais en pratique, le cas ne se présente pas tout à fait ainsi. Par guérison, nous n'entendons pas seulement la récupération des mouvements normaux, mais encore le retour à leur sûreté normale, le rétablissement de leur manière d'être et de la forme dans laquelle ils s'accomplissent. Nos recherches nous ont montré jusqu'à quel point on peut atteindre cet idéal : c'est à ce point que nous limiterons nos prétentions dans la pratique, et nous nous contenterons, chez les tabétiques gravement atteints, d'obtenir, non pas la guérison, mais sa partie essentielle, à savoir la possibilité de se mouvoir.

Nous savons que la gravité de l'ataxie est fonction de la gravité des troubles sensitifs. Pour arriver à compenser complètement, au moyen de l'exercice, jusqu'aux troubles sensitifs les plus graves, il faudrait prolonger le traitement durant un espace de temps, que nous n'aurons presque jamais à notre disposition. De plus, comme la *sûreté* absolue d'un mouvement ne dépend pas seulement du mode et de la durée de l'*exercice*, mais encore de la rapidité avec laquelle les excitations extérieures sont transmises au cerveau, il est probablement impossible, dans les cas de troubles sensitifs tout à fait graves, d'obtenir une sûreté absolument identique à la normale. Ce n'est pas tout : la forme des mouvements des membres dépend de circonstances qui n'ont rien à faire avec l'incoordination, comme les positions vicieuses que l'hypotonie imprime aux articulations. La nécessité de faire intervenir sans cesse les yeux dans le contrôle des mouvements, exige à elle seule une démarche particulière, différente de la normale. Il est en outre bien compréhensible qu'un malade dont la sensibilité articulaire est lésée, utilise, pour assurer sa marche, la sensibilité mieux conservée de ses muscles, et que par suite ses membres présentent de la raideur dans leurs mouvements. De tout cela, il ressort que l'idéal du résultat consiste dans le rétablissement de la motilité normale avec sa sûreté, sa rapidité et sa forme régulières, comme on l'obtient en fait dans de nombreux cas. En pratique, on se proposera comme but le rétablissement de la motilité normale, au point de vue de la locomotion et de la *profession* du malade. C'est seulement lorsqu'on est arrivé à ce but qu'on doit considérer la tâche thérapeutique comme accomplie. Le traitement doit-il alors être poursuivi jusqu'à réalisation de la sûreté normale, c'est ce qui dépend de circonstances concomitantes propres à chaque cas particulier, notamment du temps et de la patience dont on dispose. Il est clair que dans nombre de professions, le rétablissement de la motilité, si elle ne s'accomplit pas avec la sécurité normale, est pratiquement inutile. C'est dans ces cas surtout, que se pose la question de savoir s'il faut continuer le traitement jusqu'à l'obtention de la sûreté indispensable et de rechercher jusqu'à quel point on peut y arriver : question difficile à résoudre, même pour un médecin expérimenté. Pour élucider définitivement ce problème, essentiel au double point de vue théorique et pratique, le champ d'études le plus favorable est la pratique privée : il s'agit en effet d'une méthode pour laquelle plusieurs mois de cure constituent un minimum, et qui dans certaines circonstances exige une ou plusieurs années. Comme c'est la pratique hospitalière qui nous a donné la première preuve stricte de la *curabilité complète d'une ataxie tabétique grave*, il se peut qu'à l'avenir ce ne soient encore que les malades d'hôpital qui puissent nous aider à établir le pronostic, quant au temps nécessaire et à la durée des résultats ; cela, en dépit du manque d'intérêt matériel pour le médecin, de la méfiance, de l'impatience qu'excitent l'uniformité et la longueur de la cure. Quant à la réalisation de notre rêve, d'installer de petites stations d'expérience, annexées aux cliniques publiques, nous en sommes plus éloignés que jamais, puisqu'aujourd'hui les voix écoutées préconisent le traitement par les appareils, et que d'autre part notre méthode, même pour un petit nombre de malades, réclame toute la somme de travail exigible d'un médecin.

Le traitement par les exercices, appliqué au stade préataxique.

Comme notre thérapeutique est symptomatique, il semble évident que la méthode n'a pas de raison d'être, en l'absence d'incoordination. Ce point mérite cependant quelques réflexions. Tout d'abord, le stade scientifiquement préataxique, c'est-à-dire celui où une exploration même scientifiquement conduite ne décèle absolument aucun trouble de coordination, ne concerne nullement cette catégorie de malades que les médecins appellent « préataxiques », et chez lesquels une pareille dénomination signifie seulement que le sujet ne présente aucun trouble moteur évident. Nous avons déjà dit que très souvent, dans ces cas, l'examen permettait de découvrir des troubles de la coordination. On retombe alors naturellement dans le domaine de notre méthode. Les malades dont il est question ont pourtant ceci de commun avec les tabétiques véritablement préataxiques, qu'ils sont sous la menace de troubles moteurs graves. Rappelons-nous ce qui a été expliqué plus haut à propos d'une certaine catégorie de tabétiques, — ceux qui, avant l'apparition de l'incoordination, ont habitué leurs organes moteurs à obéir promptement, — les militaires : nous savons que la rééducation fournit chez eux des résultats particulièrement favorables. Il ne peut donc être que rationnel, en présence de malades menacés d'ataxie, de renforcer le pouvoir qu'ils ont sur ses muscles. L'expérience nous apprend en outre de quelle façon naissent les premiers troubles de la coordination. Ils se développent d'ordinaire si lentement, que le malade n'en a pas conscience, jusqu'à ce que tout à coup, l'impossibilité d'exécuter un acte banal attire son attention. Par exemple, il se trouve un jour subitement incapable de sauter dans un tramway en marche, de descendre un escalier sans rampe, de se mouvoir dans l'obscurité. Chez l'un de nos malades, le premier symptôme qui attira son attention fut l'impossibilité où il se trouva d'examiner les peintures du plafond de la Chapelle Sixtine. Ce qui fait d'abord défaut, c'est donc la sûreté dans les mouvements compliqués ou dans ceux que l'on fait les yeux fermés, symptôme qui est la manifestation extérieure du trouble sensitif en voie de développement.

Le traitement des muscles oculaires.

La nature des paralysies oculaires communes du tabes, est loin d'être éclaircie. Les lésions nucléaires et les névrites périphériques n'ont encore trouvé aucune preuve plausible. Il est donc bien permis d'établir une analogie entre ces paralysies et celles des autres muscles dans le tabes, et, en se plaçant à notre point de vue, d'en chercher la cause dans une diminution de la sensibilité : leurs variations d'intensité, la façon dont on les voit céder tout à coup, plaident dans ce sens. Les parésies des oculomoteurs caractérisées par leur intensité variable, le retour de la contraction sous l'action d'une volonté intensive, ces parésies, dis-je, relèvent de notre traitement, qui consiste alors en essais systématiques d'innervation de la musculature insuffisante et en exercices de fixation. On peut se servir à cet effet de marques adaptées à un périmètre, mais déplaçables : la façon de procéder se comprend d'elle-même. Une intervention active serait déjà justifiée par la nécessité de prévenir un accident qui survient presque régulièrement chez les tabétiques, dès qu'un muscle est trop relâché : la rétraction de l'antagoniste. Une telle rétraction des antagonistes est-elle incriminable dans la persistance de certaines paralysies oculaires, et jusqu'à quel point l'est-elle ? C'est ce dont on ne sait rien encore.

Les parésies du larynx.

Dans le chapitre consacré à l'hypotonie, nous avons signalé les particularités des troubles tabétiques du larynx. Quoique ici l'anatomie paraisse avoir occasionnellement signalé des névrites périphériques, nous conseillerions volontiers des exercices de respiration, de parole et de chant ; mais l'obscurité qui enveloppe encore la symptomatologie des troubles tabétiques laryngés ne nous permet pas, pour le moment, de préciser davantage la thérapeutique.

Les paralysies de la vessie.

La constance des paralysies vésicales, même dans le tableau de tabes simple, non compliqué, et dès le début de la maladie, où elles représentent l'unique trouble moteur, suffit amplement pour nous permettre, — abstraction faite de l'absence de toute lésion correspondante dans la moelle épinière — de distinguer également cette « paralysie » de celles qui ont leurs causes dans une lésion *démontrable* des voies ou des centres *moteurs*. Rappelons que la symptomatologie des troubles vésicaux du tabes résulte d'abord d'une anesthésie qui enlève au malade la conscience de la réplétion vésicale ; puis d'une paralysie motrice qui se traduit par le fait que la contraction vésicale n'obéit plus ou n'obéit plus avec sûreté à l'impulsion de la volonté. Comme il est facile de le voir, les paralysies vésicales du tabes s'accordent avec cette conception que la fonction motrice dépend de la sensibilité musculaire. L'influence du trouble sensitif apparaît forcément dans cet organe avec d'autant plus d'évidence que ni les sensations tactiles, ni le contrôle direct de la vue ne peuvent intervenir. En résumé, pour nous, les paralysies vésicales ne sont pas des paralysies motrices. Elles aussi sont variables dans leur intensité et disparaissent souvent au cours de la maladie. Quant à l'exercice du fonctionnement vésical, il consisterait, pour les malades, à essayer avec persévérance de vider régulièrement leur vessie à intervalles fixes. C'est surtout au début, alors que l'incontinence est relativement légère et que la parésie domine, que l'on obtient de bons résultats. Dans les stades plus avancés, avec anesthésie vésicale considérable se traduisant par l'incontinence, il faut essayer d'exciter la sensibilité de la muqueuse et de la musculature. On se sert à cet effet, en recourant à une rigoureuse asepsie, d'injections tièdes de 200 à 500 grammes d'une solution boriquée à 2 p. 100 ; la vessie étant ainsi fortement remplie, on fait procéder aux essais d'évacuation. Souvent cette excitation même ne suffit pas à provoquer des contractions. Il pourrait être utile en pareil cas de faire passer un courant électrique à travers la vessie distendue. Nous en sommes encore au début d'essais de ce genre, mais nous n'avons pas cru devoir terminer sans les signaler.

BIBLIOGRAPHIE

FRENKEL. Die Therapie ataktischer Bewegungsstörungen (Vortrag gehalten a. d. Versamml. dtsch. Naturforsch. u. Aerzte in Bremen, 1900. *Munch. Med. Wochenschr.*, 1890. N° 52).

E. LEYDEN. Die Behandlung der Tabes (*Berl. Klin. Wochenschr.*, N°s 17, 18, 1892).

HIRSCHBERG. Traitement mécanique de l'ataxie locomotrice (*Bull. génér. de Thérap.*, 30 janvier 1893).

FRENKEL. Fehlen der Ermüdungsgefühles bei einem Tabiker (*Neurol: Centralbl.* N° 13, 1893).

V. BECHTEREW. Die Bedeutung der Frenkel'schen Methode bei Behandlung von Tabes dorsalis (*Neurolog. Centralbl.* N° 18, 1894).

GLORIEUX. Traitement mécanique de l'ataxie locomotrice (*La Policlinique*. N° 3, 1894).

FRENKEL. Die Behandlung der Ataxie der oberen Extremitäten (*Zeitschr. f. Klin. Med.* Bd. 23, H. 1. u. 2, 1895).

FRENKEL et FAURE. Les attitudes anormales spontanées ou provoquées dans le tabes dorsal sans arthropathies (*Iconographie de la Salpêtrière*, 1896).

HIRSCHBERG. Traitement de l'ataxie dans le tabes dorsalis par la rééducation des mouvements (méthode Frenkel.) (*Archives de Neurologie.* N°s 9 et 11, 1896).

FRENKEL. Ergebnisse und Grundsaetze der Uebungstherapie bei der tabischen Ataxie (*Deutsch. Med. Wochenschr.* N° 51, 1896).

RAYMOND. La réduction des muscles dans l'ataxie locomotrice (méthode Frenkel). (*Revue internat. de Thérap.* N° 4 et 5, 1896).

BÉLUGOU. Traitement mécanique de l'ataxie (*Arch. génér. de Méd.*, février 1896).

FRENKEL. De « l'exercice cérébral » appliqué au traitement de certains troubles moteurs (*Semaine médicale*, 1896. N° 16).

FRENKEL. Ueber Muskelschlaffheit (Hypotonie) bei der Tabes dorsalis (*Neurol. Centralbl.* N° 8, 1896).

E. JENDRASSIK. Zur Lehre vom Muskeltonus. *Neurolog. Centralbl.* N° 17, 1896).

GRAUPNER. Hülfsmittel zur Behandlung der Ataxie vermittelst kompensirender Muskelübungen (Frenkel'sche Method.) (*Zeitschr. f. prakt. Aerzte*, 1896).

W. ERB. Die Therapie der Tabes (*Sammlg Klinischer Vorträge.* N° 150, 1896).

A. EULENBURG. Ueber Bewegungstherapie bei Gehirn-und Ruckenmark, krankheiten (*Veröffentlichung der Hufeland'schen Gesells. in Berlin*, p. 78, 1897).

GRAUPNER. Ueber einen Hülfsapparat zur compensatorischen Therapie bei Störungen des Gangmechanismus (*Deutsche med. Wochenschr.*, 1897, N° 20).

GREBNER. Quelques remarques sur l'usage des appareils orthopédiques dans le traitement du tabes (*Revue neurol.* N° 19, 1897.)

RUMPF. Vorstellung von gebesserten Tabesfällen (*Aerztl Verein in Hamburg*, 2 mars 1897).

WEISSEMBACH. La rééducation de mouvement dans le tabes (*Revue med. de la Suisse romande* N° 2, 1897).

FRENKEL. Die Ursachen der Ataxie bei der Tabes dorsalis (*Neurol. Centralbl.* N° 15, 16, 1897).

H.-E. HERING. Ueber centripetale Ataxie beim Menschen und beim Affen. *Neurol. Centralbl.*, N° 23, 1897.)

M. FAURE. Traitement des tabétiques par la méthode de rééducation, méthode de Frenkel, (*Presse médicale.* N° 102 1897).

HIRSCHBERG. La méthode Frenkel au Congrès de Moscou (*Progrès médical.* N° 52, 1897).

GREBNER. Le traitement de l'ataxie tabétique par la rééducation des muscles (Béziers, 1897).

RAYMOND. Leçons sur les maladies nerveuses (1897).

FRENKEL. Die Behandlung der tabischen Ataxie durch Wiedereinübung der Coordination, XII° *Congrès international*, Moscou, 1897).

GRASSET. Rapport sur le traitement du tabes (XX° *Congrès internat. de Médecine*, Moscou, 1897) Montpellier, 1897).

BETHMANN. Frenkels Treatment of Ataxia by means of exercice (*The Journal of the American medical Association*, Chicago, January 2; 1897).

FRENKEL. Meine Methode der Behandlung der Ataxie durch. Wiedereinübung der Coordination (*Wiener Klin. Wochenschr.*, 1897).

GOLDSCHEIDER. Ueber Bewegungstherapie bei Erkrankungen des Nervensystems. (*Dtsch. med. Wochenschr.* N° 4 et 5, 1898).

GRAUPNER. Die Behandlung der Gangstörungen bei Tabes vermittelst der Uebungstherapie (*Allg. Med. Centralzeitsch.* N° 38, 1898).

SENATOR. Ueber die Behandlung der Tabes dorsalis (*Zeitschr. f. prakt. Aerzte*, N° 8, 1898).

E. SUREAU. De l'hypotonie musculaire dans le tabes, Paris, 1898.

FRENKEL. De l'hypotonie musculaire dans le tabes (*Presse méd.* N° 60, 1898).

HIRSCHBERG. Traitement symptomatique du tabes dorsalis (*La médecine orientale*, Paris. N° 3, 1898).

JACOB. Ueber die compensatorische Uebungstherapie bei der Tabes dorsalis (*Deutsch. Med. Wochenschr.* N° 8-10, 1898.)

ZEUNER. Treatment of locomo r. ataxia by systematic exercise (*A paper Read before the American medical Association* June 1898 Cincinnati).

LECLERC. Les traitements actuels du tabes (Paris, 1899.)

FRENKEL. Bemerkungen zur ebungstherapie der tabischen Ataxie. (*Therapeut. Monatsch.* Juli, 1899.)

VORSTADTER. Ueber einige neue Uebungsarten zur präcisen und systematischen Bewegungstherapie der tabischen Coordinationsstörungen. (*Zeitschr. f. diätische u. physikalische Therapie.* Bd. III, Heft IV, 1899).

MUSKENS. Muskeltonus und Sehnenphänomene (*Neurol. Centralbl.* N° XXIII, 1899).

GOLDSCHEIDER. Anleitung zur Uebungsbehandlung der Ataxie (Leipzig, 1899).
MINOR. Osnokia lichnia tabelicheskoi ataxia no Frenkelia (Moscou, 1899.)
GLUCK. Ujabb fizikai gyögyeszközök és gyögymödok (Budapest, 1899).
J. GAD. Ein Beitrag zur Kenntniss der Bewegungen der Thränenflüssigkeit und der Augenlider des Menschen (*Beiträge zur Physiologie*, Festschrift für A Fick, Braunschweig, 1899).
RICHE et MÉNARD. Traitement de l'ataxie des tabétiques par la rééducation des mouvements (*Presse médicale*. N° 5, 1900).
EISENMANN. Die Bewegungsataxie (Vienne, 1863).
VIERORDT. Das Gehen des Menschen (Tübingen, 1881).
DUCHENNE. Physiologie des mouvements (1885).
RUMPF. Sensibilitätsstorungen und Ataxie. *Deutsch. Archiv. f. Klin. Medicin*, 1889).
EDINGER. Einiges über Wesen und Behandlung der Tabes (*Verh. des XVI. Congresses fur innere Medicin*, Wiesbaden).
ANREP. Studien uber Tonus und Elasticität der Muskel. (*Pflugers Arch. Physiologie*. Bd. XXI.)
W. ERB. Die Therapie des Tabes vor dem XII. internationalen medic. Congress Moskou (*Deutsche Zeitschr. f. Nervenheilkunde*. Bd. XI).
V. LEYDEN et GOLDSCHEIDER. Die Erkrankungen des Ruckenmarks (I, S. 196. II, S. 589).
LEYDEN et JACOB. Bericht uber die Anwendung der physikalischen Heilmethode auf der internat. medicinischen Klinik und Poliklinik (Berlin, *Charité Annalen*, XXIIIe Jahrg.)
P. BLOCK. Les troubles de la marche dans les maladies nerveuses (Paris).
W. ERB. Zur Lehre von der spinalen Ataxie (*Neurol. Centralbl*. N° 2, 1885).
P. RICHER. De la station et de la marche chez les myopathiques (*Iconographie de la Salpêtrière*).
P. RICHER. De la forme du corps en mouvement (*Iconographie de la Salpêtrière*.
P. J. MÖBIUS. Neuere Beobachtungen uber die Tabes (*Sp. Abdruck aus Schmidts Jahrbucher*. Bd. CCLXV, p. 81).
SEMBRITZKI. (*Deutsche Med. Wochenschr.*, 1898).

ÉVREUX, IMPRIMERIE DE CHARLES HÉRISSEY

FÉLIX ALCAN, Éditeur
ANCIENNE LIBRAIRIE GERMER BAILLIÈRE ET Cie

PHILOSOPHIE — HISTOIRE

CATALOGUE DES Livres de Fonds

On peut se procurer tous les ouvrages qui se trouvent dans ce Catalogue par l'intermédiaire des libraires de France et de l'Étranger.

On peut également les recevoir franco *par la poste, sans augmentation des prix désignés, en joignant à la demande des* TIMBRES-POSTE FRANÇAIS *ou un* MANDAT *sur Paris*

108, BOULEVARD SAINT-GERMAIN, 108
PARIS, 6e

OCTOBRE 1905

Les titres précédés d'un *astérisque* sont recommandés par le Ministère de l'Instruction publique pour les Bibliothèques des élèves et des professeurs et pour les distributions de prix des lycées et collèges.

BIBLIOTHÈQUE DE PHILOSOPHIE CONTEMPORAINE

Volumes in-16, brochés, à 2 fr. 50.

Cartonnés toile, 3 francs. — En demi-reliure, plats papier, 4 francs.

La *psychologie*, avec ses auxiliaires indispensables, l'*anatomie* et la *physiologie du système nerveux*, la *pathologie mentale*, la *psychologie des races inférieures et des animaux*, les *recherches expérimentales des laboratoires*; — la *logique*; — les *théories générales fondées sur les découvertes scientifiques*; — l'*esthétique*; — les *hypothèses métaphysiques*; — la *criminologie* et la *sociologie*; — l'*histoire des principales théories philosophiques*; tels sont les principaux sujets traités dans cette Bibliothèque.

ALLIER (R.). ***La Philosophie d'Ernest Renan.** 2e édit. 1903.
ARRÉAT (L.). * **La Morale dans le drame, l'épopée et le roman.** 3e édition.
— ***Mémoire et imagination** (Peintres, Musiciens, Poètes, Orateurs). 2e édit.
— **Les Croyances de demain.** 1898.
— **Dix ans de philosophie.** 1900.
— **Le Sentiment religieux en France.** 1903.
BALLET (G.). **Le Langage intérieur** et les diverses formes de l'aphasie. 2e édit.
BAYET (A.). La morale scientifique. 1905.
BEAUSSIRE, de l'Institut. * **Antécédents de l'hégél. dans la philos. française.**
BERGSON (H.), de l'Institut, professeur au Collège de France. ***Le Rire.** Essai sur la signification du comique. 3e édition. 1904.
BERTAULD. **De la Philosophie sociale.**
BINET (A.), directeur du lab. de psych. physiol. de la Sorbonne. **La Psychologie du raisonnement,** expériences par l'hypnotisme. 3e édit.
BLONDEL. **Les Approximations de la vérité.** 1900.
BOS (C.), docteur en philosophie. * **Psychologie de la croyance.** 2e édit. 1905.
BOUCHER (M.). **L'hyperespace, le temps, la matière et l'énergie.** 2e édit. 1905.
BOUGLÉ, prof. à l'Univ. de Toulouse. **Les Sciences sociales en Allemagne.** 2e éd. 1902.
BOURDEAU (J.). **Les Maîtres de la pensée contemporaine.** 4e édit. 1906.
— Socialistes et sociologues. 1905.
BOUTROUX, de l'Institut. * **De la contingence des lois de la nature.** 5e éd. 1905.
BRUNSCHVICG, professeur au lycée Henri IV, docteur ès lettres. ***Introduction à la vie de l'esprit.** 2e édit. 1906.
— **L'Idéalisme contemporain.** 1905.
CARUS (P.). * **Le Problème de la conscience du moi,** trad. par M. A. MONOD.
COSTE (Ad.). **Dieu et l'âme.** 2e édit. précédée d'une préface par R. Worms. 1903.
CRESSON (A.), docteur ès lettres. **La Morale de Kant.** 2e édit. (Cour. par l'Institut.)
— Le Malaise de la pensée philosophique. 1905.
DANVILLE (Gaston). **Psychologie de l'amour.** 3e édit. 1903.
DAURIAC (L.). **La Psychologie dans l'Opéra français** (Auber, Rossini, Meyerbeer).
DUGAS, docteur ès lettres. * **Le Psittacisme et la pensée symbolique.** 1896.
— **La Timidité.** 3e éd. 1903.
— **Psychologie du rire.** 1902.
— **L'absolu.** 1904.
DUNAN, docteur ès lettres. **La théorie psychologique de l'Espace.**
DUPRAT (G.-L.), docteur ès lettres. **Les Causes sociales de la Folie.** 1900.
— **Le Mensonge.** *Etude psychologique.* 1903.
DURAND (de Gros). * **Questions de philosophie morale et sociale.** 1902.
DURKHEIM (Émile), chargé du cours de pédagogie à la Sorbonne.* **Les règles de la méthode sociologique.** 3e édit. 1904.
D'EICHTHAL (Eug.). **Les Problèmes sociaux et le Socialisme.** 1899.

Suite de la *Bibliothèque de philosophie contemporaine*, format in-12, à 2 fr. 50 le vol.

ENCAUSSE (Papus). L'occultisme et le spiritualisme. 2e édit. 1903.
ESPINAS (A.), de l'Institut, prof. à la Sorbonne. * La Philosophie expérimentale en Italie.
FAIVRE (E.). De la Variabilité des espèces.
FÉRÉ (Ch.). Sensation et Mouvement. Étude de psycho-mécanique, avec fig. 2e éd.
— Dégénérescence et Criminalité, avec figures. 3e édit.
FERRI (E.). *Les Criminels dans l'Art et la Littérature. 2e édit. 1902.
FIERENS-GEVAERT. Essai sur l'Art contemporain. 2e éd. 1903. (Cour. par l'Ac. fr.).
— La Tristesse contemporaine, essai sur les grands courants moraux et intellectuels du XIXe siècle. 4e édit. 1904. (Couronné par l'Institut.)
— * Psychologie d'une ville. *Essai sur Bruges*. 2e édit. 1902.
— Nouveaux essais sur l'Art contemporain. 1903.
FLEURY (Maurice de). L'Âme du criminel. 1898.
FONSEGRIVE, professeur au lycée Buffon. La Causalité efficiente. 1893.
FOUILLÉE (A.), de l'Institut. La propriété sociale et la démocratie. 4e éd. 1904.
FOURNIÈRE (E.). Essai sur l'individualisme. 1901.
FRANCK (Ad.), de l'Institut. * Philosophie du droit pénal. 5e édit.
GAUCKLER. Le Beau et son histoire.
GELEY (Dr G.). L'être subconscient. 2e édit. 1905.
GOBLOT (E.), professeur à l'Université de Caen. Justice et liberté. 1902.
GODFERNAUX (G.), docteur ès lettres. Le Sentiment et la Pensée, 2e éd. 1906.
GRASSET (J.), professeur à la Faculté de médecine de Montpellier. Les limites de la biologie. 3e édit. 1906. Préface de Paul BOURGET.
GREEF (de). Les Lois sociologiques. 3e édit.
GUYAU. * La Genèse de l'idée de temps. 2e édit.
HARTMANN (E. de). La Religion de l'avenir. 5e édit.
— Le Darwinisme, ce qu'il y a de vrai et de faux dans cette doctrine. 6e édit.
HERBERT SPENCER. * Classification des sciences. 6e édit.
— L'Individu contre l'État. 5e édit.
HERCKENRATH. (C.-R.-C.) Problèmes d'Esthétique et de Morale. 1897.
JAELL (Mme). * La Musique et la psycho-physiologie. 1895.
— L'intelligence et le rythme dans les mouvements artistiques, avec fig. 1904.
JAMES (W.). La théorie de l'émotion, préf. de G. DUMAS, chargé de cours à la Sorbonne. Traduit de l'anglais. 1902.
JANET (Paul), de l'Institut. * La Philosophie de Lamennais.
LACHELIER, de l'Institut. Du fondement de l'induction, suivi de psychologie et métaphysique. 4e édit. 1902.
LAISANT (C.). L'Éducation fondée sur la science. Préface de A. NAQUET. 2e éd. 1905.
LAMPÉRIÈRE (Mme A.). * Rôle social de la femme, son éducation. 1898.
LANDRY (A.), agrégé de philos., docteur ès lettres. La responsabilité pénale. 1902.
LANESSAN (J.-L. de). La Morale des philosophes chinois. 1896.
LANGE, professeur à l'Université de Copenhague. * Les Émotions, étude psycho-physiologique, traduit par G. Dumas. 2e édit. 1902.
LAPIE, maître de conf. à l'Univ. de Bordeaux. La Justice par l'État. 1899.
LAUGEL (Auguste). L'Optique et les Arts.
LE BON (Dr Gustave). * Lois psychologiques de l'évolution des peuples. 7e édit.
— * Psychologie des foules. 10e édit.
LÉCHALAS. * Étude sur l'espace et le temps. 1895.
LE DANTEC, chargé du cours d'Embryologie générale à la Sorbonne. Le Déterminisme biologique et la Personnalité consciente. 2e édit.
— * L'Individualité et l'Erreur individualiste. 2e édit. 1905.
— Lamarckiens et Darwiniens, 2e édit. 1904.
LEFÈVRE (G.), prof. à l'Univ. de Lille. Obligation morale et idéalisme. 1895.
LIARD, de l'Inst., vice-rect. Acad. Paris. * Les Logiciens anglais contemporains 4e éd.
— Des définitions géométriques et des définitions empiriques. 3e édit.
LICHTENBERGER (Henri), maître de conférences à la Sorbonne. * La philosophie de Nietzsche. 9e édit. 1906.
— * Friedrich Nietzsche. Aphorismes et fragments choisis. 3e édit. 1905.

Suite de la *Bibliothèque de philosophie contemporaine*, format in-12, à 2 fr. 50 le vol.

LOMBROSO. **L'Anthropologie criminelle** et ses récents progrès. 4ᵉ édit. 1901.
— **Les Applications de l'anthropologie criminelle.** 1892.
LUBBOCK (Sir John). * **Le Bonheur de vivre.** 2 volumes. 9ᵉ édit. 1905.
— * **L'Emploi de la vie.** 6ᵉ éd. 1905.
LYON (Georges), recteur de l'Académie de Lille. * **La Philosophie de Hobbes.**
MARGUERY (E.). **L'Œuvre d'art et l'évolution.** 2ᵉ édit. 1905.
MAUXION, professeur à l'Université de Poitiers. * **L'éducation par l'instruction** *et les Théories pédagogiques de Herbart.* 1900.
— * **Essai sur les éléments et l'évolution de la moralité.** 1904.
MILHAUD (G.), professeur à l'Université de Montpellier. * **Le Rationnel.** 1898.
— * **Essai sur les conditions et les limites de la Certitude logique.** 2ᵉ édit. 1898.
MOSSO. * **La Peur.** Étude psycho-physiologique (avec figures). 3ᵉ édit.
— * **La Fatigue intellectuelle et physique**, trad. Langlois. 5ᵉ édit.
MURISIER (E.), professeur à la Faculté des lettres de Neuchâtel (Suisse). **Les Maladies du sentiment religieux.** 2ᵉ édit. 1903.
NAVILLE (E.), doyen de la Faculté des lettres et sciences sociales de l'Université de Genève. **Nouvelle classification des sciences.** 2ᵉ édit. 1901.
NORDAU (Max). * **Paradoxes psychologiques**, trad. Dietrich. 5ᵉ édit. 1904.
— **Paradoxes sociologiques**, trad. Dietrich. 4ᵉ édit. 1904.
— * **Psycho-physiologie du Génie et du Talent**, trad. Dietrich. 3ᵉ édit. 1902.
NOVICOW (J.). **L'Avenir de la Race blanche.** 2ᵉ édit. 1903.
OSSIP-LOURIÉ, lauréat de l'Institut. **Pensées de Tolstoï.** 2ᵉ édit. 1902.
— * **Nouvelles Pensées de Tolstoï.** 1903.
— * **La Philosophie de Tolstoï.** 2ᵉ édit. 1903.
— * **La Philosophie sociale dans le théâtre d'Ibsen.** 1900.
— **Le Bonheur et l'Intelligence.** 1904.
PALANTE (G.), agrégé de l'Université. **Précis de sociologie.** 2ᵉ édit. 1903.
PAULHAN (Fr.). **Les Phénomènes affectifs et les lois de leur apparition.** 2ᵉ éd. 1901.
— * **Joseph de Maistre et sa philosophie.** 1893.
— * **Psychologie de l'invention.** 1900.
— * **Analystes et esprits synthétiques.** 1903.
— **La fonction de la mémoire et le souvenir affectif.** 1904.
PHILIPPE (J.). **L'Image mentale**, avec fig. 1903.
PHILIPPE (J.) et PAUL-BONCOUR (J.). **Les anomalies mentales chez les écoliers.** 1905.
PILLON (F.). * **La Philosophie de Ch. Secrétan.** 1898.
PIOGER (Dʳ Julien). **Le Monde physique**, essai de conception expérimentale. 1893.
QUEYRAT, prof. de l'Univ. * **L'Imagination et ses variétés chez l'enfant.** 2ᵉ édit.
— * **L'Abstraction**, son rôle dans l'éducation intellectuelle. 1894.
— * **Les Caractères et l'éducation morale.** 2ᵉ éd. 1901.
— * **La logique chez l'enfant et sa culture.** 1902.
— * **Les jeux des enfants.** 1905.
REGNAUD (P.), professeur à l'Université de Lyon. **Logique évolutionniste.** *L'Entendement dans ses rapports avec le langage.* 1897.
— **Comment naissent les mythes.** 1897.
RENARD (Georges), professeur au Conservatoire des arts et métiers. **Le régime socialiste**, *son organisation politique et économique.* 5ᵉ édit. 1905.
RÉVILLE (A.), professeur au Collège de France. **Histoire du dogme de la Divinité de Jésus-Christ.** 3ᵉ édit. 1904.
RIBOT (Th.), de l'Institut, professeur honoraire au Collège de France, directeur de la *Revue philosophique*. **La Philosophie de Schopenhauer.** 10ᵉ édition.
— * **Les Maladies de la mémoire.** 18ᵉ édit.
— * **Les Maladies de la volonté.** 21ᵉ édit.
— * **Les Maladies de la personnalité.** 11ᵉ édit.
— * **La Psychologie de l'attention.** 6ᵉ édit.
RICHARD (G.), chargé du cours de sociologie à l'Université de Bordeaux. * **Socialisme et Science sociale.** 2ᵉ édit.
RICHET (Ch.). **Essai de psychologie générale.** 5ᵉ édit. 1903.
ROBERTY (E. de). **L'Inconnaissable, sa métaphysique, sa psychologie.**
— **L'Agnosticisme.** Essai sur quelques théories pessim. de la connaissance. 2ᵉ édit.

Suite de la *Bibliothèque de philosophie contemporaine*, format in-12 à 2 fr. 50 le vol.

ROBERTY (E. de). **La Recherche de l'Unité.** 1893.
— **Auguste Comte et Herbert Spencer.** 2e édit.
— ***Le Bien et le Mal.** 1896.
— **Le Psychisme social.** 1897.
— **Les Fondements de l'Ethique.** 1898.
— **Constitution de l'Éthique.** 1901.
ROISEL. **De la Substance.**
— **L'Idée spiritualiste.** 2e éd. 1901.
ROUSSEL-DESPIERRES. **L'Idéal esthétique.** *Philosophie de la beauté.* 1904.
SCHOPENHAUER. ***Le Fondement de la morale**, trad. par M. A. Burdeau. 7e édit.
— ***Le Libre arbitre**, trad. par M. Salomon Reinach, de l'Institut. 8e éd.
— **Pensées et Fragments**, avec intr. par M. J. Bourdeau. 18e édit.
— **Écrivains et style.** Traduct. Dietrich. 1905.
SOLLIER (Dr P.). **Les Phénomènes d'autoscopie**, avec fig. 1903.
STUART MILL. * **Auguste Comte et la Philosophie positive.** 6e édit.
— * **L'Utilitarisme.** 4e édit.
— **Correspondance inédite avec Gust. d'Eichthal** (1828-1842)—(1864-1871). 1898. Avant-propos et trad. par Eug. d'Eichthal.
SULLY PRUDHOMME, de l'Académie française, et Ch. RICHET, professeur à l'Université de Paris. **Le problème des causes finales.** 2e édit. 1904.
SWIFT. **L'Éternel conflit.** 1901.
TANON (L.). * **L'Évolution du droit et la Conscience sociale.** 2e édit. 1905.
TARDE, de l'Institut. **La Criminalité comparée.** 5e édit. 1902.
— * **Les Transformations du Droit.** 2e édit. 1899.
— ***Les Lois sociales.** 4e édit. 1904.
THAMIN (R.), recteur de l'Acad. de Bordeaux. ***Éducation et Positivisme** 2e édit.
THOMAS (P. Félix). * **La suggestion,** son rôle dans l'éducation. 2e édit. 1898.
— ***Morale et éducation**, 2e édit. 1905.
TISSIÉ. * **Les Rêves**, avec préface du professeur Azam. 2e éd. 1898.
WECHNIAKOFF. **Savants, penseurs et artistes**, publié par Raphael Petrucci.
WUNDT. **Hypnotisme et Suggestion.** Étude critique, traduit par M. Keller. 2e édit. 1902.
ZELLER. **Christian Baur et l'École de Tubingue**, traduit par M. Ritter.
ZIEGLER. **La Question sociale est une Question morale**, trad. Palante. 3e édit.

BIBLIOTHÈQUE DE PHILOSOPHIE CONTEMPORAINE

Volumes in-8, brochés à 3 fr. 75, 5 fr., 7 fr. 50, 10 fr., 12 fr. 50 et 15 fr.
Cart. angl., 1 fr. en plus par vol.. Demi-rel. en plus, 2 fr. par vol.

ADAM (Ch.), recteur de l'Académie de Nancy. * **La Philosophie en France** (première moitié du XIXe siècle). 7 fr. 50
ALENGRY (Franck), docteur ès lettres, inspecteur d'académie. ***Essai historique et critique sur la Sociologie chez Aug. Comte.** 1900. 10 fr.
ARNOLD (Matthew). **La Crise religieuse.** 7 fr. 50
ARRÉAT. ***Psychologie du peintre.** 5 fr.
AUBRY (Dr P.). **La Contagion du meurtre.** 1896. 3e édit. 5 fr.
BAIN (Alex.). **La Logique inductive et déductive.** Trad. Compayré. 2 vol. 3e éd. 20 fr.
— * **Les Sens et l'Intelligence.** Trad. Cazelles. 3e édit. 10 fr.
BALDWIN (Mark), professeur à l'Université de Princeton (États-Unis). **Le Développement mental chez l'enfant et dans la race.** Trad. Nourry. 1897. 7 fr. 50
BARTHÉLEMY-SAINT-HILAIRE, de l'Institut. **La Philosophie dans ses rapports avec les sciences et la religion.** 5 fr.
BARZELOTTI, prof. à l'Univ. de Rome. ***La Philosophie de H. Taine.** 1900. 7 fr. 50
BAZAILLAS (A.), docteur ès lettres, professeur au lycée Condorcet. **La Vie personnelle,** *Étude sur quelques illusions de la perception extérieure.* 1905. 5 fr.
BERGSON (H.), de l'Institut, professeur au Collège de France. * **Matière et mémoire,** essai sur les relations du corps à l'esprit. 2e édit. 1900. 5 fr.
— **Essai sur les données immédiates de la conscience.** 4e édit. 1904. 3 fr. 75
BERTRAND, prof. à l'Université de Lyon. * **L'Enseignement intégral.** 1898. 5 fr.
— **Les Études dans la démocratie.** 1900. 5 fr.

Suite de la *Bibliothèque de philosophie contemporaine*, format in-8.

BOIRAC (Émile), recteur de l'Académie de Dijon. * **L'Idée du Phénomène.** 5 fr.
BOUGLÉ, prof. à l'Univ. de Toulouse. * **Les Idées égalitaires.** 1899. 3 fr. 75
BOURDEAU (L.). **Le Problème de la mort.** 4ᵉ édition. 1904. 5 fr.
— **Le Problème de la vie.** 1901. 7 fr. 50
BOURDON, professeur à l'Université de Rennes. * **L'Expression des émotions et des tendances dans le langage.** 7 fr. 50
BOUTROUX (E.), de l'Inst. **Etudes d'histoire de la philosophie.** 2ᵉ éd. 1901. 7 fr. 50
BRAUNSCHVICG (M.), docteur ès lettres, prof. au lycée de Toulouse. **Le sentiment du beau et le sentiment poétique.** *Essai sur l'esthétique du vers.* 1904. 3 fr. 75
BRAY (L.). **Du beau.** 1902. 5 fr.
BROCHARD (V.), de l'Institut. **De l'Erreur.** 2ᵉ édit. 1897. 5 fr.
BRUNSCHVICG (E.), prof. au lycée Henri IV, doct. ès lett. **La Modalité du jugement.** 5 fr.
CARRAU (Ludovic), professeur à la Sorbonne. **La Philosophie religieuse en Angleterre,** depuis Locke jusqu'à nos jours. 5 fr.
CHABOT (Ch.), prof. à l'Univ. de Lyon. * **Nature et Moralité.** 1897. 5 fr.
CLAY (R.). * **L'Alternative,** *Contribution à la Psychologie.* 2ᵉ édit. 10 fr.
COLLINS (Howard). * **La Philosophie de Herbert Spencer,** avec préface de Herbert Spencer, traduit par H. de Varigny. 4ᵉ édit. 1904. 10 fr.
COMTE (Aug.). **La Sociologie,** résumé par E. RIGOLAGE. 1897. 7 fr. 50
CONTA (B.). **Théorie de l'ondulation universelle.** 1894. 3 fr. 75
COSENTINI (F.). **La Sociologie génétique.** *Essai sur la pensée et la vie sociale préhistoriques.* 1905. 3 fr. 75
COSTE **Les Principes d'une sociologie objective.** 3 fr. 75
— **L'Expérience des peuples et les prévisions qu'elle autorise.** 1900. 10 fr.
CRÉPIEUX-JAMIN. **L'Écriture et le Caractère.** 4ᵉ édit. 1897. 7 fr. 50
CRESSON, doct. ès lettres. **La Morale de la raison théorique.** 1903. 5 fr.
DAURIAC (L.). **Essai sur l'esprit musical.** 1904. 5 fr.
DE LA GRASSERIE (R.), lauréat de l'Institut. **Psychologie des religions.** 1899. 5 fr.
DELBOS (V.), maît. de conf. à la Sorb. **La philosophie pratique de Kant.** 1905. 12 fr. 50
DÉWAULE, docteur ès lettres. * **Condillac et la Psychol. anglaise contemp.** 5 fr.
DRAGHICESCO. **L'Individu dans le déterminisme social.** 1904. 7 fr. 50
DUMAS (G.), chargé de cours à la Sorbonne. * **La Tristesse et la Joie.** 1900. 7 fr. 50
— **Psychologie de deux messies.** *Saint-Simon et Auguste Comte.* 1905. 5 fr.
DUPRAT (G. L.), docteur ès lettres. **L'Instabilité mentale.** 1899. 5 fr.
DUPROIX (P.), professeur à l'Université de Genève. * **Kant et Fichte et le problème de l'éducation.** 2ᵉ édit. 1897. (Ouvrage couronné par l'Académie française.) 5 fr.
DURAND (DE GROS). **Aperçus de taxinomie générale.** 1898. 5 fr.
— **Nouvelles recherches sur l'esthétique et la morale.** 1899. 5 fr.
— **Variétés philosophiques.** 2ᵉ édit. revue et augmentée. 1900. 5 fr.
DURKHEIM, chargé du cours de pédagogie à la Sorbonne. * **De la division du travail social** 2ᵉ édit. 1901. 7 fr. 50
— **Le Suicide,** *étude sociologique.* 1897. 7 fr. 50
— * **L'année sociologique** : 8 années parues.

1ʳᵉ Année (1896-1897). — DURKHEIM : La prohibition de l'inceste et ses origines. — G. SIMMEL : Comment les formes sociales se maintiennent. — *Analyses* des travaux de sociologie publiés du 1ᵉʳ Juillet 1896 au 30 Juin 1897. 10 fr.

2ᵉ Année (1897-1898). — DURKHEIM : De la définition des phénomènes religieux. — HUBERT et MAUSS : La nature et la fonction du sacrifice. — *Analyses.* 10 fr.

3ᵉ Année (1898 1899). — RATZEL : Le sol, la société, l'État. — RICHARD : Les crises sociales et la criminalité. — STEINMETZ : Classification des types sociaux. — *Analyses.* 10 fr.

4ᵉ Année (1899-1900). — BOUGLÉ : Remarques sur le régime des castes. — DURKHEIM : Deux lois de l'évolution pénale. — CHARMONT : Notes sur les causes d'extinction de la propriété corporative. *Analyses.* 10 fr.

5ᵉ Année (1900-1901). — F. SIMIAND : Remarques sur les variations du prix du charbon au XIXᵉ siècle. — DURKHEIM : Sur le Totémisme. — *Analyses.* 10 fr.

6ᵉ Année (1901-1902). — DURKHEIM et MAUSS : De quelques formes primitives de classification. Contribution à l'étude des représentations collectives. — BOUGLÉ : Les théories récentes sur la division du travail. — *Analyses.* 12 fr. 50

7ᵉ Année (1902-1903). — H. HUBERT et MAUSS : Esquisse d'une théorie générale de la magie. — *Analyses.* 12 fr. 50

Suite de la *Bibliothèque de philosophie contemporaine*, format in-8.

8e Année (1903-1904). — H. BOURGIN : La boucherie à Paris au XIXe siècle. — E. DURKHEIM : L'organisation matrimoniale australienne. — *Analyses* 12 fr. 50
EGGER (V.), prof. à la Fac. des lettres de Paris. **La parole intérieure** 2e éd. 1904. 5 fr.
ESPINAS (A.), professeur à la Sorbonne. ***La Philosophie sociale du XVIIIe siècle et la Révolution française**. 1898. 7 fr. 50
FERRERO (G.). **Les Lois psychologiques du symbolisme**. 1895. 5 fr.
FERRI (Louis). **La Psychologie de l'association, depuis Hobbes**. 7 fr. 50
FERRI (Enrico). La Sociologie criminelle. Traduction L. TERRIER. 1905. 10 fr.
FINOT (J.). Le préjugé des races. 1905. 7 fr. 50
FLINT, prof. à l'Univ. d'Edimbourg. ***La Philos. de l'histoire en Allemagne**. 7 fr. 50
FONSEGRIVE, prof. au lycée Buffon. ***Essai sur le libre arbitre**. 2e édit. 1895. 10 fr.
FOUCAULT, docteur ès lettres. La psychophysique. 1903. 7 fr. 50
— **Le Rêve**. 1906. 5 fr.
FOUILLÉE (Alf.), de l'Institut. ***La Liberté et le Déterminisme**. 4e édit. 7 fr. 50
— **Critique des systèmes de morale contemporains**. 4e edit. 7 fr. 50
— ***La Morale, l'Art, la Religion**, d'après GUYAU. 5e édit. augm. 3 fr. 75
— **L'Avenir de la Métaphysique fondée sur l'expérience**. 2e édit. 5 fr.
— * **L'Évolutionnisme des idées-forces**. 3e édit. 7 fr. 50
— * **La Psychologie des idées-forces**. 2 vol. 2e édit. 15 fr.
— * **Tempérament et caractère**. 3e édit. 7 fr. 50
— **Le Mouvement positiviste et la conception sociol. du monde**. 2e édit. 7 fr. 50
— **Le Mouvement idéaliste et la réaction contre la science posit**. 2e édit. 7 fr. 50
— * **Psychologie du peuple français**. 3e édit. 7 fr. 50
— ***La France au point de vue moral**. 2e édit. 7 fr. 50
— ***Esquisse psychologique des peuples européens**. 2e édit. 1903. 10 fr.
— ***Nietzsche et l'immoralisme**. 2e édit. 1903. 5 fr.
— **Le moralisme de Kant et l'immoralisme contemporain**. 1905. 7 fr. 50
— **Les éléments sociologiques de la morale**. 1906. 7 fr. 50
FOURNIÈRE (E.). ***Les théories socialistes au XIXe siècle**, de BABEUF à PROUDHON. 1904. 7 fr. 50
FULLIQUET. **Essai sur l'Obligation morale**. 1898. 7 fr. 50
GAROFALO, prof. à l'Université de Naples. **La Criminologie**. 5e édit. refondue. 7 fr. 50
— **La Superstition socialiste**. 1895. 5 fr.
GÉRARD-VARET, prof. à l'Univ. de Dijon. **L'Ignorance et l'Irréflexion**. 1899. 5 fr.
GLEY (Dr E.), professeur agrégé à la Faculté de médecine de Paris. **Etudes de psychologie physiologique et pathologique**, avec fig. 1903. 5 fr.
GOBLOT (E.), Prof. à l'Université de Caen. ***Classification des sciences**. 1898. 5 fr
GORY (G.). **L'Immanence de la raison dans la connaissance sensible**. 5 fr.
GREEF (de), prof. à l'Univ. nouvelle de Bruxelles. **Le Transformisme social**. 7 fr. 50
— **La sociologie économique**. 1904. 3 fr. 75
GROOS (K.), prof. à l'Université de Bâle. ***Les jeux des animaux**. 1902. 7 fr. 50
GURNEY, MYERS et PODMORE. **Les Hallucinations télépathiques**, préf. de CH. RICHET. 4e éd. 7 fr. 50
GUYAU (M.). * **La Morale anglaise contemporaine**. 5e édit. 7 fr. 50
— **Les Problèmes de l'esthétique contemporaine**. 6e édit. 5 fr.
— **Esquisse d'une morale sans obligation ni sanction**. 6e édit. 5 fr.
— **L'Irréligion de l'avenir**, étude de sociologie. 9e édit. 7 fr. 50
— * **L'Art au point de vue sociologique**. 6e édit. 7 fr. 50
— ***Education et Hérédité**, étude sociologique. 7e édit. 5 fr
HALÉVY (Élie), docteur ès lettres, professeur à l'École des sciences politiques. ***La Formation du radicalisme philosophique**, 3 vol., chacun 7 fr. 50
HANNEQUIN, prof. à l'Univ. de Lyon. **L'hypothèse des atomes**. 2e édit. 1899. 7 fr. 50
HARTENBERG (Dr Paul). **Les Timides et la Timidité**. 2e édit. 1904. 5 fr
HÉBERT (M.). **L'Évolution de la foi catholique**. 1905 5 fr.
HERBERT SPENCER. ***Les premiers Principes**. Traduc. Cazelles. 9e éd. 10 fr.
— * **Principes de biologie**. Traduct. Cazelles. 4e édit. 2 vol. 20 fr.
— * **Principes de psychologie**. Trad. par MM. Ribot et Espinas. 2 vol. 20 fr.
— ***Principes de sociologie**. 4 vol., traduits par MM. Cazelles et Gerschel : Tome I. *Données de la sociologie*. 10 fr. — Tome II. *Inductions de la sociologie. Relations domestiques*. 7 fr. 50 — Tome III. *Institutions cérémonielles et politiques*. 15 fr. — Tome IV. *Institutions ecclésiastiques*. 3 fr. 75. — Tome V. *Institutions professionnelles*. 7 fr. 50

Suite de la *Bibliotheque de philosophie contemporaine*, format in-8.

HERBERT SPENCER. * **Essais sur le progrès.** Trad. A. Burdeau. 5e édit. 7 fr. 50
— **Essais de politique.** Trad. A. Burdeau. 4e édit. 7 fr. 50
— **Essais scientifiques.** Trad. A. Burdeau. 3e édit. 7 fr. 50
— * **De l'Education physique, intellectuelle et morale.** 10e édit. 5 fr.
— Justice. 7 fr. 50
— Le rôle moral de la bienfaisance. 7 fr. 50
— La Morale des différents peuples. 7 fr. 50
HIRTH (G.). ***Physiologie de l'Art.** Trad. et introd. de L. Arréat. 5 fr.
HOFFDING, prof. à l'Univ. de Copenhague. **Esquisse d'une psychologie fondée sur l'expérience.** Trad. L. POITEVIN. Préf. de Pierre JANET. 2e éd. 1903. 7 fr. 50
— **Histoire de la Philosophie moderne.** Traduit de l'allemand par M. BORDIER, préf. de M. V. DELBOS. 1906. T. I. 10 fr. Le tome II terminant l'ouvrage, paraîtra en 1906.
ISAMBERT (G.). **Les idées socialistes en France** (1815-1848). 1905. 7 fr. 50
JACOBY (Dr P.). **Études sur la sélection chez l'homme.** 2e édition. 1904. 10 fr.
JANET (Paul), de l'Institut. * **Les Causes finales.** 4e édit. 10 fr.
— * **Œuvres philosophiques de Leibniz.** 2e édit. 2 vol. 1900. 20 fr.
JANET (Pierre), professeur au Collège de France. * **L'Automatisme psychologique,** 4e édit. 7 fr. 50
JAURÈS (J.), docteur ès lettres. **De la réalité du monde sensible.** 2e éd. 1902. 7 fr. 50
KARPPE (S.), docteur ès lettres. **Essais de critique d'histoire et de philosophie.** 1902. 3 fr. 75
LALANDE (A.), maître de conférences à la Sorbonne, ***La Dissolution opposée à l'évolution,** dans les sciences physiques et morales. 1899. 7 fr. 50
LANDRY (A.), docteur ès lettres, agrégé de philosophie. **Principes de morale rationnelle.** 1906. 5 fr.
LANESSAN (J.-L. de). **La Morale des religions.** 1905. 10 fr.
LANG (A.). ***Mythes, Cultes et Religion.** Introduc. de Léon Marillier. 1896. 10 fr.
LAPIE (P.), maît. de conf. à l'Univ. de Bordeaux. **Logique de la volonté** 1902. 7 fr. 50
LAUVRIÈRE, docteur ès lettres, prof. au lycée Charlemagne. **Edgar Poë.** *Sa vie et son œuvre. Essai de psychologie pathologique.* 1904. 10 fr.
LAVELEYE (de). ***De la Propriété et de ses formes primitives.** 5e édit. 10 fr.
— ***Le Gouvernement dans la démocratie.** 2 vol. 3e édit. 1896. 15 fr.
LE BON (Dr Gustave). ***Psychologie du socialisme.** 4e éd. refondue. 1905. 7 fr. 50
LECHALAS (G.). **Études esthétiques.** 1902. 5 fr.
LECHARTIER (G.). **David Hume, moraliste et sociologue.** 1900. 5 fr.
LECLÈRE (A.), docteur ès lettres. **Essai critique sur le droit d'affirmer.** 1901. 5 fr.
LE DANTEC, chargé de cours à la Sorbonne. **L'unité dans l'être vivant.** 1902. 7 fr. 50
— **Les Limites du connaissable,** *la vie et les phénom. naturels.* 2e éd. 1904. 3 fr. 75
LÉON (Xavier). ***La philosophie de Fichte,** *ses rapports avec la conscience contemporaine,* Préface de E. BOUTROUX, de l'Institut. 1902. (Couronné par l'Institut.) 10 fr.
LEROY (E. Bernard). **Le Langage.** *La fonction normale et pathologique de cette fonction.* 1905. 5 fr.
LÉVY (A.), maître de conf. à l'Un. de Nancy. **La philosophie de Feuerbach.** 1904. 10 fr.
LÉVY-BRUHL (L.), prof. adjoint à la Sorbonne. ***La Philosophie de Jacobi.** 1894. 5 fr.
— ***Lettres inédites de J.-S. Mill à Auguste Comte,** *publiées avec les réponses de Comte et une introduction.* 1899. 10 fr.
— ***La Philosophie d'Auguste Comte.** 2e édit. 1905. 7 fr. 50
— ***La Morale et la Science des mœurs.** 2e édit. 1905. 5 fr.
LIARD, de l'Institut, vice-recteur de l'Acad. de Paris. ***Descartes,** 2e éd. 1903. 5 fr.
— * **La Science positive et la Métaphysique,** 5e édit. 7 fr. 50
LICHTENBERGER (H.), maître de conférences à la Sorbonne. ***Richard Wagner, poète et penseur.** 3e édit. 1902. (Couronné par l'Académie française.) 10 fr.
— **Henri Heine penseur.** 1905. 3 fr. 75
LOMBROSO. * **L'Homme criminel** (criminel-né, fou-moral, épileptique), précédé d'une préface de M. le docteur LETOURNEAU. 3e éd., 2 vol. et atlas. 1895. 36 fr.
LOMBROSO et FERRERO. **La femme criminelle et la prostituée.** 15 fr.
LOMBROSO et LASCHI. **Le Crime politique et les Révolutions.** 2 vol. 15 fr.
LUBAC, prof. au lycée de Constantine. * **Esquisse d'un système de psychologie rationnelle.** Préface de H. BERGSON. 1904. 3 fr. 75
LYON (Georges), recteur de l'Académie de Lille. * **L'Idéalisme en Angleterre au XVIIIe siècle.** 7 fr. 50

Suite de la *Bibliothèque de philosophie contemporaine*, format in-8.

MALAPERT (P.), docteur ès lettres, prof. au lycée Louis-le-Grand. ***Les Éléments du caractère et leurs lois de combinaison**. 1897. 5 fr.

MARION (H.), prof. à la Sorbonne. ***De la Solidarité morale**. 6e édit. 1897. 5 fr.

MARTIN (Fr.), docteur ès lettres, prof. au lycée Voltaire. ***La Perception extérieure et la Science positive**, essai de philosophie des sciences. 1894. 5 fr.

MAXWELL (J.), docteur en médecine, avocat général près la Cour d'appel de Bordeaux. **Les Phénomènes psychiques**. Recherches, Observations, Méthodes. Préface de Ch. RICHET. 2e édit. 1904. 5 fr.

MULLER (MAX), prof. à l'Univ. d'Oxford. ***Nouvelles études de mythologie**. 1898. 12 f. 50

MYERS. **La personnalité humaine**. *Sa survivance après la mort, ses manifestations supra-normales*. Traduit par le docteur JANKÉLÉVITCH. 1905. 7 fr. 50

NAVILLE (E.), correspondant de l'Institut. **La Physique moderne**. 2e édit. 5 fr.

— ***La Logique de l'hypothèse**. 2e édit. 5 fr.

— ***La Définition de la philosophie**. 1894. 5 fr.

— **Le libre Arbitre**. 2e édit. 1898. 5 fr.

— **Les Philosophies négatives**. 1899. 5 fr.

NORDAU (Max). ***Dégénérescence**. Tome I. 7 fr. 50. Tome II. 7e éd. 1904. 2 vol. 10 fr.

— **Les Mensonges conventionnels de notre civilisation**. 7e édit. 1904. 5 fr.

— ***Vus du dehors**. *Essais de critique sur quelques auteurs français contemp.* 1903. 5 fr.

NOVICOW. **Les Luttes entre Sociétés humaines**. 3e édit. 10 fr.

— ***Les Gaspillages des sociétés modernes**. 2e édit. 1899. 5 fr.

— **La Justice et l'expansion de la vie**. *Essai sur le bonheur des sociétés*. 1905. 7 fr. 50

OLDENBERG, professeur à l'Université de Kiel. ***Le Bouddha**, *sa Vie, sa Doctrine, sa Communauté*, trad. par P. FOUCHER, maître de conférences à l'École des Hautes Études. Préf. de SYLVAIN LÉVI, prof. au Collège de France. 2e éd. 1903. 7 fr. 50

— **La religion du Véda**. Traduit par V. HENRY, prof. à la Sorbonne. 1903. 10 fr.

OSSIP-LOURIÉ. **La philosophie russe contemporaine**. 2e édit. 1905. 5 fr.

— **La Psychologie des romanciers russes au XIXe siècle**. 1905. 7 fr. 50

OUVRÉ (H.), professeur à l'Université de Bordeaux. ***Les Formes littéraires de la pensée grecque**. 1900. (Couronné par l'Académie française.) 10 fr.

PALANTE (G.). **Combat pour l'individu**. 1904. 1 vol. in-8. 3 fr. 75

PAULHAN. **L'Activité mentale et les Éléments de l'esprit**. 10 fr.

— ***Les Caractères**. 2e édit. 5 fr.

— **Les Mensonges du caractère**. 1905. 5 fr.

PAYOT (J.), Recteur de l'Académie de Chambéry. **La croyance**. 2e édit. 1905. 5 fr.

— ***L'Éducation de la volonté**. 21e édit. 1905. 5 fr.

PÉRÈS (Jean), professeur au lycée de Toulouse. ***L'Art et le Réel**. 1898. 3 fr. 75

PÉREZ (Bernard). **Les Trois premières années de l'enfant**. 5e édit. 5 fr.

— **L'Éducation morale dès le berceau**. 4e édit. 1901. 5 fr.

— ***L'Éducation intellectuelle dès le berceau**. 2e éd. 1901. 5 fr.

PIAT (C.). **La Personne humaine**. 1898. (Couronné par l'Institut). 7 fr. 50

— ***Destinée de l'homme**. 1898. 5 fr.

PICAVET (E.), secrét. général du Collège de France, directeur à l'École des hautes études. ***Les Idéologues**. (Couronné par l'Académie française.) 10 fr.

PIDERIT. **La Mimique et la Physiognomonie**. Trad. par M. Girot. 5 fr.

PILLON (F.). ***L'Année philosophique**. 14 années : 1890, 1891, 1892, 1893 (épuisée), 1894, 1895, 1896, 1897, 1898, 1899, 1900, 1901, 1902, 1903, 1904. 14 vol. Chac. 5 fr

PIOGER (J.). **La Vie et la Pensée**, essai de conception expérimentale. 1894. 5 fr.

— **La Vie sociale, la Morale et le Progrès**. 1894. 5 fr.

PREYER, prof. à l'Université de Berlin. **Éléments de physiologie**. 5 fr.

PROAL, conseiller à la Cour de Paris. ***La Criminalité politique**. 1895. 5 fr.

— ***Le Crime et la Peine** 3e édit. (Couronné par l'Institut.) 10 fr.

— **Le Crime et le Suicide passionnels**. 1900. (Couronné par l'Ac. française.) 10 fr.

RAGEOT (G.), professeur au Lycée Saint-Louis. **Le Succès**. 1906. 5 fr.

RAUH, chargé de cours à la Sorbonne. ***De la méthode dans la psychologie des sentiments**. 1899. (Couronné par l'Institut.) 5 fr.

— ***L'Expérience morale**. 1903. (Récompensé par l'Institut.) 3 fr. 75

RÉCÉJAC, doct. ès lett. **Les Fondements de la Connaissance mystique**. 1897. 5 fr.

RENARD (G.), professeur au Conservatoire des arts et métiers. ***La Méthode scientifique de l'histoire littéraire**. 1900. 10 fr.

RENOUVIER (Ch.) de l'Institut. ***Les Dilemmes de la métaphysique pure**. 1900. 5 fr.

Suite de la *Bibliothèque de philosophie contemporaine*, format in-8.

RENOUVIER (Ch.). *Histoire et solution des problèmes métaphysiques. 1901 7 fr. 50
— Le personnalisme, avec une étude sur la *perception externe et la force*. 1903. 10 fr.
— Critique de la doctrine de Kant. 1906 7 fr. 50
RIBERY, doct. ès lett. Essai de classification naturelle des caractères. 1903. 3 fr. 75
RIBOT (Th.), de l'Institut. * L'Hérédité psychologique. 5ᵉ édit. 7 fr. 50
— * La Psychologie anglaise contemporaine. 3ᵉ edit. 7 fr. 50
— * La Psychologie allemande contemporaine. 5ᵉ édit. 7 fr. 50
— La Psychologie des sentiments. 4ᵉ édit. 1903. 7 fr. 50
— L'Evolution des idées générales 2ᵉ édit. 1903. 5 fr.
— * Essai sur l'Imagination créatrice. 2ᵉ édit. 1905. 5 fr.
— La logique des sentiments. 1905. 3 fr. 75
RICARDOU (A.), docteur ès lettres. * De l'Idéal. (Couronné par l'Institut.) 5 fr.
RICHARD (G.), chargé du cours de sociologie à l'Univ. de Bordeaux. *L'idée d'évolution dans la nature et dans l'histoire. 1903. (Couronné par l'Institut.) 7 fr. 50
RIGNANO (E.). La transmissibilité des caractères acquis. 1906. 5 fr.
ROBERTY (E. de). L'Ancienne et la Nouvelle philosophie. 7 fr. 50
— * La Philosophie du siècle (positivisme, criticisme, évolutionnisme). 5 fr.
— Nouveau Programme de sociologie. 1904. 5 fr.
ROMANES. * L'Évolution mentale chez l'homme. 7 fr. 50
RUYSSEN (Th.), chargé de cours à l'Université d'Aix. Essai sur l'évolution psychologique du jugement. 5 fr.
SABATIER, doyen de la Fac. des sc. de Montpellier. *Philosophie de l'effort. 1903. 7 fr. 50
SAIGEY (E.). *Les Sciences au XVIIIᵉ siècle. La Physique de Voltaire. 5 fr.
SAINT-PAUL (Dʳ G.). Le Langage intérieur et les paraphasies. 1904. 5 fr.
SANZ Y ESCARTIN. L'Individu et la Réforme sociale, trad. Dietrich. 7 fr. 50
SCHOPENHAUER. Aphor. sur la sagesse dans la vie. Trad. Cantacuzène. 7ᵉ éd. 5 fr.
— *Le Monde comme volonté et comme représentation. 3ᵉ éd. 3 vol. chac. 7 fr. 50
SÉAILLES (G.), prof. à la Sorbonne. Essai sur le génie dans l'art. 2ᵉ édit. 5 fr
— La Philosophie de Ch. Renouvier. *Introduction au néo-criticisme*. 1905. 7 fr. 50
SIGHELE (Scipio). La Foule criminelle. 2ᵉ édit. 1901. 5 fr.
SOLLIER. Le Problème de la mémoire. 1900. 3 fr. 75
— Psychologie de l'idiot et de l'imbécile, avec 12 pl. hors texte. 2ᵉ éd. 1902. 5 fr.
— Le Mécanisme des émotions. 1905. 5 fr.
SOURIAU (Paul), prof. à l'Univ. de Nancy. L'Esthétique du mouvement. 5 fr.
— La Beauté rationnelle. 1904. 10 fr.
STEIN (L.), professeur à l'Université de Berne. *La Question sociale au point de vue philosophique. 1900. 10 fr.
STUART MILL. * Mes Mémoires. Histoire de ma vie et de mes idées. 3ᵉ éd. 5 fr.
— * Système de Logique déductive et inductive. 4ᵉ édit. 2 vol. 20 fr.
— * Essais sur la Religion. 3ᵉ édit. 5 fr.
— Lettres inédites à Aug. Comte et réponses d'Aug. Comte, 1899. 10 fr.
SULLY (James). Le Pessimisme. Trad. Bertrand. 2ᵉ édit. 7 fr. 50
— * Études sur l'Enfance. Trad. A. Monod, préface de G. Compayré. 1898. 10 fr.
— Essai sur le rire. Trad. Terrier. 1904. 7 fr. 50
SULLY PRUDHOMME, de l'Acad. franç. La vraie religion selon Pascal. 1905. 7 fr. 50
TARDE (G.), de l'Institut, prof. au Coll. de France. *La Logique sociale. 3ᵉ éd. 1898. 7 fr. 50
*Les Lois de l'imitation. 3ᵉ édit. 1900. 7 fr. 50
— L'Opposition universelle. *Essai d'une théorie des contraires*. 1897. 7 fr. 50
— *L'Opinion et la Foule. 2ᵉ édit. 1904. 5 fr.
— *Psychologie économique. 1902. 2 vol. 15 fr.
TARDIEU (E.). L'Ennui. *Etude psychologique*. 1903. 5 fr.
THOMAS (P.-F.), docteur ès lettres. Pierre Leroux, sa philosophie. 1904. 5 fr.
— *L'Éducation des sentiments. (Couronné par l'Institut.) 3ᵉ édit. 1904. 5 fr.
THOUVEREZ (Émile), professeur à l'Université de Toulouse. Le Réalisme métaphysique. 1894. (Couronné par l'Institut.) 5 fr.
VACHEROT (Et.), de l'Institut. * Essais de philosophie critique. 7 fr. 50
— La Religion. 7 fr. 50
WEBER (L.). *Vers le positivisme absolu par l'idéalisme. 1903. 7 fr. 50

COLLECTION HISTORIQUE DES GRANDS PHILOSOPHES

PHILOSOPHIE ANCIENNE

ARISTOTE (Œuvres d'), traduction de J. BARTHÉLEMY-SAINT-HILAIRE, de l'Institut.

— * **Rhétorique**. 2 vol. in-8. 16 fr.

— * **Politique**. 1 vol. in-8... 10 fr.

— **Métaphysique**. 3 vol. in-8. 30 fr.

— **Traité du ciel**. 1 vol. in-8. 10 fr.

— **Table alphabétique des matières de la traduction générale d'Aristote**, par M. BARTHÉLEMY-SAINT-HILAIRE, 2 forts vol. in-8. 1892 .... 30 fr.

— **L'Esthétique d'Aristote**, par M. BÉNARD. 1 vol. in-8. 1889. 5 fr.

— **La Poétique d'Aristote**, par HATZFELD (A.), prof. hon. au Lycée Louis-le-Grand et M. DUFOUR, prof. à l'Univ. de Lille. 1 vol. in-8 1900.................. 6 fr.

SOCRATE. * **La Philosophie de Socrate**, p. A. FOUILLÉE. 2 v. in-8 16 fr.

— **Le Procès de Socrate**, par G. SOREL. 1 vol. in-8...... 3 fr. 50

PLATON. **La Théorie platonicienne des Sciences**, par ÉLIE HALÉVY. In-8. 1895............. 5 fr.

— **Œuvres**, traduction VICTOR COUSIN revue par J. BARTHÉLEMY-SAINT-HILAIRE : *Socrate et Platon* ou *le Platonisme — Eutyphron — Apologie de Socrate — Criton — Phédon*. 1 vol. in-8. 1896. 7 fr. 50

ÉPICURE. * **La Morale d'Épicure** et ses rapports avec les doctrines contemporaines, par M. GUYAU. 1 volume in-8. 5e édit...... 7 fr. 50

BÉNARD. **La Philosophie ancienne**, ses systèmes. *La Philosophie et la Sagesse orientales. — La Philosophie grecque avant Socrate. Socrate et les socratiques. — Les sophistes grecs*. 1 v. in-8... 9 fr.

FAVRE (Mme Jules), née VELTEN. **La Morale de Socrate**. In-18. 3 50

— **La Morale d'Aristote**. In-18. 3 fr. 50

OUVRÉ (H.) **Les formes littéraires de la pensée grecque**. 1 vol. in-8. (*Couronné par l'Acad. franç.*) 10 fr.

GOMPERZ. **Les penseurs de la Grèce**.

I. *La philosophie antésocratique*. Préface de A. CROISET, de l'Institut. 1 vol. gr. in-8 .... 10 fr.

II. *Athènes, Socrate et les Socratiques*. 1 vol. gr. in-8 .... 12 fr.

III. (*Sous presse*).

RODIER (G.). * **La Physique de Straton de Lampsaque**. In-8. 3 fr.

TANNERY (Paul). **Pour la science hellène**. In-8........ 7 fr. 50

MILHAUD (G.). * **Les philosophes géomètres de la Grèce**. 1 vol. in-8. 1900. (*Couronné par l'Institut.*) .... 6 fr.

FABRE (Joseph). **La Pensée antique** *De Moïse à Marc-Aurèle*. 2e éd. In-8. 5 fr.

— **La Pensée chrétienne**. *Des Evangiles à l'Imitation de J.-C.* In-8 9 fr.

— **L'imitation de Jésus-Christ**. Trad. nouv. avec préface. In-8. (*Sous presse*).

LAFONTAINE (A.). **Le Plaisir**, *d'après Platon et Aristote*. In-8. 6 fr.

PHILOSOPHIE MODERNE

* DESCARTES, par L. LIARD. 2e éd. 1 vol. in-8............ 5 fr.

— **Essai sur l'Esthétique de Descartes**, par E. KRANTZ. 1 vol. in-8. 2e éd. 1897............. 6 fr.

— **Descartes, directeur spirituel**, par V. de SWARTE. Préface de E. BOUTROUX. 1 vol. in-16 avec pl. (*Couronné par l'Institut*). 4 fr. 50

LEIBNIZ. * **Œuvres philosophiques**, pub. p. P. JANET. 2e éd. 2 v. in-8. 20 f.

— * **La logique de Leibniz**, par L. COUTURAT. 1 vol. in-8.. 12 fr.

— **Opuscules et fragments inédits de Leibniz**, par L. COUTURAT. 1 vol. in-8............ 25 fr.

PICAVET. **Histoire générale et comparée des philosophies médiévales**. 1 v. in-8 1904 7 fr. 50

WULF (M. de) **Histoire de la philosophie médiévale**. 2e éd. 1 vol. in-8 .... 10 fr.

SPINOZA. **Benedicti de Spinoza opera**, quotquot reperta sunt, recognoverunt J. Van Vloten et J.-P.-N. Land. 2 forts vol. in-8 sur papier de Hollande.......... 45 fr.

Le même en 3 volumes. 18 fr.

SPINOZA. **Inventaire des livres**

formant sa bibliothèque, publié d'après un document inédit avec des notes et une introduction par A.-J. SERVAAS VAN ROOIJEN. 1 v. in-4 sur papier de Hollande.... 15 fr

SPINOZA. **La Doctrine de Spinoza**, exposée à la lumière des faits scientifiques, par E. FERRIÈRE. In-16................ 3 fr. 50

FIGARD (L.), docteur ès lettres. **Un Médecin philosophe au XVIe siècle.** *La Psychologie de Jean Fernel.* 1 v. in-8. 1903. 7 fr. 50

GASSENDI. **La Philosophie de Gassendi**, par P.-F. THOMAS. In-8 1889................. 6 fr.

MALEBRANCHE. * **La Philosophie de Malebranche**, par OLLÉ-LAPRUNE, de l'Institut. 2 v. in-8. 16 fr.

PASCAL. **Le scepticisme de Pascal**, par DROZ. 1 vol. in-8....... 6 fr.

VOLTAIRE. **Les Sciences au XVIIIe siècle.** Voltaire physicien, par Em. SAIGEY. 1 vol. in-8. 5 fr.

DAMIRON. **Mémoires pour servir à l'histoire de la philosophie au XVIIIe siècle.** 3 vol. in-8. 15 fr.

J.-J. ROUSSEAU* **Du Contrat social**, édition comprenant avec le texte définitif les versions primitives de l'ouvrage d'après les manuscrits de Genève et de Neuchâtel, avec introduction par EDMOND DREYFUS-BRISAC. 1 fort volume grand in-8. 12 fr.

ERASME. **Stultitiæ laus des. Erasmi Rot. declamatio.** Publié et annoté par J.-B. KAN, avec les figures de HOLBEIN. 1 v. in-8. 6 fr. 75

PHILOSOPHIE ANGLAISE

DUGALD STEWART. * **Éléments de la philosophie de l'esprit humain.** 3 vol. in-16... 9 fr.

BACON. **Étude sur François Bacon**, par J. BARTHÉLEMY-SAINT-HILAIRE. In-18........ 2 fr. 50

— * **Philosophie de François Bacon**, par CH. ADAM. (Couronné par l'Institut). In-8.... 7 fr 50

BERKELEY. **Œuvres choisies** *Essai d'une nouvelle théorie de la vision. Dialogues d'Hylas et de Philonoüs.* Trad. de l'angl. par MM. BEAULAVON (G.) et PARODI (D.). In-8. 1895 5 fr.

PHILOSOPHIE ALLEMANDE

FEUERBACH. **Sa philosophie**, par A. LÉVY. 1 vol. in-8..... 10 fr.

KANT. **Critique de la raison pratique**, traduction nouvelle avec introduction et notes, par M. PICAVET. 2e édit. 1 vol. in-8. 6 fr.

— **Critique de la raison pure**, traduction nouvelle par MM. PACAUD et TREMESAYGUES. Préface de M. HANNEQUIN. 1 vol. in-8.. 12 fr.

— **Eclaircissements sur la Critique de la raison pure**, trad. TISSOT. 1 vol. in-8....... 6 fr.

— **Doctrine de la vertu**, traduction BARNI. 1 vol. in-8........ 8 fr.

— * **Mélanges de logique**, traduction TISSOT. 1 v. in-8..... 6 fr.

— * **Prolégomènes à toute métaphysique future** qui se présentera comme science, traduction TISSOT. 1 vol. in-8........ 6 fr.

— * **Anthropologie**, suivie de divers fragments, traduction TISSOT. 1 vol. in-8........... 6 fr.

—* **Essai critique sur l'Esthétique de Kant**, par V. BASCH. 1 vol. in-8. 1896........ 10 fr.

— **Sa morale**, par CRESSON. 2e éd. 1 vol. in-12......... 2 fr. 50

— **L'Idée ou critique du Kantisme**, par C. PIAT, D^r ès lettres. 2e édit. 1 vol. in-8....... 6 fr.

KANT et FICHTE **et le problème de l'éducation**, par PAUL DUPROIX. 1 vol. in-8. 1897....... 5 fr.

SCHELLING. **Bruno**, ou du principe divin. 1 vol. in-8....... 3 fr. 50

HEGEL. * **Logique.** 2 vol. in-8. 14 fr.

— * **Philosophie de la nature.** 3 vol. in-8.............. 25 fr.

— * **Philosophie de l'esprit.** 2 vol. in-8.................. 18 fr.

— * **Philosophie de la religion.** 2 vol. in-8............ 20 fr.

— **La Poétique**, trad. par M. Ch. BÉNARD. Extraits de Schiller, Gœthe, Jean-Paul, etc., 2 v. in-8. 12 fr.

— **Esthétique.** 2 vol. in-8, trad. BÉNARD................ 16 fr.

— **Antécédents de l'hégélianisme dans la philos. franç.**, par E. BEAUSSIRE in-18. 2 fr. 50

— **Introduction à la philosophie de Hegel** par VÉRA. in-8 6 fr. 50

—* **La logique de Hegel**, par EUG. NOEL. In-8. 1897.... 3 fr.

HERBART. * **Principales œuvres pédagogiques**, trad. A. PINLOCHE. In-8. 1894........... 7 fr. 50

La métaphysique de Herbart et la critique de Kant, par M. MAUXION. 1 vol. in-8... 7 fr. 50

MAUXION (M.). **L'éducation par l'instruction** *et les théories pédagogiques de Herbart*. In-12. 1901................ 2 fr. 50

SCHILLER **Sa Poétique**, par V. BASCH. 1 vol. in-8. 1902... 4 fr.

Essai sur le mysticisme spéculatif en Allemagne au XIVe siècle, par DELACROIX (H.), maître de conf. à l'Univ. de Montpellier. 1 vol. in-8, 1900. 5 fr.

PHILOSOPHIE ANGLAISE CONTEMPORAINE

(Voir *Bibliothèque de philosophie contemporaine*, pages 2 à 10.)

ARNOLD (Matt.). — BAIN (Alex.). — CARRAU (Lud.). — CLAY (R.). — COLLINS (H.). — CARUS. — FERRI (L.). — FLINT. — GUYAU. — GURNEY, MYERS et PODMORE. — HALÉVY (E.). — HERBERT SPENCER. — HUXLEY. — JAMES (William). — LIARD. — LANG. — LUBBOCK (Sir John). — LYON (Georges). — MARION. — MAUDSLEY. — STUART MILL (John). — RIBOT. — ROMANES. — SULLY (James).

PHILOSOPHIE ALLEMANDE CONTEMPORAINE

(Voir *Bibliothèque de philosophie contemporaine*, pages 2 à 10.)

BOUGLÉ. — GROOS. — HARTMANN (E. de). — LÉON (Xavier). — LÉVY (A.). — LÉVY-BRUHL. — MAUXION. — NORDAU (Max). NIETZSCHE. — OLDENBERG. — PIDERIT. — PREYER. — RIBOT. — SCHMIDT (O.). — SCHOPENHAUER. — SELDEN (C.). — WUNDT. — ZELLER. — ZIEGLER.

PHILOSOPHIE ITALIENNE CONTEMPORAINE

(Voir *Bibliothèque de philosophie contemporaine*, pages 2 à 10.)

BARZELOTTI. — ESPINAS. — FERRERO. — FERRI (Enrico). — FERRI (L.). — GAROFALO. — LOMBROSO. — LOMBROSO et FERRERO. — LOMBROSO et LASCHI. — MOSSO. — PILO (Mario). — SERGI. — SIGHELE.

LES GRANDS PHILOSOPHES

Publié sous la direction de M. C. PIAT

Agrégé de philosophie, docteur ès lettres, professeur à l'École des Carmes.

Chaque étude forme un volume in-8° carré de 300 pages environ, dont le prix varie de 5 francs à 7 fr. 50.

***Kant**, par M. RUYSSEN, maître de conférences à la Faculté des lettres d'Aix. 2e édition. 1 vol. in-8. (*Couronné par l'Institut.*) 7 fr. 50
***Socrate**, par l'abbé C. PIAT. 1 vol. in-8. 5 fr.
***Avicenne**, par le baron CARRA DE VAUX. 1 vol. in-8. 5 fr.
***Saint Augustin**, par l'abbé JULES MARTIN. 1 vol. in-8. 5 fr.
***Malebranche**, par Henri JOLY. 1 vol. in-8. 5 fr.
***Pascal**, par A. HATZFELD. 1 vol. in-8. 5 fr.
***Saint Anselme**, par DOMET DE VORGES. 1 vol. in-8. 5 fr.
Spinoza, par P.-L. COUCHOUD, agrégé de l'Université. 1 vol. in-8. (*Couronné par l'Académie Française*). 5 fr.
Aristote, par l'abbé C. PIAT. 1 vol. in-8. 5 fr.
Gazali, par le baron CARRA DE VAUX. 1 vol. in-8. (*Couronné par l'Académie Française*). 5 fr.

MINISTRES ET HOMMES D'ÉTAT

HENRI WELSCHINGER. — ***Bismarck**. 1 vol. in-16. 1900...... 2 fr. 50
H. LÉONARDON. — ***Prim**. 1 vol. in-16. 1901.......... 2 fr. 50
M. COURCELLE. — ***Disraëli**. 1 vol. in-16. 1901.......... 2 fr. 50
M. COURANT. — **Okoubo**. 1 vol. in-16, avec un portrait. 1904.. 2 fr. 50
A. VIALLATE. — **Chamberlain**. Préface de E. BOUTMY. 1 vol. in-16. 2 fr. 50

BIBLIOTHÈQUE GÉNÉRALE des SCIENCES SOCIALES

SECRÉTAIRE DE LA RÉDACTION : DICK MAY, Secrétaire général de l'École des Hautes Études sociales.
Chaque volume in-8 de 300 pages environ, cartonné à l'anglaise, 6 fr.

1. **L'Individualisation de la peine**, par R. SALEILLES, professeur à la Faculté de droit de l'Université de Paris.
2. **L'Idéalisme social**, par Eugène FOURNIÈRE.
3. ***Ouvriers du temps passé** (XVe et XVIe siècles), par H. HAUSER, professeur à l'Université de Dijon.
4. ***Les Transformations du pouvoir**, par G. TARDE, de l'Institut.
5. **Morale sociale**. Leçons professées au Collège libre des Sciences sociales, par MM. G. BELOT, MARCEL BERNÈS, BRUNSCHVICG, F. BUISSON, DARLU, DAURIAC, DELBET, CH. GIDE, M. KOVALEVSKY, MALAPERT, le R. P. MAUMUS, DE ROBERTY, G. SOREL, le PASTEUR WAGNER. Préface de M. EMILE BOUTROUX, de l'Institut.
6. **Les Enquêtes**, pratique et théorie, par P. DU MAROUSSEM. (*Ouvrage couronné par l'Institut.*)
7. ***Questions de Morale**, par MM. BELOT, BERNÈS, F. BUISSON, A. CROISET, DARLU, DELBOS, FOURNIÈRE, MALAPERT, MOCH, PARODI, G. SOREL (*Ecole de morale*).
8. **Le développement du Catholicisme social** depuis l'encyclique *Rerum novarum*, par Max TURMANN.
9. ***Le Socialisme sans doctrines**. *La Question ouvrière et la Question agraire en Australie et en Nouvelle-Zélande*, par Albert MÉTIN, agrégé de l'Université, professeur à l'École Coloniale.
10. ***Assistance sociale**. *Pauvres et mendiants*, par PAUL STRAUSS, sénateur.
11. ***L'Éducation morale dans l'Université**. (*Enseignement secondaire.*) Conférences et discussions, sous la présid. de M. A. CROISET, doyen de la Faculté des lettres de Paris, par MM. LÉVY-BRUHL, DARLU, M. BERNÈS, KORTZ, CLAIRIN, ROCAFORT, BIOCHE, Ph. GIDEL, MALAPERT, BELOT. (*Ecole des Hautes Etudes sociales*, 1900-1901).
12. ***La Méthode historique appliquée aux Sciences sociales**, par Charles SEIGNOBOS, maître de conf. à l'Université de Paris.
13. ***L'Hygiène sociale**, par E. DUCLAUX, de l'Institut, directeur de l'instit. Pasteur.
14. **Le Contrat de travail**. *Le rôle des syndicats professionnels*, par P. BUREAU, prof. à la Faculté libre de droit de Paris.
15. ***Essai d'une philosophie de la solidarité**. Conférences et discussions sous la présidence de MM. Léon BOURGEOIS et A. CROISET, par MM. DARLU, RAUH, F. BUISSON, GIDE, X. LÉON, LA FONTAINE, E. BOUTROUX (*Ecole des Hautes Études sociales*).
16. ***L'exode rural et le retour aux champs**, par E. VANDERVELDE, professeur à l'Université nouvelle de Bruxelles.
17. ***L'Éducation de la démocratie**, par MM. E. LAVISSE, A. CROISET, Ch. SEIGNOBOS, P. MALAPERT, G. LANSON, J. HADAMARD (*Ecole des Hautes Etudes soc.*).
18. ***La Lutte pour l'existence et l'évolution des sociétés**, par J.-L. DE LANNESSAN, député, prof. agr. à la Fac. de méd. de Paris.
19. **La Concurrence sociale et les devoirs sociaux**, par le MÊME.
20. **L'Individualisme anarchiste, Max Stirner**, par V. BASCH, professeur à l'Université de Rennes.
21. ***La démocratie devant la science**, par C. BOUGLÉ, prof. de philosophie sociale à l'Université de Toulouse. (*Récompensé par l'Institut.*)
22. ***Les Applications sociales de la solidarité**, par MM. P. BUDIN, Ch. GIDE, H. MONOD, PAULET, ROBIN, SIEGFRIED, BROUARDEL. Préface de M. Léon BOURGEOIS (*Ecole des Hautes Etudes soc.*, 1902-1903).
23. **La Paix et l'enseignement pacifiste**, par MM. Fr. PASSY, Ch. RICHET, d'ESTOURNELLES DE CONSTANT, E. BOURGEOIS, A. WEISS, H. LA FONTAINE, G. LYON (*Ecole des Hautes Etudes soc.*, 1902-1903).
24. ***Etudes sur la philosophie morale au XIXe siècle**, par MM. BELOT, A. DARLU, M. BERNÈS, A. LANDRY, Ch. GIDE, E. ROBERTY, R. ALLIER, H. LICHTENBERGER, L. BRUNSCHVICG (*Ecole des Hautes Etudes soc.*, 1902-1903).
25. **Enseignement et démocratie**, par MM. APPELL, J. BOITEL, A. CROISET, A. DEVINAT, Ch.-V. LANGLOIS, G. LANSON, A. MILLERAND, Ch. SEIGNOBOS (*Ecole des Hautes Etudes soc.*, 1903-1904).
26. **Religions et Sociétés**, par MM. TH. REINACH, A. PUECH, R. ALLIER, A. LEROY-BEAULIEU, le baron CARRA DE VAUX, H. DREYFUS (*Ecole des Hautes Etudes soc.*, 1903-1904).

BIBLIOTHÈQUE D'HISTOIRE CONTEMPORAINE

Volumes in-12 brochés à 3 fr. 50. — Volumes in-8 brochés de divers prix

EUROPE

DEBIDOUR, inspecteur général de l'Instruction publique. * **Histoire diplomatique de l'Europe, de 1815 à 1878.** 2 vol. in-8. (*Ouvrage couronné par l'Institut*). 18 fr.

DOELLINGER (I. de). **La papauté**, ses origines au moyen âge, son influence jusqu'en 1870. Traduit par A. GIRAUD-TEULON, 1904. 1 vol. in-8. 7 fr.

SYBEL (H. de). * **Histoire de l'Europe pendant la Révolution française**, traduit de l'allemand par Mlle DOSQUET. Ouvrage complet en 6 vol. in-8. 42 fr.

FRANCE

AULARD, professeur à la Sorbonne. * **Le Culte de la Raison et le Culte de l'Être suprême**, étude historique (1793-1794). 2e édit. 1 vol. in-12. 3 fr. 50

— * **Études et leçons sur la Révolution française**. 4 vol. in-12. Chacun. 3 fr. 50

CAHEN (L.), agrégé d'histoire, docteur ès lettres. * **Condorcet et la Révolution française**. 1 vol. in-8. (*Récompensé par l'Institut.*) 10 fr.

DESPOIS (Eug.). * **Le Vandalisme révolutionnaire.** Fondations littéraires, scientifiques et artistiques de la Convention. 4e édit. 1 vol. in-12. 3 fr. 50

DEBIDOUR, inspecteur général de l'instruction publique. * **Histoire des rapports de l'Église et de l'État en France** (1789-1870). 1 fort vol. in-8. 1898. (*Couronné par l'Institut.*) 12 fr.

MATHIEZ (A.), agrégé d'histoire, docteur ès lettres. **La théophilanthropie et le culte décadaire**, 1796-1801. 1 vol. in-8. 12 fr.

ISAMBERT (G.). * **La vie à Paris pendant une année de la Révolution** (1791-1792). In-16. 1896. 3 fr. 50

MARCELLIN PELLET, ancien député. **Variétés révolutionnaires**. 3 vol. in-12 précédés d'une préface de A. RANC. Chaque vol. séparém. 3 fr. 50

DRIAULT (E.), professeur au lycée de Versailles. **La politique orientale de Napoléon.** Sébastiani et Gardane (1806-1808). 1 vol. in-8 (*Récompensé par l'Institut.*) 7 fr.

SILVESTRE, professeur à l'Ecole des sciences politiques. **De Waterloo à Sainte-Hélène** (20 Juin-16 Octobre 1815). 1 vol. in-16. 3 fr. 50

BONDOIS (P.), agrégé de l'Université. * **Napoléon et la société de son temps** (1793-1821). 1 vol. in-8. 7 fr.

CARNOT (H.), sénateur. * **La Révolution française**, résumé historique. In-16. Nouvelle édit. 3 fr. 50

ROCHAU (M. de). **Histoire de la Restauration**, In-16. 3 fr. 50

WEILL (G.), docteur ès lettres, agrégé de l'Université. **Histoire du parti républicain en France, de 1814 à 1870.** 1 vol. in-8. 1900. (*Récompensé par l'Institut.*) 10 fr.

— * **Histoire du mouvement social en France** (1852-1902). 1 v. in-8. 1905. 7 fr.

BLANC (Louis). * **Histoire de Dix ans** (1830-1840). 5 vol. in-8. 25 fr.

GAFFAREL (P.), professeur à l'Université d'Aix. * **Les Colonies françaises.** 1 vol. in-8. 6e édition revue et augmentée. 5 fr.

LAUGEL (A.). * **La France politique et sociale.** 1 vol. in-8. 5 fr.

SPULLER (E.), ancien ministre de l'Instruction publique. * **Figures disparues**, portraits contemp., littér. et politiq. 3 vol. in-16. Chacun. 3 fr. 50

— **Hommes et choses de la Révolution**. In-16. 1896. 3 fr. 50

TAXILE DELORD. * **Histoire du second Empire** (1848-1870). 6 v. in-8. 42 fr.

TCHERNOFF (J.) **Associations et Sociétés secrètes sous la deuxième République** (1848-1851). 1 vol. in-8. 1905. 7 fr.

VALLAUX (C.). * **Les campagnes des armées françaises** (1792-1815). In-16, avec 17 cartes dans le texte. 3 fr. 50

ZEVORT (E.), recteur de l'Académie de Caen. **Histoire de la troisième République:**

Tome I. * **La présidence de M. Thiers.** 1 vol. in-8. 2e édit. 7 fr.
Tome II. * **La présidence du Maréchal.** 1 vol. in-8. 2e édit. 7 fr.
Tome III. **La présidence de Jules Grévy.** 1 vol. in-8. 2e édit. 7 fr.
Tome IV. **La présidence de Sadi Carnot.** 1 vol. in-8. 7 fr.

WAHL, inspect. général, A. BERNARD, professeur à la Sorbonne. * **L'Algérie.** 1 vol. in-8. 4e édit., 1903. (*Ouvrage couronné par l'Institut.*) 5 fr.

LANESSAN (J.-L. de). ***L'Indo-Chine française.** Étude économique, politique et administrative. 1 vol. in-8, avec 5 cartes en couleurs hors texte. 15 fr.

PIOLET (J.-B.). **La France hors de France,** notre émigration sa nécessité, ses conditions. 1 vol. in-8. 1900. (*Couronné par l'Institut.*) [illegible] fr.

LAPIE (P.), chargé de cours à l'Université de Bordeaux. * **Les Civilisations tunisiennes** (Musulmans, Israélites, Européens). In-16. 1898. (*Couronné par l'Académie française.*) 3 fr. 50

WEILL (Georges), professeur au lycée Louis-le-Grand. **L'Ecole saint-simonienne,** son histoire, son influence jusqu'à nos jours. In-16 1896. 3 fr. 50

LEBLOND (Marius-Ary). **La société française sous la troisième République.** 1905. 1 vol. 5 fr.

ANGLETERRE

REYNALD (H.), doyen de la Faculté des lettres d'Aix. * **Histoire de l'Angleterre,** depuis la reine Anne jusqu'à nos jours. In-16. 2e éd. 3 fr. 50

MÉTIN (Albert), Prof. à l'Ecole Coloniale. * **Le Socialisme en Angleterre.** In-16. 3 fr. 50

ALLEMAGNE

SCHMIDT (Ch.), docteur ès lettres. **Le grand duché de Berg (1806-1813)** 1905. 1 vol. in-8. 10 fr.

VÉRON (Eug.). * **Histoire de la Prusse,** depuis la mort de Frédéric II. In-16. 6e édit. 3 fr. 50

— * **Histoire de l'Allemagne,** depuis la bataille de Sadowa jusqu'à nos jours. In-16. 3e éd., mise au courant des événements par P. Bondois. 3 fr. 50

ANDLER (Ch.), prof. à la Sorbonne. ***Les origines du socialisme d'État en Allemagne.** 1 vol. in-8. 1897. 7 fr.

GUILLAND (A.), professeur d'histoire à l'Ecole polytechnique suisse. ***L'Allemagne nouvelle et ses historiens.** (Niebuhr, Ranke, Mommsen, Sybel, Treitschke.) 1 vol. in-8. 1899. 5 fr.

MILHAUD (G.), professeur à l'Université de Genève. ***La Démocratie socialiste allemande.** 1 vol. in-8. 1903. 10 fr.

MATTER (P.), doct. en droit, substitut au tribunal de la Seine. ***La Prusse et la révolution de 1848.** In-16. 1903. 3 fr. 50

— **Bismarck et son temps.** I. *La préparation* (1815-1863). 1 vol. in-8. 10 fr. II. *L'action* (1863-1870). 1 vol. in-8. 10 fr.

AUTRICHE-HONGRIE

BOURLIER (J.). * **Les Tchèques et la Bohême contemporaine.** In-16. 1897. 3 fr. 50

AUERBACH, professeur à l'Université de Nancy. ***Les races et les nationalités en Autriche-Hongrie.** In-8. 1898 5 fr.

SAYOUS (Ed.), professeur à la Faculté des lettres de Besançon. **Histoire des Hongrois** et de leur littérature politique, de 1790 à 1815. In-16. 3 fr. 50

*RECOULY (R.), agrégé de l'Univ. **Le pays magyar.** 1903. In-16. 3 fr. 50

ITALIE

SORIN (Élie). ***Histoire de l'Italie,** depuis 1815 jusqu'à la mort de Victor-Emmanuel. In-16. 1888. 3 fr. 50

GAFFAREL (P.), professeur à l'Université d'Aix. ***Bonaparte et les Républiques italiennes** (1796-1799). 1895. 1 vol. in-8. 5 fr.

BOLTON KING (M. A.). ***Histoire de l'unité italienne.** Histoire politique de l'Italie, de 1814 à 1871, traduit de l'anglais par M. Macquart; introduction de M. Yves Guyot. 1900. 2 vol. in-8. 15 fr.

ESPAGNE

REYNALD (H.). * **Histoire de l'Espagne,** depuis la mort de Charles III In-16. 3 fr. 50

ROUMANIE

DAMÉ (Fr.). * **Histoire de la Roumanie contemporaine,** depuis l'avènement des princes indigènes jusqu'à nos jours. 1 vol. in-8. 1900. 7 fr.

SUISSE

DAENDLIKER. ***Histoire du peuple suisse.** Trad. de l'allem. par Mme Jules Favre et précédé d'une Introduction de Jules Favre. 1 vol. in-8. 5 fr.

SUÈDE

SCHEFER (C.). * **Bernadotte roi (1810-1818-1844).** 1 vol. in-8. 1899. 5 fr.

GRÈCE, TURQUIE, ÉGYPTE

BÉRARD (V.), docteur ès lettres. * **La Turquie et l'Hellénisme contemporain.** (*Ouvrage cour. par l'Acad. française*). In-16. 5e éd. 3 fr. 50

RODOCANACHI (E.). ***Bonaparte et les îles Ioniennes,** (1797-1816). 1 volume in-8. 1899. 5 fr.

MÉTIN (Albert), professeur à l'École coloniale. ***La Transformation de l'Egypte.** In-16. 1903. (Cour. par la Soc. de géogr. comm.) 3 fr. 50

INDE

PIRIOU (E.), agrégé de l'Université. **L'Inde contemporaine et le mouvement national.** 1905. 1 vol. in-16. 3 fr. 50

CHINE

CORDIER (H.), professeur à l'Ecole des langues orientales. ***Histoire des relations de la Chine avec les puissances occidentales** (1860-1902), avec cartes. 3 vol. in-8, chacun séparément. 10 fr.

— **L'Expédition de Chine de 1857-58.** Histoire diplomatique, notes et documents. 1905. 1 vol. in-8. 7 fr.

— **L'Expédition de Chine de 1860.** Histoire diplomatique, notes et documents. 1906. 1 vol. in-8. 7 fr.

COURANT (M.), maître de conférences à l'Université de Lyon. **En Chine.** *Mœurs et institutions. Hommes et faits.* 1 vol. in-16. 3 fr. 50

AMÉRIQUE

DEBERLE (Alf.). * **Histoire de l'Amérique du Sud,** in-16. 3e éd. 3 fr. 50

BARNI (Jules). * **Histoire des idées morales et politiques en France au XVIIIe siècle.** 2 vol. in-16. Chaque volume. 3 fr. 50

— * **Les Moralistes français au XVIIIe siècle.** In-16. 3 fr. 50

BEAUSSIRE (Émile), de l'Institut. **La Guerre étrangère et la Guerre civile** In-16. 3 fr. 50

LOUIS BLANC. **Discours politiques** (1848-1881). 1 vol. in-8. 7 fr. 50

BONET-MAURY. * **Histoire de la liberté de conscience** (1598-1870). In-8. 1900. 5 fr.

BOURDEAU (J.). * **Le Socialisme allemand et le Nihilisme russe.** In-16. 2e édit. 1894. 3 fr. 50

— ***L'évolution du Socialisme.** 1901. 1 vol. in-16. 3 fr. 50

D'EICHTHAL (Eug.). **Souveraineté du peuple et gouvernement.** In-16. 1895. 3 fr. 50

DESCHANEL (E.), sénateur, professeur au Collège de France. ***Le Peuple et la Bourgeoisie.** 1 vol. in-8. 2e édit. 5 fr.

DEPASSE (Hector). **Transformations sociales.** 1894. In-16 3 fr. 50

— **Du Travail et de ses conditions** (Chambres et Conseils du travail). In-16. 1895. 3 fr. 50

DRIAULT (E.), prof. agr. au lycée de Versailles. ***Les problèmes politiques et sociaux à la fin du XIXe siècle.** In-8. 1900. 7 fr.

— ***La question d'Orient**, préface de G. MONOD, de l'Institut. 1 vol. in-8. 3e édit. 1905. (*Ouvrage couronné par l'Institut*). 7 fr.

GUÉROULT (G.). * **Le Centenaire de 1789.** In-16. 1889. 3 fr. 50

LAVELEYE (E. de), correspondant de l'Institut. **Le Socialisme contemporain.** In-16. 11e édit. augmentée. 3 fr. 50

LICHTENBERGER (A.). ***Le Socialisme utopique**, *étude sur quelques précurseurs du Socialisme.* In-16. 1898. 3 fr. 50

— * **Le Socialisme et la Révolution française.** 1 vol. in-8. 5 fr.

MATTER (P.). **La dissolution des assemblées parlementaires**, étude de droit public et d'histoire. 1 vol. in-8. 1898. 5 fr.

NOVICOW. **La Politique internationale.** 1 vol. in-8. 7 fr.

PAUL LOUIS. **L'ouvrier devant l'Etat.** Etude de la législation ouvrière dans les deux mondes. 1904. 1 vol. in-8. 7 fr.

REINACH (Joseph). **Pages républicaines.** In-16. 3 fr. 50

— ***La France et l'Italie devant l'histoire.** 1 vol. in-8. 5 fr.

SPULLER (E.).* **Éducation de la démocratie.** In-16. 1892 3 fr. 50

— **L'Évolution politique et sociale de l'Église.** 1 vol. in-12. 1893. 3 fr. 50

TARDIEU (A.). **Questions diplomatiques de l'année 1904.** 1 volume in-12 3 fr. 50

PUBLICATIONS HISTORIQUES ILLUSTRÉES

***DE SAINT-LOUIS A TRIPOLI PAR LE LAC TCHAD**, par le lieutenant-colonel MONTEIL. 1 beau vol. in-8 colombier, précédé d'une préface de M. DE VOGÜÉ, de l'Académie française, illustrations de RIOU. 1895. *Ouvrage couronné par l'Académie française (Prix Montyon)*, broché 20 fr., relié amat., 28 fr.

***HISTOIRE ILLUSTRÉE DU SECOND EMPIRE**, par Taxile DELORD. 6 vol. in-8, avec 500 gravures. Chaque vol. broché, 8 fr.

BIBLIOTHEQUE DE LA FACULTÉ DES LETTRES DE L'UNIVERSITÉ DE PARIS

HISTOIRE et LITTÉRATURE ANCIENNES

***De l'authenticité des épigrammes de Simonide**, par H. HAUVETTE, maître de conférences à la Sorbonne, 1 vol. in-8. 5 fr.

***Les Satires d'Horace**, par M. le Prof. A. CARTAULT. 1 vol. in-8. 11 fr.

***De la flexion dans Lucrèce**, par M. le Prof. A. CARTAULT, 1 v. in-8. 4 fr.

***La main-d'œuvre industrielle dans l'ancienne Grèce**, par M. le Prof. GUIRAUD. 1 vol. in-8. 7 fr.

***Recherches sur le Discours aux Grecs de Tatien**, suivies d'une *traduction française du discours*, avec notes, par A. PUECH, maître de conférences à la Sorbonne. 1 vol. in-8. 1903. 6 fr.

***Les « Métamorphoses » d'Ovide et leurs modèles grecs**, par A. LAFAYE, maître de conférences à la Sorbonne. 1 vol. in-8. 1904. 8 fr. 50

MOYEN AGE

***Premiers mélanges d'histoire du Moyen âge**, par MM. le Prof. A. LUCHAIRE, DUPONT-FERRIER et POUPARDIN. 1 vol. in-8. 3 fr. 50

Deuxièmes mélanges d'histoire du Moyen âge, publiés sous la direct. de M. le Prof. A. LUCHAIRE, par MM. LUCHAIRE, HALPHEN et HUCKEL, 1 vol. in-8. 6 fr.

Troisièmes mélanges d'histoire du Moyen âge, par MM. LUCHAIRE. BEYSSIER, HALPHEN et CORDEY. 1 vol. in-8. 8 fr. 50

Quatrièmes mélanges d'histoire du Moyen âge, par MM. JACQUEMIN, FARAL, BEYSSIER. 1 vol. in-8. 7 fr. 50

***Essai de restitution des plus anciens Mémoriaux de la Chambre des Comptes de Paris**, par MM. J. PETIT, GAVRILOVITCH, MAURY et TÉODORU, préface de M. CH.-V. LANGLOIS, prof. adjoint. 1 vol. in-8. 9 fr.

Constantin V, empereur des Romains (740-775). *Étude d'histoire byzantine*, par A. LOMBARD, licencié ès lettres. Préface de M. Ch. DIEHL, maître de conférences. 1 vol. in-8. 6 fr.

Étude sur quelques manuscrits de Rome et de Paris, par M. le Prof. A. LUCHAIRE, membre de l'Institut. 1 vol. in-8. 6 fr.

PHILOLOGIE et LINGUISTIQUE

***Le dialecte alaman de Colmar (Haute-Alsace) en 1870**, grammaire et lexique, par M. le Prof. VICTOR HENRY. 1 vol. in-8. 8 fr.

***Études linguistiques sur la Basse-Auvergne, phonétique historique du patois de Vinzelles (Puy-de-Dôme)**, par ALBERT DAUZAT, préface de M. le Prof. ANT. THOMAS. 1 vol. in-8. 6 fr.

***Antinomies linguistiques**, par M. le Prof. VICTOR HENRY, 1 v. in-8. 2 fr.

Mélanges d'étymologie française, par M. le Prof. A. THOMAS. In-8. 7 fr.

PHILOSOPHIE

L'imagination et les mathématiques selon Descartes, par P. BOUTROUX, licencié ès lettres. 1 vol. in-8. 2 fr.

GÉOGRAPHIE

La rivière Vincent-Pinzon. *Étude sur la cartographie de la Guyane*, par M. le Prof. VIDAL DE LA BLACHE. In-8, avec grav. et planches hors texte. 6 fr.

HISTOIRE CONTEMPORAINE

***Le treize vendémiaire an IV**, par HENRY ZIVY. 1 vol. in-8. 4 fr.

TRAVAUX DE L'UNIVERSITÉ DE LILLE

PAUL FABRE. **La polyptyque du chanoine Benoît**, in-8. 3 fr. 50

MÉDÉRIC DUFOUR. **Sur la constitution rythmique et métrique du drame grec.** 1re série, 4 fr.; 2e série, 2 fr. 50; 3e série, 2 fr. 50.

A. PINLOCHE. * **Principales œuvres de Herbart.** 7 fr. 50

A. PENJON. **Pensée et réalité**, de A. SPIR, trad. de l'allem. in-8. 10 fr.

G. LEFÈVRE. **Les variations de Guillaume de Champeaux et la question des Universaux.** Etude suivie de documents originaux. 1898. 3 fr.

A. PENJON. **L'énigme sociale.** 1902. 1 vol. in-8. 2 fr. 50

ANNALES DE L'UNIVERSITÉ DE LYON

Lettres intimes de J.-M. Alberoni adressées au comte J. Rocca, par Emile BOURGEOIS, 1 vol. in-8. 10 fr.
La républ. des Provinces-Unies, France et Pays-Bas espagnols, de 1630 à 1650, par A. WADDINGTON. 2 vol. in-8. 12 fr.
Le Vivarais, essai de géographie régionale, par BURDIN. 1 vol. in-8. 6 fr.

* RECUEIL DES INSTRUCTIONS

DONNÉES AUX AMBASSADEURS ET MINISTRES DE FRANCE

DEPUIS LES TRAITÉS DE WESTPHALIE JUSQU'A LA RÉVOLUTION FRANÇAISE

Publié sous les auspices de la Commission des archives diplomatiques au Ministère des Affaires étrangères.

Beaux vol. in-8 rais., imprimés sur pap. de Hollande, avec Introduction et notes.

I. — **AUTRICHE**, par M. Albert SOREL, de l'Académie française. *Épuisé.*
II. — **SUÈDE**, par M. A. GEFFROY, de l'Institut. 20 fr.
III. — **PORTUGAL**, par le vicomte DE CAIX DE SAINT-AYMOUR. 20 fr.
IV et V. — **POLOGNE**, par M. LOUIS FARGES. 2 vol. 30 fr.
VI. — **ROME**, par M. G. HANOTAUX, de l'Académie française. 20 fr.
VII. — **BAVIÈRE, PALATINAT ET DEUX-PONTS**, par M. André LEBON. 25 fr.
VIII et IX. — **RUSSIE**, par M. Alfred RAMBAUD, de l'Institut. 2 vol. Le 1er vol. 20 fr. Le second vol. 25 fr.
X. — **NAPLES ET PARME**, par M. Joseph REINACH. 20 fr.
XI. — **ESPAGNE** (1649-1750), par MM. MOREL-FATIO et LÉONARDON (t. I). 20 fr.
XII et XII *bis*. — **ESPAGNE** (1750-1789) (t. II et III), par les mêmes. 40 fr.
XIII. — **DANEMARK**, par M. A. GEFFROY, de l'Institut. 14 fr.
XIV et XV. — **SAVOIE-MANTOUE**, par M. HORRIC DE BEAUCAIRE. 2 vol. 40 fr.
XVI. — **PRUSSE**, par M. A. WADDINGTON. 1 vol. (Couronné par l'Institut.) 28 fr.

*INVENTAIRE ANALYTIQUE

DES ARCHIVES DU MINISTÈRE DES AFFAIRES ÉTRANGÈRES

Publié sous les auspices de la Commission des archives diplomatiques

Correspondance politique de MM. de CASTILLON et de MARILLAC, ambassadeurs de France en Angleterre (1537-1542), par M. JEAN KAULEK, avec la collaboration de MM. Louis Farges et Germain Lefèvre-Pontalis. 1 vol. in-8 raisin. 15 fr.

Papiers de BARTHÉLEMY, ambassadeur de France en Suisse, de 1792 à 1797 par M. Jean KAULEK. 4 vol. in-8 raisin. I. Année 1792, 15 fr. — II. Janvier-août 1793, 15 fr. — III. Septembre 1793 à mars 1794, 18 fr. — IV. Avril 1794 à février 1795. 20 fr.

Correspondance politique de ODET DE SELVE, ambassadeur de France en Angleterre (1546-1549), par M. G. LEFÈVRE-PONTALIS. 1 vol. in-8 raisin. 15 fr.

Correspondance politique de GUILLAUME PELLICIER, ambassadeur de France à Venise (1540-1542), par M. Alexandre TAUSSERAT-RADEL. 1 fort vol. in-8 raisin. 40 fr.

Correspondance des Deys d'Alger avec la Cour de France (1759-1833), recueillie par Eug. PLANTET, attaché au Ministère des Affaires étrangères. 2 vol. in-8 raisin avec 2 planches en taille-douce hors texte. 30 fr.

Correspondance des Beys de Tunis et des Consuls de France avec la Cour (1577-1830), recueillie par Eug. PLANTET, publiée sous les auspices du Ministère des Affaires étrangères. 3 vol. in-8 raisin. TOME I (1577-1700). *Épuisé.* — TOME II (1700-1770). 20 fr. — TOME III (1770-1830). 20 fr.

Les introducteurs des Ambassadeurs (1589-1900). 1 vol. in-4, avec figures dans le texte et planches hors texte. 20 fr.

*REVUE PHILOSOPHIQUE

DE LA FRANCE ET DE L'ÉTRANGER

Dirigée par Th. RIBOT, Membre de l'Institut, Professeur honoraire au Collège de France.
(30e année, 1905.) — Paraît tous les mois.

Abonnement : Un an : Paris, **30** fr. — Départements et Etranger, **33** fr.
La livraison, **3** fr.

Les années écoulées, chacune **30** francs, et la livraison, **3** fr.
Tables des matières (1876-1887), in-8...... 3 fr. — (1888-1895), in-8...... 3 fr.

---

*REVUE GERMANIQUE (ALLEMAGNE — ANGLETERRE ÉTATS-UNIS — PAYS SCANDINAVES)

Première année, 1905. — Paraît tous les deux mois (*Cinq numéros par an*).
Secrétaire général : M. H. LICHTENBERGER, professeur à l'Université de Nancy.
Secrétaire de la rédaction : M. AYNARD, agrégé d'anglais.

Abonnement : Paris, **14** fr. — Départements et Etranger, **16** fr.
La livraison, **4** fr.

Journal de Psychologie Normale et Pathologique

DIRIGÉ PAR LES DOCTEURS

Pierre JANET et Georges DUMAS
Professeur au Collège de France. Chargé de cours à la Sorbonne.

(2e année, 1905.) — Paraît tous les deux mois.

Abonnement : France et Etranger, **14** fr. — La livraison, **2** fr. **60**.
Le prix d'abonnement est de 12 fr. pour les abonnés de la Revue philosophique.

---

*REVUE HISTORIQUE

Dirigée par G. MONOD, Membre de l'Institut, Professeur à la Sorbonne, Président de la section historique et philologique à l'École des hautes études.
(30e année, 1905.) — Paraît tous les deux mois.

Abonnement : Un an : Paris, **30** fr. — Départements et Etranger, **33** fr.
La livraison, **6** fr.

Les années écoulées, chacune **30** fr.; le fascicule, **6** fr. Les fascicules de la 1re année, **9** fr.

TABLES GÉNÉRALES DES MATIÈRES

I. 1876 à 1880. 3 fr.; pour les abonnés, 1 fr. 50 | III. 1886 à 1890. 5 fr.; pour les abonnés, 2 fr. 50
II. 1881 à 1885. 3 fr.; — 1 fr. 50 | IV. 1891 à 1895. 3 fr.; — 1 fr. 50
V. 1896 à 1900. 3 fr.; pour les abonnés, 1 fr. 50

ANNALES DES SCIENCES POLITIQUES

Revue bimestrielle publiée avec la collaboration des professeurs et des anciens élèves de l'Ecole libre des Sciences politiques
(20e année, 1905.)

Rédacteur en chef : M. A. VIALLATE, Prof. à l'Ecole.

Abonnement. — Un an : Paris, **18** fr.; Départements et Etranger, **19** fr.
La livraison, **3** fr. **50**.

Les trois premières années (1886-1887-1888), *chacune* **16** *francs; les livraisons, chacune* **5** *francs; la quatrième* (1889) *et les suivantes, chacune* **18** *francs; les livraisons, chacune* **3** *fr.* **50**.

Revue de l'École d'Anthropologie de Paris

Recueil mensuel publié par les professeurs. — (15e année, 1905).
Abonnement : France et Étranger, **10** fr. — Le numéro, **1** fr.
TABLE GÉNÉRALE DES MATIÈRES, 1891-1900. . . . **2** fr.

REVUE ÉCONOMIQUE INTERNATIONALE

(2e année, 1905) **Mensuelle**

Abonnement : Un an, France et Belgique, **50** fr.; autres pays, **56** fr.

Bulletin de la Société libre

POUR L'ÉTUDE PSYCHOLOGIQUE DE L'ENFANT

10 numéros par an. — **Abonnement du 1er octobre : 3** fr.

BIBLIOTHÈQUE SCIENTIFIQUE
INTERNATIONALE

Publiée sous la direction de M. Émile ALGLAVE

Les titres marqués d'un astérisque * sont adoptés par le *Ministère de l'Instruction publique de France* pour les bibliothèques des lycées et des collèges.

LISTE DES OUVRAGES

105 VOLUMES IN-8, CARTONNÉS A L'ANGLAISE, OUVRAGES A 6, 9 ET 12 FR.

1. TYNDALL (J.). * **Les Glaciers et les Transformations de l'eau**, avec figures. 1 vol. in-8. 7e édition. 6 fr.
2. BAGEHOT. * **Lois scientifiques du développement des nations** dans leurs rapports avec les principes de la sélection naturelle et de l'hérédité. 1 vol. in-8. 6e édition. 6 fr.
3. MAREY. * **La Machine animale**, locomotion terrestre et aérienne, avec de nombreuses fig. 1 vol. in-8. 6e édit. augmentée. 6 fr.
4. BAIN. * **L'Esprit et le Corps.** 1 vol. in-8 6e édition. 6 fr.
5. PETTIGREW. * **La Locomotion chez les animaux**, marche, natation et vol. 1 vol. in-8, avec figures. 2e édit. 6 fr.
6. HERBERT SPENCER. * **La Science sociale.** 1 v. in-8. 13e édit. 6 fr.
7. SCHMIDT (O.). * **La Descendance de l'homme et le Darwinisme.** 1 vol. in-8, avec fig. 6e édition. 6 fr.
8. MAUDSLEY. * **Le Crime et la Folie.** 1 vol. in-8. 7e édit. 6 fr.
9. VAN BENEDEN. * **Les Commensaux et les Parasites dans le règne animal.** 1 vol. in-8, avec figures. 4e édit. 6 fr.
10. BALFOUR STEWART. * **La Conservation de l'énergie**, suivi d'une *Étude sur la nature de la force*, par M. P. de SAINT-ROBERT, avec figures. 1 vol. in-8. 6e édition. 6 fr.
11. DRAPER. **Les Conflits de la science et de la religion.** 1 vol. in-8. 10e édition. 6 fr.
12. L. DUMONT. * **Théorie scientifique de la sensibilité. Le plaisir et la douleur.** 1 vol. in-8. 4e édition. 6 fr.
13. SCHUTZENBERGER. * **Les Fermentations** 1 vol. in-8, avec fig. 6e édit. 6 fr.
14. WHITNEY. * **La Vie du langage** 1 vol. in-8. 4e édit. 6 fr.
15. COOKE et BERKELEY. * **Les Champignons.** 1 vol. in-8, avec figures. 4e édition. 6 fr.
16. BERNSTEIN. * **Les Sens.** 1 vol. in-8, avec 91 fig. 5e édit. 6 fr.
17. BERTHELOT. * **La Synthèse chimique.** 1 vol. in-8. 8e édit. 6 fr.
18. NIEWENGLOWSKI (H.). * **La photographie et la photochimie.** 1 vol. in-8, avec gravures et une planche hors texte. 6 fr.
19. LUYS. * **Le Cerveau et ses fonctions.** *Épuisé.*
20. STANLEY JEVONS. * **La Monnaie et le Mécanisme de l'échange.** 1 vol. in-8. 5e édition. 6 fr.
21. FUCHS. * **Les Volcans et les Tremblements de terre.** 1 vol. in-8, avec figures et une carte en couleurs. 5e édition. 6 fr.
22. GÉNÉRAL BRIALMONT. * **Les Camps retranchés et leur rôle dans la défense des États.** *Épuisé.*
23. DE QUATREFAGES. * **L'Espèce humaine.** 1 v. in-8. 13e édit. 6 fr.

24. BLASERNA et HELMHOLTZ. * **Le Son et la Musique.** 1 vol. in-8. avec figures. 5e édition. 6 fr.

25. ROSENTHAL.* **Les Nerfs et les Muscles.** *Epuisé.*

26. BRUCKE et HELMHOLTZ. * **Principes scientifiques des beaux-arts.** 1 vol. in-8, avec 39 figures. 4e édition. 6 fr.

27. WURTZ. * **La Théorie atomique.** 1 vol. in-8. 8e édition. 6 fr.

28-29. SECCHI (le père). * **Les Étoiles.** 2 vol. in-8, avec 63 figures dans le texte et 17 pl. en noir et en couleurs hors texte. 3e édit. 12 fr.

30. JOLY.* **L'Homme avant les métaux.** 1 v. in-8, avec fig. 4e éd. *Épuisé.*

31. A. BAIN.* **La Science de l'éducation.** 1 vol. in-8. 9e édit. 6 fr.

32-33. THURSTON (R.).* **Histoire de la machine à vapeur**, précédée d'une Introduction par M. HIRSCH. 2 vol. in-8, avec 140 figures dans le texte et 16 planches hors texte. 3e édition. 12 fr.

34. HARTMANN (R.). * **Les Peuples de l'Afrique.** *Épuisé.*

35. HERBERT SPENCER. * **Les Bases de la morale évolutionniste.** 1 vol. in-8. 6e édition. 6 fr.

36. HUXLEY. * **L'Écrevisse**, introduction à l'étude de la zoologie. 1 vol. in-8, avec figures. 2e édition. 6 fr.

37. DE ROBERTY. * **La Sociologie.** 1 vol. in-8. 3e édition. 6 fr.

38. ROOD. * **Théorie scientifique des couleurs.** 1 vol. in-8, avec figures et une planche en couleurs hors texte. 2e édition. 6 fr.

39. DE SAPORTA et MARION. * **L'Évolution du règne végétal** (les Cryptogames). *Épuisé.*

40-41. CHARLTON BASTIAN. * **Le Cerveau, organe de la pensée chez l'homme et chez les animaux.** 2 vol. in-8, avec figures. 2e éd. 12 fr.

42. JAMES SULLY. * **Les Illusions des sens et de l'esprit.** 1 vol. in-8, avec figures. 3e édit. 6 fr.

43. YOUNG. * **Le Soleil.** 1 vol. in-8, avec figures. *Épuisé.*

44. DE CANDOLLE.* **L'Origine des plantes cultivées.** 4e éd. 1 v. in-8. 6 fr.

45-46. SIR JOHN LUBBOCK. * **Fourmis, abeilles et guêpes.** 2 vol. *Épuisé.*

47. PERRIER (Edm.). **La Philosophie zoologique avant Darwin.** 1 vol. in-8. 3e édition. 6 fr.

48. STALLO. * **La Matière et la Physique moderne.** 1 vol. in-8. 3e éd., précédé d'une Introduction par CH. FRIEDEL. 6 fr.

49. MANTEGAZZA. **La Physionomie et l'Expression des sentiments.** 1 vol. in-8. 3e édit., avec huit planches hors texte. 6 fr.

50. DE MEYER. * **Les Organes de la parole et leur emploi pour la formation des sons du langage.** 1 vol. in-8, avec 51 figures, précédé d'une Introd. par M. O. CLAVEAU. 6 fr.

51. DE LANESSAN.* **Introduction à l'Étude de la botanique** (le Sapin). 1 vol. in-8. 2e édit., avec 143 figures. 6 fr.

52-53. DE SAPORTA et MARION. * **L'Évolution du règne végétal** (les Phanérogames). 2 vol. in-8, avec 136 figures. *Épuisé.*

54. TROUESSART. * **Les Microbes, les Ferments et les Moisissures.** 1 vol. in-8. 2e édit., avec 107 figures. 6 fr.

55. HARTMANN (R.).* **Les Singes anthropoïdes.** *Épuisé.*

56. SCHMIDT (O.).* **Les Mammifères dans leurs rapports avec leurs ancêtres géologiques.** 1 vol. in-8, avec 51 figures. 6 fr.

57. BINET et FÉRÉ. **Le Magnétisme animal.** 1 vol. in-8. 4e édit. 6 fr.

58-59. ROMANES.* **L'Intelligence des animaux.** 2 v. in-8. 3e édit. 12 fr.

60. LAGRANGE (F.). **Physiol. des exerc. du corps.** 1 v. in-8. 7e éd. 6 fr.

61. DREYFUS.* **Évol. des mondes et des sociétés.** 1 v. in-8 3e édit. 6 fr.

62. DAUBRÉE. * **Les Régions invisibles du globe et des espaces célestes.** 1 vol. in-8, avec 85 fig. dans le texte. 2e édit. 6 fr.

63-64. SIR JOHN LUBBOCK. * **L'Homme préhistorique.** 2 vol. in-8, avec 228 figures dans le texte. 4e édit. 12 fr.

65. RICHET (CH.). **La Chaleur animale.** 1 vol. in-8, avec figures. 6 fr.

66. FALSAN (A.). * **La Période glaciaire.** *Épuisé.*

67. BEAUNIS (H.). **Les Sensations internes.** 1 vol. in-8. 6 fr.
68. CARTAILHAC (E.). **La France préhistorique**, d'après les sépultures et les monuments. 1 vol. in-8, avec 162 figures. 2e édit. 6 fr.
69. BERTHELOT.* **La Révol. chimique, Lavoisier.** 1 vol. in-8. 2e éd. 6 fr.
70. SIR JOHN LUBBOCK. * **Les Sens et l'instinct chez les animaux**, principalement chez les insectes. 1 vol. in-8, avec 150 figures. 6 fr.
71. STARCKE. * **La Famille primitive.** 1 vol. in-8. 6 fr.
72. ARLOING. * **Les Virus.** 1 vol. in-8, avec figures. 6 fr.
73. TOPINARD. * **L'Homme dans la Nature.** 1 vol. in-8, avec fig. 6 fr.
74. BINET (Alf.).* **Les Altérations de la personnalité.** 1 vol. in-8, avec figures. 2e édit. 6 fr.
75. DE QUATREFAGES (A.).* **Darwin et ses précurseurs français.** 1 vol. in-8. 2e édition refondue. 6 fr.
76. LEFÈVRE (A.). * **Les Races et les langues.** 1 vol. in-8. 6 fr.
77-78. DE QUATREFAGES (A.).* **Les Emules de Darwin.** 2 vol. in-8, avec préfaces de MM. E. PERRIER et HAMY. 12 fr.
79. BRUNACHE (P.).* **Le Centre de l'Afrique. Autour du Tchad.** 1 vol. in-8, avec figures. 6 fr.
80. ANGOT (A.). * **Les Aurores polaires.** 1 vol. in-8, avec figures. 6 fr.
81. JACCARD. * **Le pétrole, le bitume et l'asphalte** au point de vue géologique. 1 vol. in-8, avec figures. 6 fr.
82. MEUNIER (Stan.).* **La Géologie comparée.** 2e éd. In-8, avec fig. 6 fr.
83. LE DANTEC. * **Théorie nouvelle de la vie.** 3e éd. 1 v. in-8, avec fig. 6 fr.
84. DE LANESSAN.* **Principes de colonisation.** 1 vol. in-8. 6 fr.
85. DEMOOR, MASSART et VANDERVELDE. * **L'évolution régressive en biologie et en sociologie.** 1 vol. in-8, avec gravures. 6 fr.
86. MORTILLET (G. de). * **Formation de la Nation française.** 2e édit. 1 vol. in-8, avec 150 gravures et 18 cartes. 6 fr.
87 ROCHÉ (G.). * **La Culture des Mers** (piscifacture, pisciculture, ostréiculture). 1 vol. in-8, avec 81 gravures. 6 fr.
88. COSTANTIN (J.). * **Les Végétaux et les Milieux cosmiques** (adaptation, évolution). 1 vol. in-8, avec 171 gravures. 6 fr.
89. LE DANTEC. **L'évolution individuelle et l'hérédité.** 1 vol. in-8. 6 fr.
90. GUIGNET et GARNIER. * **La Céramique ancienne et moderne.** 1 vol., avec grav. 6 fr.
91. GELLÉ (E.-M.). * **L'audition et ses organes.** 1 v. in-8, avec gr. 6 fr.
92. MEUNIER (St.). * **La Géologie expérimentale.** 2e éd. In-8, av. gr. 6 fr.
93. COSTANTIN (J.). * **La Nature tropicale.** 1 vol. in-8, avec grav. 6 fr.
94. GROSSE (E.). * **Les débuts de l'art.** Introduction de L. MARILLIER. 1 vol in-8, avec 32 gravures dans le texte et 3 pl. hors texte. 6 fr.
95. GRASSET (J.). **Les Maladies de l'orientation et de l'équilibre.** 1 vol. in-8, avec gravures. 6 fr.
96. DEMENŸ (G.). * **Les bases scientifiques de l'éducation physique.** 1 vol. in-8, avec 198 gravures. 2e édit. 6 fr.
97. MALMÉJAC (F.). * **L'eau dans l'alimentation.** 1 v. in-8, av. grav. 6 fr.
98. MEUNIER (Stan.). * **La géologie générale.** 1 v. in-8, av. grav. 6 fr.
99. DEMENŸ (G.). **Mécanisme et éducation des mouvements.** 2e édit. 1 vol. in-8, avec 565 gravures. 9 fr.
100. BOURDEAU (L.). **Histoire de l'habillement et de la parure.** 1 vol. in-8. 6 fr.
101. MOSSO (A.). **Les exercices physiques et le développement intellectuel.** 1 vol. in-8. 6 fr.
102. LE DANTEC (F.). **Les lois naturelles.** 1 vol. in-8. avec grav. 6 fr.
103. NORMAN LOCKYER. **L'évolution inorganique.** 1 vol. in-8, avec gravures. 6 fr.
104. COLAJANNI (N.). **Latins et Anglo-Saxons.** 1 vol. in-8. 9 fr.
105 JAVAL (E.). **Physiologie de la lecture et de l'écriture.** 1 vol. in-8. avec 90 gravures. 6 fr

BIBLIOTHÈQUE
SCIENTIFIQUE INTERNATIONALE
(105 volumes parus)

LISTE PAR ORDRE DE MATIÈRES DES VOLUMES

PHYSIOLOGIE

LE DANTEC. Théorie nouvelle de la vie.
GELLÉ (E.-M.). L'audition et ses organes, *ill.*
BINET et FÉRÉ. Le Magnétisme animal, *illustré.*
BINET. Les Altérations de la personnalité, *illustré.*
BERNSTEIN. Les Sens. *illustré.*
MAREY. La Machine animale, *illustré.*
PETTIGREW. La Locomotion chez les animaux *ill.*
JAMES SULLY. Les Illusions des sens et de l'esprit, *illustré.*
DE MEYER. Les Organes de la parole, *illustré.*
LAGRANGE. Physiologie des exercices du corps.
RICHET (Ch.). La Chaleur animale, *illustré.*
BEAUNIS. Les Sensations internes.
ARLOING. Les Virus, *illustré.*
DEMENY. Bases scientifiques de l'éducation physique, *illustré.*
DEMENY. Mécanisme et éducation des mouvements, *illustré.* 9 fr.

PHILOSOPHIE SCIENTIFIQUE

ROMANES. L'Intelligence des animaux. 2 vol. *illust.*
LUYS. Le Cerveau et ses fonctions, *illustré.*
CHARLTON BASTIAN. Le Cerveau et la Pensée chez l'homme et les animaux. 2 vol. *illustrés.*
BAIN. L'Esprit et le Corps.
MAUDSLEY. Le Crime et la Folie.
LÉON DUMONT. Théorie scientifique de la sensibilité.
PERRIER. La Philosophie zoologique avant Darwin.
STALLO. La Matière et la Physique moderne.
MANTEGAZZA. La Physionomie et l'Expression des sentiments, *illustré.*
DREYFUS. L'Évolution des mondes et des sociétés.
LUBBOCK. Les Sens et l'Instinct chez les animaux, *illustré.*
LE DANTEC. L'évolution individuelle et l'hérédité.
LE DANTEC. Les lois naturelles, *illustré.*
GRASSET. Les maladies de l'orientation et de l'équilibre, *illustré.*
NORMAN LOCKYER. L'évolution inorganique.
JAVAL (E.). Physiologie de la lecture et de l'écriture.

ANTHROPOLOGIE

MORTILLET (G. DE). Formation de la nation française, *illustré.*
DE QUATREFAGES. L'Espèce humaine.
LUBBOCK. L'Homme préhistorique. 2 vol. *illustrés.*
CARTAILHAC. La France préhistorique, *illustré.*
TOPINARD. L'Homme dans la nature, *illustré.*
LEFÈVRE. Les Races et les langues.
BRUNACHE. Le Centre de l'Afrique. Autour du Tchad, *illustré.*

ZOOLOGIE

ROCHÉ (G.). La Culture des mers, *illustré.*
SCHMIDT. Les Mammifères dans leurs rapports avec leurs ancêtres géologiques, *illustré.*
SCHMIDT. Descendance et Darwinisme, *illustré.*
HUXLEY. L'Écrevisse (Introduction à la zoologie), *illustré.*
VAN BENEDEN. Les Commensaux et les Parasites du règne animal, *illustré.*
LUBBOCK. Fourmis, Abeilles et Guêpes. 2 vol. *illustrés.*
TROUESSART. Les Microbes, les Ferments et les Moisissures, *illustré.*
HARTMANN. Les Singes anthropoïdes et leur organisation comparée à celle de l'homme, *illustré.*
DE QUATREFAGES. Darwin et ses précurseurs français.
DE QUATREFAGES. Les Emules de Darwin. 2 vol.

BOTANIQUE — GÉOLOGIE

DE SAPORTA et MARION. L'Évolution du règne végétal (les Cryptogames), *illustré.*
DE SAPORTA et MARION. L'Evolution du règne végétal (les Phanérogames). 2 vol. *illustrés.*
COOKE et BERKELEY. Les Champignons, *illustré.*
DE CANDOLLE. Origine des plantes cultivées.
DE LANESSAN. Le Sapin (Introduction à la botanique), *illustré.*
FUCHS. Volcans et Tremblements de terre, *illustré.*
DAUBRÉE. Les Régions invisibles du globe et des espaces célestes, *illustré.*
JACCARD. Le Pétrole, l'Asphalte et le Bitume, *ill.*
MEUNIER (ST.). La Géologie comparée, *illustré.*
MEUNIER (ST.). La Géologie expérimentale, *ill.*
MEUNIER (ST.). La Géologie générale, *illustré.*
COSTANTIN (J.) Les Végétaux et les milieux cosmiques, *illustré.*
COSTANTIN (J.). La Nature tropicale, *illustré.*

CHIMIE

WURTZ. La Théorie atomique.
BERTHELOT. La Synthèse chimique.
BERTHELOT. La Révolution chimique : Lavoisier.
SCHUTZENBERGER. Les Fermentations, *illustré.*
MALMÉJAC. L'Eau dans l'alimentation, *illustré.*

ASTRONOMIE — MÉCANIQUE

SECCHI (le Père). Les Étoiles. 2 vol. *illustrés.*
YOUNG. Le Soleil, *illustré.*
ANGOT. Les Aurores polaires, *illustré.*
THURSTON. Histoire de la machine à vapeur. 2 v. *ill.*

PHYSIQUE

BALFOUR STEWART. La Conservation de l'énergie, *illustré.*
TYNDALL. Les Glaciers et les Transformations de l'eau, *illustré.*

THÉORIE DES BEAUX-ARTS

GROSSE. Les débuts de l'art, *illustré.*
GUIGNET et GARNIER. La Céramique ancienne et moderne, *illustré.*
BRUCKE et HELMHOLTZ. Principes scientifiques des beaux-arts, *illustré.*
ROOD. Théorie scientifique des couleurs, *illustré.*
P. BLASERNA et HELMHOLTZ. Le Son et la Musique, *illustré.*

SCIENCES SOCIALES

HERBERT SPENCER. Introduction à la science sociale.
HERBERT SPENCER. Les Bases de la morale évolutionniste.
A. BAIN. La Science de l'éducation.
DE LANESSAN. Principes de colonisation.
DEMOOR, MASSART et VANDERVELDE. L'Evolution régressive en biologie et en sociologie, *illustré.*
BAGEHOT. Lois scientifiques du développement des nations.
DE ROBERTY. La Sociologie.
DRAPER. Les Conflits de la science et de la religion.
STANLEY JEVONS. La Monnaie et le Mécanisme de l'échange.
WHITNEY. La Vie du langage.
STARCKE. La Famille primitive, ses origines, son développement.
BOURDEAU. Hist. de l'habillement et de la parure.
MOSSO (A.). Les exercices physiques et le développement intellectuel.
COLAJANNI. Latins et Anglo-Saxons 9 fr.

Chaque volume 6 fr., sauf DEMENY, *Mécanisme*, et COLAJANNI, *Latins et Anglo-Saxons*, à 9 fr.

RÉCENTES PUBLICATIONS

HISTORIQUES, PHILOSOPHIQUES ET SCIENTIFIQUES

qui ne se trouvent pas dans les collections précédentes.

ALAUX. **Esquisse d'une philosophie de l'être.** In-8. 1 fr.
— **Les Problèmes religieux au XIXe siècle.** 1 vol. in-8. 7 fr. 50
— **Philosophie morale et politique.** In-8. 1893. 7 fr. 50
— **Théorie de l'âme humaine.** 1 vol. in-8. 1895. 10 fr. (Voy. p. 2.)
— **Dieu et le Monde.** *Essai de phil. première.* 1901. 1 vol. in-12. 2 fr. 50
ALTMEYER. **Les Précurs. de la réforme aux Pays-Bas** 2 v. in-8. 12 fr.
AMIABLE (Louis). **Une loge maçonnique d'avant 1789.** 1 v. in-8. 6 fr.
Annales de sociologie et mouvement sociologique (Première année, 1900-1901), publ. par la Soc. belge de Sociologie. 1 vol. in-8. 1903. 12 fr.
ANSIAUX (M.). **Heures de travail et salaires.** In-8. 1896. 5 fr.
ARNAUNÉ (A.), directeur de la Monnaie. **La monnaie, le crédit et le change,** 2e édition, revue et augmentée. 1 vol. in-8. 1902. 8 fr.
ARRÉAT. **Une Éducation intellectuelle.** 1 vol. in-18. 2 fr. 50
— **Journal d'un philosophe.** 1 vol. in-18. 3 fr. 50 (Voy. p. 2 et 5.)
*__Autour du monde__, par les BOURSIERS DE VOYAGE DE L'UNIVERSITÉ DE PARIS. (*Fondation Albert Kahn*). 1 vol. gr. in-8. 1904. 5 fr.
AZAM. **Hypnotisme et double conscience.** 1 vol. in-8. 9 fr.
BALFOUR STEWART et TAIT. **L'Univers invisible.** 1 vol. in-8. 7 fr.
BARTHÉLEMY-SAINT-HILAIRE. (Voy. pages 5 et 11, ARISTOTE.)
— ***Victor Cousin,** sa vie, sa correspondance. 3 vol. in-8. 1895. 30 fr.
BELLANGER (A.), docteur ès lettres. **Les concepts de cause et l'activité intentionnelle de l'esprit.** 1 vol. in-8. 1905. 5 fr.
BENOIST-HANAPPIER (L) docteur ès lettres, professeur au lycée de Caen. **Le drame naturaliste en Allemagne.** 1 vol in-8 1905. 7 fr. 50
BERNATH (de). **Cléopâtre.** *Sa vie, son règne.* 1 vol in-8. 1903. 8 fr.
BERTON (H.), docteur en droit. **L'évolution constitutionnelle du second empire.** Doctrines, textes, histoire. 1 fort vol. in-8. 1900. 12 fr.
BLONDEAU (C.). **L'absolu et sa loi constitutive.** 1 vol. in-8. 1897. 6 fr.
BLUM (E.), agrégé de philosophie. ***La Déclaration des Droits de l'homme.** Texte et commentaire. Préface de M. G. COMPAYRÉ, Inspecteur général. *Récompensé par l'Institut.* 3e édit. 1 vol. in-8. 1905. 3 fr. 75
BOILLEY (P.). **La Législation internationale du travail.** In-12. 3 fr.
— **Les trois socialismes** : anarchisme, collectivisme, réformisme. 3 fr. 50
— **De la production industrielle.** In-12. 1899. 2 fr. 50
BOURDEAU (Louis). **Théorie des sciences.** 2 vol. in-8. 20 fr.
— **La Conquête du monde animal.** In-8. 5 fr.
— **La Conquête du monde végétal.** In-8. 1893. 5 fr.
— **L'Histoire et les historiens.** 1 vol. in-8. 7 fr. 50
— ***Histoire de l'alimentation.** 1894. 1 vol. in-8. 5 fr.
BOUTROUX (Em.). ***De l'idée de loi naturelle dans la science et la philosophie.** 1 vol. in-8. 1895. 2 fr. 50.
BRANDON-SALVADOR (Mme). **A travers les moissons.** *Ancien Test. Talmud. Apocryphes. Poètes et moralistes juifs du moyen âge.* In-16. 1903. 4 fr.
BRASSEUR. **La question sociale.** 1 vol. in-8 1900. 7 fr. 50
BROOKS ADAMS. **Loi de la civilisat. et de la décad.** In-8. 1899. 7 fr. 50
BROUSSEAU (K.). **Éducation des nègres aux États-Unis.** 1904. In-8. 7 fr. 50
BUCHER (Karl). **Etudes d'histoire et d'économie polit.** In-8. 1901. 6 fr.
BUDÉ (E. de). **Les Bonaparte en Suisse.** 1 vol. in-12. 1905. 3 fr. 50
BUNGE (N.-Ch.). **Littérature poli-économique.** 1 vol. in-8. 1898. 7 fr. 50
BUNGE (C.-O.). **Psychologie individuelle et sociale.** In-16. 1904. 3 fr.
CANTON (G.). **Napoléon antimilitariste.** 1902. In-16. 3 fr. 50

CARDON (G.). ***Les Fondateurs de l'Université de Douai.** In-8. 10 fr.
CELS (A.). **Science de l'homme et anthropologie.** 1904. 1 vol. in-8. 7 fr. 50
CHARRIAULT (H.). **Après la séparation.** *Enquête sur l'avenir des Eglises* 1 vol. in-12. 1905. 3 fr 50
CLAMAGERAN. **La Réaction économique et la démocratie.** In-18. 1 fr. 25
— **La lutte contre le mal.** 1 vol. in-18. 1897. 3 fr. 50
— **Études politiques, économiques et administratives.** Préface de M. BERTHELOT. 1 vol. gr. in-8. 1904. 10 fr.
— **Philosophie religieuse.** *Art et voyages.* 1 vol. in-12. 1904. 3 fr. 50
— **Correspondance (1849-1902).** 1 vol. gr. in-8. 1905. 10 fr.
COMBARIEU (J.). ***Les rapports de la musique et de la poésie** considérés au point de vue de l'expression. 1 vol. in-8. 1893. 7 fr. 50
Congrès de l'Éducation sociale, Paris 1900. 1 vol. in-8. 1901. 10 fr.
IVe Congrès international de Psychologie, Paris 1900. 1 vol. in-8. 1901. 20 fr.
Congrès de l'enseignement des Sciences sociales, Paris 1900. 1 vol. in-8. 1901. 7 fr. 50.
COSTE (Ad.). **Hygiène sociale contre le paupérisme.** In-8. 6 fr.
— **Économie politique et physiologie sociale.** In-18. 3 fr. 50.
(Voy. p. 2, 6 et 30.)
COUBERTIN (P de) **La gymnastique utilitaire.** *Défense. Sauvetage. Locomotion.* 1 vol. in-12. 2 fr. 50
COUTURAT (Louis). ***De l'infini mathématique.** In-8. 1896. 12 fr.
DANY (G.), docteur en droit. ***Les idées politiques en Pologne à la fin du XVIIIe siècle** *La Constit. du 3 mai* 1793, in-8, 1901. 6 fr.
DAREL (Th.). **La Folie.** *Ses causes. Sa thérapeutique.* 1901, in-12. 4 fr.
— **Le peuple-roi.** *Essai de sociologie universaliste.* In-8. 1904. 3 fr. 50
DAURIAC. **Croyance et réalité** 1 vol. in-18. 1889. 3 fr. 50
— **Le Réalisme de Reid.** In-8. 1 fr.
DAUZAT (A.), docteur en droit. **Du Rôle des Chambres en matière de traités internationaux.** 1 vol. grand in-8. 1899. 5 fr. (V. p. 18.)
DEFOURNY (M.). **La sociologie positiviste.** *Auguste Comte.* In-8. 1902. 6 fr.
DERAISMES (Mlle Maria). **Œuvres complètes.** 4 vol. Chacun. 3 fr. 50
DESCHAMPS. **Principes de morale sociale.** 1 vol. in-8. 1903. 3 fr. 50.
DESPAUX. **Genèse de la matière et de l'énergie.** In-8. 1900. 4 fr.
— **Causes des énergies attractives.** 1 vol. in-8. 1902. 5 fr.
— **Explication mécanique de la matière, de l'électricité et du magnétisme.** 1 vol. in-8. 1905. 4 fr.
DOLLOT (R.), docteur en droit. **Les origines de la neutralité de la Belgique** (1609-1830). 1 vol. in-8. 1902. 10 fr.
DROZ (Numa). **Etudes et portraits politiques.** 1 vol. in-8. 1895. 7 fr. 50
— **Essais économiques.** 1 vol. in-8. 1896. 7 fr. 50
— **La démocratie fédérative et le socialisme d'État.** In-12. 1 fr.
DUBUC (P.). ***Essai sur la méthode en métaphysique.** 1 vol. in-8. 5 fr.
DUGAS (L.). ***L'amitié antique.** 1 vol. in-8. 1895. 7 fr. 50
DUNAN. ***Sur les formes a priori de la sensibilité.** 1 vol. in-8. 5 fr.
DUNANT (E.). **Les relations diplomatiques de la France et de la République helvétique** (1798-1803). 1 vol. in-8. 1902. 20 fr.
DU POTET. **Traité complet de magnétisme.** 5e éd. 1 vol. in-8. 8 fr.
— **Manuel de l'étudiant magnétiseur.** 6e éd., gr. in-18, avec fig. 3 fr. 50
— **Le magnétisme opposé à la médecine.** 1 vol. in-8. 6 fr.
DUPUY (Paul). **Les fondements de la morale.** In-8. 1900. 5 fr.
— **Méthodes et concepts.** 1 vol. in-8. 1903. 5 fr.
Durée légale du travail (La), par MM. FAGNOT, MILLERAND et STROHL. 1 vol. in-12. 1905. 3 fr. 50
***Entre Camarades.** par les anciens élèves de l'Université de Paris. *Histoire, littérature, philologie, philosophie,* 1901, in-8. 10 fr.
ESPINAS (A.) ***Les Origines de la technologie.** 1 vol. in-8. 1897. 5 fr.
FEDERICI. **Les Lois du progrès.** 2 vol. in-8. Chacun. 6 fr.

FERRÈRE (F.). **La situation religieuse de l'Afrique romaine** depuis la fin du IVe siècle jusqu'à l'invasion des Vandales. 1 v. in-8. 1898. 7 fr. 50

FERRIÈRE (Em.). **Les Apôtres**, essai d'histoire religieuse. 1 vol. in-12. 4 fr. 50

— **L'Ame est la fonction du cerveau.** 2 volumes in-18. 7 fr.

— **Le Paganisme des Hébreux.** 1 vol. in-18. 3 fr. 50

— **La Matière et l'Énergie.** 1 vol. in-18. 4 fr. 50

— **L'Ame et la Vie.** 1 vol. in-18. 4 fr. 50

— **Les Mythes de la Bible.** 1 vol. in-18. 1893. 3 fr. 50

— **La Cause première d'après les données expérim.** In-18. 1896. 3 fr. 50

— **Étymologie de 400 prénoms.** In-18. 1898. 1 fr. 50 (V. p. 11 et 30).

Fondation universitaire de Belleville (La). Ch. GIDE. *Travail intellect. et travail manuel;* J. BARDOUX. *Prem. efforts et prem. année.* In-16. 1 fr. 50

GELEY (G.). **Les preuves du transformisme et les enseignements de la doctrine évolutionniste.** 1 vol. in-8. 1901. 6 fr.

GILLET (M.). **Du fondement intellectuel de la morale.** In-8. 3 fr. 75

GIRAUD-TEULON. **Les origines de la papauté** *d'après Dollinger.* 1 vol. in-12. 1905. 2 fr.

GOBLET D'ALVIELLA. **L'Idée de Dieu,** d'après l'anthr. et l'histoire. In-8. 6 fr.

— **La représentation proportionnelle en Belgique,** 1900. 4 fr. 50

GOURD. **Le Phénomène.** 1 vol. in-8. 7 fr. 50

GREEF (Guillaume de). **Introduction à la Sociologie.** 2 vol. in-8. 10 fr.

— **L'évol. des croyances et des doctr. polit.** In-12. 1895. 4 fr. (V. p. 3 et 7.)

GRIVEAU (M.). **Les Éléments du beau.** In-18. 4 fr. 50

— **La Sphère de beauté,** 1901. 1 vol. in-8. 10 fr.

GUYAU. **Vers d'un philosophe.** In-18. 3e édit. 3 fr. 50

HALLEUX (J.). **L'Evolutionnisme en morale** (*H. Spencer*). In-12. 1901. 3 fr. 50

HALOT (C.). **L'Extrême-Orient.** *Études d'hier. Événements d'aujourd'hui.* 1 vol. in-16. 1905. 4 fr.

HARRACA (J.-M.). **Contribution à l'étude de l'Hérédité et des principes de la formation des races.** 1 vol. in-18. 1898. 2 fr.

HIRTH (G.). **Pourquoi sommes-nous distraits?** 1 vol. in-8. 1895. 2 fr.

HOCQUART (E.). **L'Art de juger le caractère des hommes sur leur écriture,** préface de J. CRÉPIEUX-JAMIN. Br. in-8. 1898. 1 fr.

HORVATH, KARDOS et ENDRODI. ***Histoire de la littérature hongroise,** adapté du hongrois par J. KONT. Gr. in-8, avec gr. 1900. Br. 10 fr. Rel. 15 fr.

ICARD. **Paradoxes ou vérités.** 1 vol. in-12. 1895. 3 fr. 50

JAMES (W.). **L'Expérience religieuse,** traduit par F. ABAUZIT, agrégé de philosophie. 1 vol. in-8°. 1905. (*Sous presse*).

JANSSENS. **Le néo-criticisme de Ch. Renouvier.** In-16. 1904. 3 fr. 50

JOURDY (Général). **L'instruction de l'armée française,** de 1815 à 1902. 1 vol. in-16. 1903. 3 fr. 50

JOYAU. **De l'Invention dans les arts et dans les sciences.** 1 v. in-8. 5 fr.

— **Essai sur la liberté morale.** 1 vol. in-18. 3 fr. 50

KARPPE (S.), docteur ès lettres. **Les origines et la nature du Zohar,** précédé d'une *Etude sur l'histoire de la Kabbale.* 1901. In-8. 7 fr. 50

KAUFMANN. **La cause finale et son importance.** In-12. 2 fr. 50

KINGSFORD (A.) et MAITLAND (E.). **La Voie parfaite ou le Christ ésotérique,** précédé d'une préface d'Edouard SCHURÉ. 1 vol. in-8. 1892. 6 fr.

KOSTYLEFF. **Esquisse d'une évolution dans l'histoire de la philosophie.** 1 vol. in-16. 1903. 2 fr. 50

LAFONTAINE. **L'art de magnétiser.** 7e édit. 1 vol. in-8. 5 fr.

— **Mémoires d'un magnétiseur.** 2 vol. gr. in-18. 7 fr.

LANESSAN (de). **Le Programme maritime de 1900-1906.** In-12. 2e éd. 1903. 3 fr. 50

L'action républicaine dans la marine, 1 brochure in-12. 1 fr.

LAVELEYE (Em. de). **De l'avenir des peuples catholiques.** In-8. 25 c.
- **Essais et Études.** Première série (1861-1875). — Deuxième série (1875-1882). — Troisième série (1892-1894). Chaque vol. in-8. 7 fr. 50
LEFÈBURE (C^{t}). **Méthode de gymnastique éducative.** 1905. 1 vol. in-8 avec planches. 5 fr.
LEMAIRE (P.). **Le cartésianisme chez les Bénédictins.** In-8. 6 fr. 50
LEMAITRE (J.), professeur au Collège de Genève. **Audition colorée et phénomènes connexes observés chez des écoliers.** In-12. 1900. 4 fr.
LETAINTURIER (J.). **Le socialisme devant le bon sens.** In-18. 1 fr. 50
LEVI (Eliphas). **Dogme et rituel de la haute magie.** 3e édit. 2 vol. in-8, avec 24 figures. 18 fr.
— **Histoire de la magie.** Nouvelle édit. 1 vol. in-8, avec 90 fig. 12 fr.
— **La clef des grands mystères.** 1 vol. in-8, avec 22 pl. 12 fr.
— **La science des esprits.** 1 vol. 7 fr.
LÉVY (Albert). ***Psychologie du caractère.** In-8. 1896. 5 fr.
LEVY (L.-G.), docteur ès lettres. **La famille dans l'antiquité israélite.** 1 vol. in-8. 1905. 5 fr.
LÉVY-SCHNEIDER (L.), docteur ès lettres. **Le conventionnel Jeanbon Saint-André** (1749-1813). 1901. 2 vol. in-8. 15 fr.
LICHTENBERGER (A.). **Le socialisme au XVIIIe siècle.** In-8. 1895. 7 fr. 50
LIESSE (A.), prof. au Conservatoire des Arts et Métiers. **La statistique.** *Ses difficultés. Ses procédés. Ses résultats.* In-16, 1905. 2 fr. 50
MABILLEAU (L.). ***Histoire de la philos. atomistique.** In-8. 1895. 12 fr.
MAINDRON (Ernest). ***L'Académie des sciences** (Histoire de l'Académie; fondation de l'Institut national; Bonaparte, membre de l'Institut). In-8 cavalier, 53 grav., portraits, plans. 8 pl. hors texte et 2 autographes. 6 fr.
MANACÉINE (Marie de). **L'anarchie passive et Tolstoï.** In-18. 2 fr.
MANDOUL (J.) **Un homme d'État italien: Joseph de Maistre.** In-8. 8 fr.
MARGUERY (E.). **Le droit de propriété et le régime démocratique** 1 vol. in-16. 1905. 2 fr. 50
MARIÉTAN (J.). **La classification des sciences, d'Aristote à saint Thomas.** 1 vol. in-8. 1901. 3 fr.
MATAGRIN. **L'esthétique de Lotze.** 1 vol. in-12. 1900. 2 fr.
MATTEUZZI. **Les facteurs de l'évolution des peuples.** In-8. 1900. 6 fr.
MERCIER (Mgr). **Les origines de la psych. contemp.** In-12. 1898. 5 fr.
MICHOTTE (A.). **Les signes régionaux** (répartition de la sensibilité tactile). 1 vol. in-8 avec planches, 1905. 5 fr.
MILHAUD (G.) ***Le positif et le progrès de l'esprit.** In-16. 1902. 2 fr. 50
MISMER (Ch.). **Principes sociologiques.** 1 vol. in-8. 2e éd. 1897. 5 fr.
MONNIER (Marcel). ***Le drame chinois.** 1 vol. in-16. 1900. 2 fr. 50
MORIAUD (P.). **La liberté et la conduite humaine** In-12. 1897. 3 fr. 50
NEPLUYEFF (N. de). **La confrérie ouvrière et ses écoles,** in-12. 2 fr.
NODET (V.). **Les agnoscies, la cécité psychique.** In-8. 1899. 4 fr.
NOVICOW (J.). **La Question d'Alsace-Lorraine.** In-8. 1 fr. (V. p. 4, 9 et 17.)
— **La Fédération de l'Europe.** 1 vol. in-18. 2e édit. 1901. 3 fr. 50
— **L'affranchissement de la femme.** 1 vol. in-16. 1903. 3 fr.
PARIS (Comte de). **Les Associations ouvrières en Angleterre** (Trades-unions). 1 vol. in-18. 7e édit. 1 fr. — Édition sur papier fort. 2 fr. 50
PAUL-BONCOUR (J.). **Le fédéralisme économique,** préf. de M. WALDECK-ROUSSEAU. 1 vol. in-8. 2e édition. 1901. 6 fr.
PAULHAN (Fr.). **Le Nouveau mysticisme.** 1 vol. in-18. 1891. 2 fr. 50
PELLETAN (Eugène). ***La Naissance d'une ville** (Royan). In-18. 2 fr.
— ***Jarousseau, le pasteur du désert.** 1 vol. in-18. 2 fr.
— ***Un Roi philosophe:** *Frédéric le Grand.* In-18. 3 fr. 50
— **Droits de l'homme.** In-16. 3 fr. 50
— **Profession de foi du XIXe siècle.** In-16. 3 fr. 50
PEREZ (Bernard). **Mes deux chats.** In-12, 2e édition. 1 fr. 50
— **Jacotot et sa Méthode d'émancipation intellect.** In-18. 3 fr.
— **Dictionnaire abrégé de philosophie.** 1893. in-12. 1 fr. 50 (V. p. 9.)

PHILBERT (Louis). **Le Rire.** In-8. (Cour. par l'Académie française.) 7 fr. 50
PHILIPPE (J.) **Lucrèce dans la théologie chrétienne.** In-8. 2 fr. 50
PHILIPPSON (J.). **L'autonomie et la centralisation du système nerveux des animaux.** 1 vol. in-8 avec planches. 1905. 5 fr.
PIAT (C.). **L'Intellect actif.** 1 vol. in-8. 4 fr.
— **L'Idée ou critique du Kantisme.** 2ᵉ édition 1901. 1 vol. in-8. 6 fr.
PICARD (Ch.). **Sémites et Aryens** (1893). In-18. 1 fr. 50
PICARD (E.). **Le Droit pur.** 1 v. in-8. 1899. 7 fr. 50
PICTET (Raoul). **Étude critique du matérialisme et du spiritualisme par la physique expérimentale.** 1 vol. gr. in-8. 1896. 10 fr.
PINLOCHE (A.), professeur honʳᵉ de l'Univ. de Lille. ***Pestalozzi et l'éducation populaire moderne.** In-16. 1902. (*Cour. par l'Institut.*) 2 fr. 50
POEY. **Littré et Auguste Comte.** 1 vol. in-18 3 fr. 50
* **Pour et contre l'enseign. philosophique** (*Enquête*). In-18. 1894. 2 fr.
PRAT (Louis). **Le mystère de Platon (Aglaophamos).** 1 v. in-8. 1900. 4 fr.
— **L'Art et la beauté (Kallikles).** 1 vol. in-8. 1903. 5 fr.
PRÉAUBERT. **La vie, mode de mouvement.** In-8. 1897. 5 fr.
Protection légale des travailleurs (La). 1 vol. in-12. 1904. 3 fr. 50
On vend séparément les dix conférences composant ce volume, chacune 0 fr. 60
REGNAUD (P.). **L'origine des idées éclairée par la science du langage.** 1904. In-12. 1 fr. 50
RENOUVIER, de l'Inst. **Uchronie.** *Utopie dans l'Histoire.* 2ᵉ éd. 1901. In-8. 7 50
RIBOT (Paul). **Spiritualisme et Matérialisme.** 2ᵉ éd. 1 vol. in-8. 6 fr.
ROBERTY (J.-E.) **Auguste Bouvier,** pasteur et théologien protestant. 1826-1893. 1 fort vol. in-12. 1901. 3 fr. 50
ROISEL. **Chronologie des temps préhistoriques.** In-12. 1900. 1 fr.
ROTT (Ed.). **La représentation diplomatique de la France auprès des cantons suisses confédérés.** T. I (1498-1559). 1 vol. gr. in-8. 1900, 12 fr. — T. II (1559-1610). 1 vol. gr. in-8. 1902. 15 fr.
SAGE (V.). **Le Sommeil naturel et l'hypnose.** 1904. 1 vol. in-18. 3 fr. 50
SAUSSURE (L. de). **Psychol. de la colonisation franç.** In-12. 3 fr. 50
SAYOUS (E.), ***Histoire générale des Hongrois.** 2ᵉ éd. revisée. 1 vol. grand in-8, avec grav. et pl. hors texte. 1900. Br. 15 fr. Relié. 20 fr.
SCHINZ (W.). **Problème de la tragéd. en Allemagne.** In-8. 1903. 1 fr. 25
SECRÉTAN (H.). **La Société et la morale.** 1 vol. in-12. 1897. 3 fr. 50
SEIPPEL (P.), professeur à l'École polytechnique de Zurich. **Les deux Frances et leurs origines historiques.** 1 vol. in-8. 1905. 7 fr. 50
SKARZYNSKI (L.). ***Le progrès social à la fin du XIXᵉ siècle.** Préface de M. Léon Bourgeois. 1901. 1 vol. in-12. 4 fr. 50
SOREL (Albert), de l'Acad. franç. **Traité de Paris de 1815.** In-8. 4 fr. 50
STOCQUART (Emile). **Le contrat de travail.** In-12. 1895. 3 fr.
TEMMERMAN, directeur d'École normale. **Notions de psychologie** appliquées à la pédagogie et à la didactique. In-8, avec fig. 1903. 3 fr.
VAN BIERVLIET (J.-J.). **Psychologie humaine.** 1 vol. in-8. 8 fr.
— **La Mémoire.** Br. in-8. 1893. 2 fr.
— **Etudes de psychologie** 1 vol. in-8. 1901. 4 fr.
— **Causeries psychologiques.** 1 vol. in-8. 1902. 3 fr.
— **Esquisse d'une éducation de la mémoire.** 1904. In-16. 2 fr.
VITALIS. **Correspondance politique de Dominique de Gabre.** 1904. 1 vol. in-8. 12 fr. 50
WEIL (Denis). **Droit d'association et Droit de réunion.** In-12. 3 fr. 50
— **Élections législatives,** législation et mœurs. 1 vol. in-18. 1895. 3 fr. 50
ZAPLETAL. **Le récit de la création dans la Genèse.** In-8. 3 fr. 50
ZIESING (Th.). **Érasme ou Salignac.** Étude sur la lettre de François Rabelais. 1 vol. gr. in-8. 4 fr.
ZOLLA (D.). **Les questions agricoles d'hier et d'aujourd'hui.** 1894, 1895. 2 vol. in-12. Chacun. 3 fr. 50

BIBLIOTHÈQUE UTILE

HISTOIRE. — GÉOGRAPHIE. — SCIENCES PHYSIQUES ET NATURELLES. — ENSEIGNEM ÉCONOMIE POLITIQUE ET DOMESTIQUE. — ARTS. — DROIT USUEL.

125 élégants volumes in-32, de 192 pages chacun

Le volume broché, 60 centimes; en cartonnage anglais, 1 franc.

---

1. **Morand.** Introduction à l'étude des sciences physiques. 6ᵉ édit.
2. **Cruveilhier.** Hygiène générale. 9ᵉ édit.
3. **Corbon.** De l'enseignement professionnel. 4ᵉ édit.
4. **L. Pichat.** L'art et les artistes en France. 5ᵉ édit.
5. **Buchez.** Les Mérovingiens. 6ᵉ édit.
6. **Buchez.** Les Carlovingiens. 2ᵉ édit.
7. **F. Morin.** La France au moyen âge. 5ᵉ édit.
8. **Bastide.** Luttes religieuses des premiers siècles. 5ᵉ édit.
9. **Bastide.** Les guerres de la Réforme. 5ᵉ édit.
10. **Pelletan.** Décadence de la monarchie française. 5ᵉ édit.
11. **Brothier.** Histoire de la terre. 8ᵉ éd.
12. **Bouant.** Les principaux faits de la chimie (avec fig.).
13. **Turck.** Médecine populaire. 6ᵉ édit.
14. **Morin.** La loi civile en France. 5ᵉ édit.
15. **Paul Louis.** Les lois ouvrières.
16. (*Épuisé*).
17. **Catalan.** Notions d'astronomie. 6ᵉ édit.
18. **Cristal.** Les délassements du travail. 4ᵉ édit.
19. **V. Meunier.** Philosophie zoologique. 3ᵉ édit.
20. **J. Jourdan.** La justice criminelle en France. 4ᵉ édit.
21. **Ch. Rolland.** Histoire de la maison d'Autriche. 4ᵉ édit.
22. **Eug. Despois.** Révolution d'Angleterre. 4ᵉ édit.
23. **B. Gastineau.** Les génies de la science et de l'industrie. 2ᵉ édit.
24. **Leneveux.** Le budget du foyer. Économie domestique. 3ᵉ édit.
25. **L. Combes.** La Grèce ancienne. 4ᵉ édit.
26. **F. Lock.** Histoire de la Restauration. 5ᵉ édit.
27. (*Épuisé*).
28. **Elie Margollé.** Les phénomènes de la mer. 7ᵉ édit.
29. **L. Collas.** Histoire de l'empire ottoman. 3ᵉ édit.
30. **F. Zurcher.** Les phénomènes de l'atmosphère. 7ᵉ édit.
31. **E. Raymond.** L'Espagne et le Portugal. 3ᵉ édit.
32. **Eugène Noël.** Voltaire et Rousseau. 4ᵉ édit.
33. **A. Ott.** L'Asie occidentale et l'Égypte. 3ᵉ édit.
34. (*Épuisé*).
35. **Enfantin.** La vie éternelle. 5ᵉ édit.
36. **Brothier.** Causeries sur la mécanique. 5ᵉ édit.
37. **Alfred Doneaud.** Histoire de la marine française. 4ᵉ édit.
38. **F. Lock.** Jeanne d'Arc. 3ᵉ édit.
39-40. **Carnot.** Révolution française. 2 vol. 7ᵉ édit.
41. **Zurcher et Margollé.** Télescope et microscope. 2ᵉ édit.
42. **Blerzy.** Torrents, fleuves et canaux de la France. 3ᵉ édit.
43. **Secchi, Wolf, Briot et Delaunay.** Le soleil et les étoiles. 5ᵉ édit.
44. **Stanley Jevons.** L'économie politique. 8ᵉ édit.
45. **Ferrière.** Le darwinisme. 7ᵉ édit.
46. **Leneveux.** Paris municipal. 2ᵉ édit.
47. **Boillot.** Les entretiens de Fontenelle sur la pluralité des mondes.
48. **Zevort (Edg.).** Histoire de Louis-Philippe. 3ᵉ édit.
49. **Geikie.** Géographie physique (avec fig.). 4ᵉ édit.
50. **Zaborowski.** L'origine du langage. 5ᵉ édit.
51. **H. Blerzy.** Les colonies anglaises.
52. **Albert Lévy.** Histoire de l'air (avec fig.). 4ᵉ édit.
53. **Geikie.** La géologie (avec fig.). 4ᵉ édit.
54. **Zaborowski.** Les migrations des animaux. 3ᵉ édit.
55. **F. Paulhan.** La physiologie de l'esprit. 5ᵉ édit.
56. **Zurcher et Margollé.** Les phénomènes célestes. 3ᵉ édit.
57. **Girard de Rialle.** Les peuples de l'Afrique et de l'Amérique. 2ᵉ éd.
58. **Jacques Bertillon.** La statistique humaine de la France.
59. **Paul Gaffarel.** La défense nationale en 1792. 2ᵉ édit.
60. **Herbert Spencer.** De l'éducation. 8ᵉ édit.
61. **Jules Barni.** Napoléon Iᵉʳ. 3ᵉ édit.
62. **Huxley.** Premières notions sur les sciences. 4ᵉ édit.
63. **P. Bondois.** L'Europe contemporaine (1789-1879). 2ᵉ édit.
64. **Grove.** Continents et océans. 3ᵉ éd.
65. **Jouan.** Les îles du Pacifique.
66. **Robinet.** La philosophie positive. 4ᵉ édit.
67. **Renard.** L'homme est-il libre? 4ᵉ édit.
68. **Zaborowski.** Les grands singes.
69. **Hatin.** Le Journal.
70. **Girard de Rialle.** Les peuples de l'Asie et de l'Europe.
71. **Doneaud.** Histoire contemporaine de la Prusse. 2ᵉ édit.
72. **Dufour.** Petit dictionnaire des falsifications. 4ᵉ édit.
73. **Henneguy.** Histoire de l'Italie depuis 1815.
74. **Leneveux.** Le travail manuel en France. 2ᵉ édit.
75. **Jouan.** La chasse et la pêche des animaux marins.
76. **Regnard.** Histoire contemporaine de l'Angleterre.
77. **Bouant.** Hist. de l'eau (avec fig.).
78. **Jourdy.** Le patriotisme à l'école.
79. **Mongredien.** Le libre-échange en Angleterre.
80. **Creighton.** Histoire romaine (avec fig.)
81-82. **P. Bondois.** Mœurs et institutions de la France. 2 vol. 2ᵉ éd.
83. **Zaborowski.** Les mondes disparus (avec fig.). 3ᵉ édit.
84. **Debidour.** Histoire des rapports de l'Eglise et de l'Etat en France (1789-1871). Abrégé par Dubois et Sarthou.
85. **H. Beauregard.** Zoologie générale (avec fig.).
86. **Wilkins.** L'antiquité romaine (avec fig.). 2ᵉ édit.
87. **Maigne.** Les mines de la France et de ses colonies.
88. **Broquère.** Médecine des accidents.
89. **E. Amigues.** A travers le ciel.
90. **H. Gossin.** La machine à vapeur (avec fig.).
91. **Gaffarel.** Les frontières françaises. 2ᵉ édit.
92. **Dallet.** La navigation aérienne (avec fig.).
93. **Collier.** Premiers principes des beaux-arts (avec fig.).
94. **Larbalétrier.** L'agriculture française (avec fig.).
95. **Gossin.** La photographie (fig.).
96. **F. Genevoix.** Les matières premières.
97. **Monin.** Les maladies épidémiques (avec fig.).
98. **Faque.** L'Indo-Chine française.
99. **Petit.** Économie rurale et agricole.
100. **Mahaffy.** L'antiquité grecque (avec fig.).
101. **Bère.** Hist. de l'armée française.
102. **F. Genevoix.** Les procédés industriels.
103. **Quesnel.** Histoire de la conquête de l'Algérie.
104. **A. Coste.** Richesse et bonheur.
105. **Joyeux.** L'Afrique française (avec fig.).
106. **G. Mayer.** Les chemins de fer (avec gravures).
107. **Ad. Coste.** Alcoolisme ou Epargne. 4ᵉ édit.
108. **Ch. de Larivière.** Les origines de la guerre de 1870.
109. **Gérardin.** Botanique générale (avec fig.).
110. **D. Bellet.** Les grands ports maritimes de commerce (avec fig.).
111. **H. Coupin.** La vie dans les mers (avec fig.).
112. **A. Larbalétrier.** Les plantes d'appartement (avec fig.).
113. **A. Milhaud.** Madagascar. 2ᵉ édit.
114. **Sérieux et Mathieu.** L'Alcool et l'alcoolisme. 2ᵉ édit.
115. **Dʳ J. Laumonier.** L'hygiène de la cuisine.
116. **Adrien Berget.** La viticulture nouvelle. 2ᵉ édit.
117. **A. Acloque.** Les insectes nuisibles (avec fig.).
118. **G. Meunier.** Histoire de la littérature française.
119. **P. Merklen.** La Tuberculose; son traitement hygiénique.
120. **G. Meunier.** Histoire de l'art (avec fig.).
121. **Larrivé.** L'assistance publique.
122. **Adrien Berget.** La pratique des vins.
123. **Adrien Berget.** Les vins de France.
124. **Vaillant.** Petite chimie de l'agriculteur.
125. **Zaborowski.** L'homme préhistorique (avec gravures). 7ᵉ édit.

TABLE ALPHABÉTIQUE DES AUTEURS

TABLE DES AUTEURS ÉTUDIÉS

L.-Imprimeries réunies, rue Saint-Benoît, 7, Paris. — 19222.

www.ingramcontent.com/pod-product-compliance
Ingram Content Group UK Ltd.
Pitfield, Milton Keynes, MK11 3LW, UK
UKHW021940200726
13856UKWH00005B/260

9 782011 743718